妇产科疾病诊断与治疗

邓迎晓　著

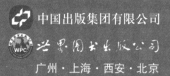

中国出版集团有限公司

世界图书出版公司

广州·上海·西安·北京

图书在版编目（CIP）数据

妇产科疾病诊断与治疗 / 邓迎晓著. -- 广州：世界图书出版广东有限公司, 2023.5
ISBN 978-7-5192-9271-3

Ⅰ. ①妇… Ⅱ. ①邓… Ⅲ. ①妇产科病－诊疗 Ⅳ. ①R71

中国版本图书馆 CIP 数据核字（2021）第 274768 号

书　　名	妇产科疾病诊断与治疗	
	FUCHANKE JIBING ZHENDUAN YU ZHILIAO	
著　　者	邓迎晓	
责任编辑	钟加萍	
装帧设计	天顿设计	
责任技编	刘上锦	
出版发行	世界图书出版有限公司　世界图书出版广东有限公司	
地　　址	广州市新港西路大江冲 25 号	
邮　　编	510300	
电　　话	020-84460408	
网　　址	http://www.gdst.com.cn	
邮　　箱	wpc_gdst@163.com	
经　　销	各地新华书店	
印　　刷	三河市天润建兴印务有限公司	
开　　本	710mm×1000mm　1/16	
印　　张	17.25	
字　　数	345 千字	
版　　次	2023 年 5 月第 1 版　2023 年 5 月第 1 次印刷	
国际书号	ISBN 978-7-5192-9271-3	
定　　价	148.00 元	

著者简介

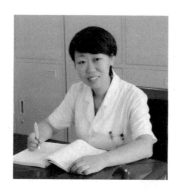

　　邓迎晓，现任职于淄博市中医医院，妇产科主治医师。淄博女性生殖外科学会委员。

　　从事妇产科临床工作17年，熟练掌握妇科急症、常见病诊治，并在手术处理子宫肌瘤、卵巢肿瘤及妇科恶性肿瘤等方面积累了丰富的临床经验。于《光明中医》发表论文1篇：中药配合穴位按摩治疗早期乳痈。科研成果1项：柏酱灌肠液配合特种光治疗仪治疗慢性盆腔炎临床观察。

前　言

为了满足妇产科医护人员的工作需要,使医护人员在临床工作中更好地认识、了解相关疾病,从而对疾病做出正确的诊断,并给予相关治疗,提高妇产科疾病的诊疗水平,特编此书。

本书涉及妇产科各种常见疾病,内容涵盖妇产科医护人员工作中遇到的常见病的诊断和治疗等相关知识,并对病因、病理、临床表现等进行了介绍。本书为广大从事妇产工作的临床医护人员提供了诊疗疾病的思维方式和经验,适用于各层次、各阶段的临床医护人员参考和借鉴。

由于编者能力有限,书中可能存在不足和疏漏之处,敬请各位读者批评指正,以期修改、完善。

目　录

第一章　女性生殖内分泌疾病

第一节　经前期综合征

经前期综合征(PMS)又称经前紧张征(PMS)或经前紧张综合征(PMTS),是月经来潮前7~14天(即在月经周期的黄体期),周期性出现的躯体症状(如乳房胀痛、头痛、小腹胀痛、水肿等)和心理症状(如烦躁、紧张、焦虑、嗜睡、失眠等)的总称,是育龄妇女常见的问题。经前期综合征症状多样,除上述典型症状外,自杀倾向、行为退化、嗜酒、工作状态差甚至无法工作等也常出现于经前期综合征。由于经前期综合征临床表现复杂且个体差异巨大,因此,诊断的关键是症状出现的时间及严重程度。经前期综合征发生于黄体期,随月经的结束而完全消失,具有明显的周期性,这是区分经前期综合征和心理性疾病的重要依据。上述心理及躯体症状只有达到影响女性正常的工作、生活、人际交往的程度才称为经前期综合征。

一、历史、概念及在疾病分类学中的位置

有关经前期综合征的历史、概念以及其在疾病分类学中的位置在相当一段时间并无定论。英国妇产科学家Dalton的定义为"经前再发症状,月经后期则缺乏症状"。国际疾病分类系统将大多数疾病实体按它们的主要表现分类,经前期综合征被列于"泌尿生殖疾病"类目之下,与伴发于女性生殖器官和月经周期的疼痛或其他状态一样。因此,国际上两大分类系统对经前期综合征做了不同的处理:《精神障碍诊断与统计手册》(DSM)认为它可能是一种心境障碍;国际疾病分类(ICD)则视其为妇科疾病。《中国精神疾病分类方案与诊断标准》将经前期综合征列入"内分泌障碍所致精神障碍"类目中,认为经前期综合征"能明确内分泌疾病性质",但命名为经期精神障碍(经前期紧张综合征)。

经前期综合征的临床特点必须考虑:①在大多数月经周期的黄体期,再发性或循环性出现症状;②症状于经至不久缓解,在卵泡期持续不会超过一周;③招致情绪或躯体苦恼或日常功能受累或受损;④症状的再发,循环性和定时性,症状的严重性和无症状期均可通过前瞻性逐日评定得到证实。

二、流行病学研究

经前期综合征的患病率各地报道不一，这与评定方法（回顾性或前瞻性）、调查者的专业、调查样本人群、症状严重水平不一，以及一些尚未确定的因素有关。在妇女生殖阶段可发生，初潮后未婚少女的患病率低，产后倾向出现经前期综合征。

美国妇产科学会指出，一般认为 20％～40％妇女在经前体验到一些症状，只有 5％对工作或生活方式带来一定程度的显著影响。

对生活方式不同的 384 名妇女（包括修女、监狱犯人、女同性恋者）进行 147 项问卷研究，结果发现家庭主妇和教育水平低者有较多的水潴留，自主神经症状和负性情感，但年龄、种族、性偏向、显著的体育活动、婚姻状态或收入与经前期综合征的发生率不相关。双生儿研究显示单卵双生儿发生经前期综合征的同病率为 94％，双卵双生儿为 44％，对照组为 31％。另一项来自 462 对妇女双生儿的研究亦支持 Dalton 等的结果，并认为经前期综合征是具遗传性的。口服避孕药（OC）似可降低经前期综合征的发生率。爱丁堡大学于 1974 年调查 3298 名妇女，其中 756 人服用避孕药，2542 人未服，结果发现口服避孕药者较少发生经前期综合征。月经长周期（＞40 日）和周期不规律者经前期综合征发生率低，而且主要表现为躯体症状，如胃痛、背痛和嗜睡。月经周期长度在 31～40 天者体验到较多的经前症状，而且躯体症状和情绪症状均明显。短而不规律的月经周期妇女经前症状则主要表现为情绪症状，如抑郁、紧张和激惹。

经前期综合征与产后抑郁症呈正相关，已得到证实。Dalton 报告 610 例经前期综合征妇女中，56％在产后出现抑郁症。一些妇女回忆经前期综合征是继产后抑郁症之后发生的，另一些则报告受孕前出现经前期综合征，但经前期综合征的严重程度在产后抑郁症减轻后加重。

经前期综合征与围绝经期综合征的相关性也为多数学者研究证实。经前期综合征与围绝经期综合征均有心理症状及躯体症状，均可表现为与卵巢激素水平波动相关的烦躁、抑郁、疲惫、失眠及乳房胀痛、水肿等，在激素水平稳定后（月经结束及绝经后数年）原有症状及体征消失。在经前期和围绝经期原有的抑郁等心理疾患可表现增强，因此经前期综合征和围绝经期抑郁均需和原发心理疾病相鉴别。除了临床表现的相关性，围绝经期综合征和经前期综合征在流行病学上也密切相关。Harlow 等的研究发现，围绝经期综合征的女性在流调用抑郁自评量表（CESD）中表现为明显抑郁者，多数患有经前期综合征。同样，Becker 等用视觉模拟评分法（VAS）评价女性的心情状态，也发现女性围绝经期的情绪感受与既往经前期的心境变化明显相关。Freeman 等的研究认为，患有经前期综合征的女性在围绝经期出现抑郁、失眠、性欲低下的可能性大，因此经前期综合征在一定程度上可以预测围绝经期抑郁的出现。在易感人群中,经前期综合征和围绝经期抑郁不但易相继出现,还常常同时发生。围绝经期女性,患有围绝经期抑郁的较未患者出现月经周期相关症状及经前焦虑症(PMDD)的明显增多。在 Richards 等的研究中有21%的围绝经期抑郁患者同时伴有中度以上的 PMDD,仅有 3%的围绝经期非抑郁女性出现这一疾病。此外,患有经前期综合征及围绝经期抑郁的女性也常伴有其他激素相关的情绪异常,如产褥抑郁,以及其他激素非相关的心理疾患,如抑郁症。

经前期综合征与精神疾病关系受到妇科学家、心理学家、精神病学家较多的重视与研究。妇女复发性精神病状态,不论是认知、情感还是混合功能障碍均易于在经前复发。Schukit 和 Wetzel 报告类似结果,情感性疾病患者不仅经前期综合征发生率高(72%),症状严重,出现经前不适症状亦较正常人多,并且现存的情感症状在经前趋向恶化。精神分裂症患者往往在经前恶化,急性精神病症状掩盖了经前不适,导致对检出经前期综合征发生率带来困难。

三、病因与发病机制

近年研究表明,经前期综合征病因涉及诸多因素的联合,如社会心理因素、内分泌因素及神经递质的调节等。但经前期综合征的准确机制仍不明,一些研究结果尚有矛盾之处,进一步的深入研究是必要的。

(一)社会心理因素

情绪不稳定及神经质、特质焦虑者容易体验到严重的经前期综合征症状。应激或负性生活事件可加重经前症状,而休息或放松可减轻之,均说明社会心理因素在经前期综合征的发生或延续上发挥作用。

(二)内分泌因素

1.孕激素

Dalton 推断经前期综合征是由于经前孕酮不足或缺陷,而且应用孕酮治疗可以获得明显效果。然而相反的报道则发现经前期综合征妇女孕酮水平升高。Hammarback 等对 18 例经前期综合征妇女连续两月逐日测定血清雌二醇和孕酮,发现严重经前期综合征症状与黄体期血清这两种激素水平高相关。孕酮常见的副反应,如心境恶劣和焦虑,与普通的经前症状类似。

这一疾病仅出现于育龄女性,青春期前、妊娠期、绝经后期均不会出现,且仅发生于排卵周期的黄体期。给予外源性孕激素可诱发此病,在激素替代治疗(HRT)中使用孕激素建立周期引发的抑郁情绪和生理症状同经前期综合征相似;曾患有严重经前期综合征的女性,行子宫加双附件切除术后给予激素替代治疗(HRT),单独使用雌激素不会诱发经前期综合征,而在联合使用雌孕激素时经前期综合征复发。相反,卵巢内分泌激素周期消失,如双卵巢切除或给予促性腺激素释放激素激动剂(GnRH-a)均可抑制原有的经前期综合征症状。因此,卵巢激素尤其是孕激素可能与经前期综合征的病理机制有关,孕激素可增加女性对甾体类激素的敏感性,使中枢神经系统受激素波动的影响增加。

2.雌激素

(1)雌激素降低学说。正常情况下雌激素有抗抑郁效果,经前雌激素水平下降可能与经前期综合征,特别是与经前心境恶劣的发生有关。Janowsky 强调雌激素波动(中期雌激素明显上升,继之降低)的作用。

(2)雌激素过多学说。持此说者认为,雌激素水平绝对或相对高,或者对雌激素的特异敏感性可招致经前期综合征。Morton 报告,给妇女注入雌激素可产生经前期综合征样症状。Backstrom 和 Cartenson 指出,具有经前焦虑的妇女,雌激素/孕酮比值较高。雌孕激素比例异常可能与经前期综合征发生有关。

3.雄激素

Lahmeyer 指出,妇女雄激素来自卵巢和肾上腺。在排卵前后,血中睾酮水平随雌激素水平的增高而上升,且由于大部分来自肾上腺,故于围月经期并不下降,其时睾酮/雌激素及睾酮/孕激素之比处于高值。睾酮作用于脑可增强两性的性躯力和攻击行为,而雌激素和孕酮可与之对抗。经前期雌激素和孕酮水平下降,脑中睾酮失去对抗物,这至少与一些人经前期综合征的发生有关,特别是心境改变和其他精神病理表现。

(三)神经递质

研究表明,在经前期综合征女性中血清性激素的浓度表现为正常,这表明除性激素外还可能有其他因素作用。经前期综合征患者常伴有中枢神经系统某些神经递质及其受体活性的改变,这种改变可能与中枢对激素的敏感性有关。一些神经递质可受卵巢甾体激素调节,如乙酰胆碱(Ach)、5-羟色胺(5-HT)、去甲肾上腺素、多巴胺等。

1.乙酰胆碱(Ach)

Janowsky 推测乙酰胆碱单独作用或与其他机制联合作用与经前期综合征的发生有关。在人体中乙酰胆碱是抑郁和应激的主要调节物,引起脉搏加快和血压上升,负性情绪,肾上腺交感胺释放和止痛效应。Rausch 发现经前胆碱能占优势。

2.5-羟色胺(5-HT)与γ-氨基丁酸

经前 5-羟色胺缺乏或胆碱能占优势可能在经前期综合征的形成上发挥作用。选择性5-HT 再摄取阻断剂(SSRLS)如氟西汀、舍曲林问世后证明它对经前期综合征有效,而那些主要作用于去甲肾上腺素能的三环抗抑郁剂的效果较差,进一步支持 5-羟色胺在经前期综合征病理生物学中的重要作用。经前焦虑症患者与患经前期综合征但无情绪障碍者及正常对照组相比,5-羟色胺在卵泡期增高,黄体期下降,波动明显增大,因此 Inoue 等认为,5-羟色胺与经前期综合征、经前焦虑症出现的心理症状密切相关。5-羟色胺能系统对情绪、睡眠、性欲、食欲和认知具有调节功能,在抑郁的发生发展中起到重要作用。雌激素可增加 5-羟色胺受体的数量及突触后膜对 5-羟色胺的敏感性,并增加 5-羟色胺的合成及其代谢产物 5-羟吲哚乙酸的水平。有临床研究显示,选择性 5-羟色胺再摄取抑制剂(SSRIs)可增加血液中 5-羟色胺的浓度,对治疗经前期综合征、经前焦虑症有较好的疗效。

另外,有研究认为在抑郁、经前期综合征、经前焦虑症的患者中 γ-氨基丁酸(GABA)活性下降,Epperson 等用磁共振质谱分析法测定经前焦虑症及正常女性枕叶皮质部的 γ-氨基丁酸、雌激素、孕激素等水平发现,经前焦虑症者卵泡期 γ-氨基丁酸水平明显低于对照组;同时 Epperson 等认为经前焦虑症患者可能存在 γ-氨基丁酸受体功能的异常。经前期综合征女性黄体期异孕烷醇酮水平较低,而异孕烷醇酮有 γ-氨基丁酸激活作用,因此低水平的异孕烷醇酮使经前期综合征女性 γ-氨基丁酸活性降低,产生抑郁。此外,雌激素兼具增加 γ-氨基丁酸的功能及 γ-氨基丁酸受体拮抗剂的双重功能。

3.类鸦片物质与单胺氧化酶

Halbreich 和 Endicott 认为,内啡肽水平变化与经前期综合征的发生有关。他们推测经前期综合征的许多症状类似类鸦片物质撤出。目前,认为在性腺类固醇激素影响下,过多暴露于内源性鸦片肽并继之脱离接触可能参与经前期综合征的发生。持单胺氧化酶(MAO)学说则认为经前期综合征的发生与血小板持单胺氧化酶活性改变有关,而这一改变是受孕酮影响的。正常情况下,雌激素对持单胺氧化酶活性有抑制效应,而孕酮对组织中持单胺氧化酶活性有促进作用。持单胺氧化酶活性增强被认为是经前抑郁和雌激素、孕激素不平衡发生的中介。持单胺氧化酶活性增加可以减少有效的去甲肾上腺素,导致中枢神经元活动降低和减慢。持单胺氧化酶学说可解释经前抑郁和嗜睡,但无法说明其他众多的症状。

4.其他

前列腺素可影响钠潴留,以及精神、行为、体温调节及许多经前期综合征症状,前列腺素合成抑制剂能改善经前期综合征躯体症状。一般认为此类非甾体抗炎药物可降低引起经前期综合征症状的中介物质的组织浓度起到治疗作用。维生素 B_6 是合成多巴胺与五羟色胺的辅酶,维生素 B_6 缺乏与经前期综合征可能有关,一些研究发现维生素 B_6 治疗似乎比安慰剂效果好,但结果并非一致。

四、临床表现

经前期综合征多见于 25～45 岁妇女,症状出现于月经前 1～2 周,月经来潮后迅速减轻直至消失。主要症状归纳为：①躯体症状,如头痛、背痛、乳房胀痛、腹部胀满、便秘、肢体水肿、体重增加、运动协调功能减退;②精神症状,如易怒、焦虑、抑郁、情绪不稳定、疲乏以及饮食、睡眠、性欲改变,而易怒是其主要症状;③行为改变,如注意力不集中、工作效率低、记忆力减退、神经质、易激动等。周期性反复出现为其临床表现特点。

五、诊断与鉴别诊断

根据经前期出现周期性典型症状,诊断多不困难。诊断时一般需考虑下述三个因素:一是经前期综合征的症状;二是黄体晚期持续反复发生;三是对日常工作、学习产生负面影响。诊断时需与轻度精神障碍及心、肝、肾等疾病引起的水肿相鉴别。必要时可同时记录基础体温,以了解症状出现与卵巢功能的关系。

六、治疗

1.心理治疗

帮助患者调整心理状态,给予心理安慰与疏导,让精神放松,有助于减轻症状。患者症状重者可进行认知—行为心理治疗。

2.调整生活状态

合理的饮食及营养,戒烟,限制钠盐和咖啡的摄入。适当的身体锻炼,可协助缓解神经紧张和焦虑。

3.药物治疗

(1)抗焦虑药:适用于有明显焦虑症状者。阿普唑仑经前用药,每次 0.25mg,每日 2~3 次口服,逐渐增量,最大剂量为每日 4mg,用至月经来潮第 2~3 日。

(2)抗忧郁药:适用于有明显忧郁症状者。氟西汀能选择性抑制中枢神经系统 5-羟色胺的再摄取。黄体期用药,每次 20mg,每日 1 次口服,能明显缓解精神症状及行为改变,但对躯体症状疗效不佳。

(3)醛固酮受体的竞争性抑制剂:螺内酯每次 20~40mg,每日 2~3 次口服,可拮抗醛固酮而利尿,减轻水潴留,对改善精神症状也有效。

(4)维生素 B_6:可调节自主神经系统与下丘脑-垂体-卵巢轴的关系,还可抑制催乳素合成。每次 10~20mg,每日 3 次口服,可改善症状。

(5)口服避孕药:通过抑制排卵缓解症状,并可减轻水钠潴留症状,抑制循环和内源性激素的波动。也可用促性腺激素释放激素类似物(GnRH-a)抑制排卵。连用 4~6 个周期。

第二节　痛经

一、原发性痛经

痛经为最常见的妇科症状之一,指行经前后或月经期出现下腹部疼痛、坠胀,伴有腰酸或其他不适。症状严重者影响生活和工作。痛经分为原发性和继发性两类;原发性痛经指生殖器无器质性病变的痛经,占痛经90％以上;继发性痛经指由盆腔器质性疾病引起的痛经。

(一)病因

原发性痛经的发生主要与月经来潮时子宫内膜前列腺素(PG)含量增高有关。研究表明,痛经患者子宫内膜和月经血中前列腺素($PGF_{2\alpha}$)和前列腺素(PGE_2)含量均较正常妇女明显升高,前列腺素($PGF_{2\alpha}$)含量升高是造成痛经的主要原因。前列腺素($PGF_{2\alpha}$)和前列腺素(PGE_2)是花生四烯酸脂肪酸的衍生物,在月经周期中,分泌期子宫内膜前列腺素浓度较增殖期子宫内膜高。月经期因溶酶体酶溶解子宫内膜细胞而大量释放,使前列腺素($PGF_{2\alpha}$)及前列腺素(PGE_2)含量增高。前列腺素($PGF_{2\alpha}$)含量高可引起子宫平滑肌过强收缩,血管挛缩,造成子宫缺血、乏氧状态而出现痛经。增多的前列腺素进入血液循环,还可引起心血管和消化道等症状。血管升压素、内源性缩宫素以及β-内啡肽等物质的增加也与原发性痛经有关。此外,原发性痛经还受精神、神经因素影响,疼痛的主观感受也与个体痛阈有关。无排卵的增殖期子宫内膜因无孕酮刺激,所含前列腺素浓度很低,通常不发生痛经。

(二)临床表现

主要特点为:

(1)原发性痛经在青春期多见,常在初潮后1～2年内发病。

(2)疼痛多自月经来潮后开始,最早出现在经前12小时,以行经第1日疼痛最剧烈,持续2～3日后缓解,疼痛常呈痉挛性,通常位于下腹部耻骨上,可放射至腰骶部和大腿内侧。

(3)可伴有恶心、呕吐、腹泻、头晕、乏力等症状,严重时面色发白、出冷汗。

(4)妇科检查无异常发现。

(三)诊断与鉴别诊断

根据月经期下腹坠痛,妇科检查无阳性体征,临床即可诊断。诊断时需与子宫内膜异位症、子宫腺肌病、盆腔炎性疾病引起的继发性痛经相鉴别。继发性痛经常在初潮后数年方出现症状,多有妇科器质性疾病史或宫内节育器放置史,妇科检查有异常发现,必要时可行腹腔镜检查加以鉴别。

(四)治疗

1.一般治疗

应重视心理治疗,说明月经时的轻度不适是生理反应,消除紧张和顾虑可缓解疼痛。足够的休息和睡眠、规律而适度的锻炼、戒烟均对缓解疼痛有一定的帮助。疼痛不能忍受时可辅以药物治疗。

2.药物治疗

(1)前列腺素合成酶抑制剂:通过抑制前列腺素合成酶的活性,减少前列腺素产生,防止过强子宫收缩和痉挛,从而减轻或消除痛经。该类药物治疗有效率可达80%。月经来潮即开始服用药物效果佳,连服2~3日。常用的药物有布洛芬、酮洛芬、甲氯芬那酸、双氯芬酸、甲芬那酸、萘普生。布洛芬每次200~400mg,每日3~4次,或酮洛芬每次50mg,每日3次。

(2)口服避孕药:通过抑制排卵减少月经血前列腺素含量。适用于要求避孕的痛经妇女,疗效达90%以上。

二、继发性痛经

继发性痛经是指与盆腔器官的器质性病变有关的周期性疼痛。常在初潮后数年发生。

(一)病因

有许多妇科疾病可能引起继发性痛经,它们包括:

1.典型周期性痛经的原因

处女膜闭锁、阴道横膈、宫颈狭窄、子宫异常(先天畸形、双角子宫)、子宫腔粘连(Asherman综合征)、子宫内膜息肉、子宫平滑肌瘤、子宫腺肌病、盆腔淤血综合征、子宫内膜异位症、宫内节育器(IUD)等。

2.不典型的周期性痛经的原因

子宫内膜异位症、子宫腺肌病、残留卵巢综合征、慢性功能性囊肿形成、慢性盆腔炎等。

(二)病理生理

研究表明,子宫内膜异位症和子宫腺肌病患者体内产生过多的前列腺素,可能是痛经的主要原因之一。前列腺素合成抑制剂可以缓解该类疾病的痛经症状。环氧化酶(COX)是前列腺素合成的限速酶,在子宫内膜异位症和子宫腺肌病患者体内表达量过度增高。这些均说明前列腺素合成代谢异常与继发性痛经的疼痛有关。

宫内节育器(IUD)的不良反应主要是月经过多和继发痛经,其痛经的主要原因可能是子宫的局部损伤和IUD局部的白细胞浸润导致的前列腺素合成增加。

（三）临床表现

痛经一般发生在初潮后数年，生育年龄妇女较多见。疼痛多发生在月经来潮之前，月经前半期达到高峰，此后逐渐减轻，直到结束。继发性痛经症状常有不同，伴有腹胀、下腹坠痛、肛门坠痛等。但子宫内膜异位症的痛经也有可能发生在初潮后不久。

（四）诊断和鉴别诊断

诊断继发性痛经，除了详细询问病史外，主要通过盆腔检查，相关的辅助检查，如B超、腹腔镜、宫腔镜及生化指标的化验等，找出相应的病因。

（五）治疗

继发性痛经的治疗主要是针对病因进行治疗。

第三节　闭经

一、定义

闭经为月经从未来潮或异常停止。闭经分为原发性和继发性闭经两种。

1.原发性闭经

女性年满16岁尚无月经来潮，或14岁尚无第二性征发育，或第二性征发育已过两年而月经仍未来潮者为原发性闭经。此定义以正常青春期应出现第二性征发育和月经初潮的年龄退后两个标准差年龄为依据。

2.继发性闭经

继发性闭经是指月经建立后月经停止，且停经持续时间相当于既往3个月经周期以上的总时间或月经停止6个月者。

二、病因与分类

正常月经建立和维持的必要条件是：正常的下丘脑-垂体-卵巢轴的神经内分泌调节、靶器官子宫内膜对激素的周期性反应、生殖道的畅通。其中任何一个环节发生异常都会导致月经失调甚至闭经。闭经是妇科疾病中常见的症状，可由各种原因引起。闭经的原因可分为生理性和病理性两种。生理性闭经的原因有青春前期、妊娠、哺乳、绝经等。病理性闭经根据病因和发生部位进行分类如下：

1.子宫或下生殖道病变性闭经

（1）先天性子宫发育异常：包括先天性无子宫、始基子宫。先天性无子宫是米勒管未发育或在发育早期停止形成；始基子宫又称痕迹子宫，两侧米勒管早期发育正常，因受胚胎外环境的影响，进入中期后不久停止发育，留下一个条索状结构。

患者均表现为原发性闭经。

(2)Asherman 综合征:是继发性子宫性闭经中最常见的原因。因人工流产刮宫过度、诊刮刮宫过度、产后或引产后或流产后出血刮宫损伤内膜基底层,或伴有子宫内膜炎导致宫腔粘连或闭锁。宫腔完全粘连者无月经;颈管粘连者有月经产生但不能流出,造成周期性下腹痛。

(3)子宫内膜炎:结核性子宫内膜炎时,子宫内膜遭受破坏易导致闭经。流产或产后感染所致的子宫内膜炎,严重时也可以导致闭经。

(4)子宫切除:手术切除子宫导致闭经。

(5)腔内放疗或内膜电灼:宫腔内放疗或子宫内膜损伤内膜导致闭经。

(6)米勒管发育不全综合征(又称 MRKH 综合征):由副中肾管发育障碍引起的先天畸形。近年来的研究发现,该病与 Wnt4 基因异常有关。约 20% 的青春期原发性闭经伴有子宫阴道发育不全,表现为始基子宫或无子宫、无阴道,而外生殖器、输卵管、卵巢发育正常,女性第二性征正常,其中 30% 伴肾脏畸形、12% 患者伴有骨骼畸形。

(7)阴道发育异常:包括先天性无阴道、阴道横隔、阴道闭锁。先天性无阴道是米勒管发育不全或阴道腔化障碍所致;阴道横隔是由胚胎发育期阴道腔化障碍或不全,或已腔化的阴道局部过度增生,突入阴道腔形成;阴道闭锁是由于泌尿生殖窦未能形成阴道下端。阴道发育异常患者因经血排出困难会出现原发闭经、周期性下腹疼等症状,常在初诊妇科检查时发现。

(8)无孔处女膜:女性出生后处女膜先天性无孔称无孔处女膜,或处女膜孔出生后因炎症等原因形成粘连,将孔封闭,形成无孔处女膜。发病率约为 0.015%。该病临床上主要表现为月经初潮后因经血不能外流而积聚阴道,多次行经后逐渐形成阴道血肿,以后逐渐发展为宫腔积血。随着病情发展,临床症状逐渐出现,最早可感周期性下坠胀、腹痛,进行性加重。当血肿压迫尿道和直肠,可引起排尿及排便困难,肛门坠痛、尿频尿急等。当经血流入腹腔可出现剧烈腹疼。妇科检查时可以发现处女膜封闭无开口,有时可触及阴道血肿。

2.卵巢性闭经

(1)先天性性腺发育不全:先天性性腺发育不全性闭经占原发性闭经的 35% 左右,分为染色体异常和正常两类。

①特纳综合征:缺少一个 X 染色体或 X 染色体的一个片段,染色体核型为 X 染色体单体(45,XO)或嵌合体(45,XO/46,XX 或 45,XO/47,XXX)。表现为卵巢不发育、原发性闭经、第二性征发育不良。患者通常身材矮小,常有蹼颈、盾状胸、后发际低、肘外翻、腭高耳低、鱼样嘴等临床特征,部分患者伴有主动脉狭窄及肾、骨骼畸形。

②单纯性性腺发育不全:包括 a、b 两种类型。

a.46,XX 性腺发育不全:患者卵巢呈条索状无功能实质结构,内无生殖细胞,子宫发育不良,外生殖器女性型,第二性征发育差,体格发育正常。表现为原发性闭经。激素治疗可促进第二性征发育及月经来潮。

b.46,XY 性腺发育不全:又称 Swyer 综合征。主要表现为原发性闭经、性腺呈条索状、体格发育正常。由于 Y 染色体存在,患者在 10～20 岁时发生性腺母细胞瘤或无性生殖细胞瘤的可能性增高。因此,一经确诊应立即切除条索状性腺。

(2)卵巢早衰(POF):40 岁以前绝经者称为卵巢早衰。表现为继发性闭经,常伴有更年期症状,激素测定呈现低雌激素和高促性腺激素的特点。卵巢内无卵母细胞或虽有原始卵泡但对促性腺激素无反应。病因不明,常见有遗传因素、特发性、药物破坏、自身免疫因素等。

(3)卵巢不敏感综合征/抵抗性卵巢综合征:该病表现与卵巢早衰相似,但病理却有不同。由于卵巢的包膜受体缺陷,导致对促性腺激素的反应低下或无反应,因此不能分泌性激素,也不能反馈抑制垂体。临床特征是卵巢形态饱满、内有多数始基卵泡极少数初级卵泡,第二性征不发育,出现闭经及促性腺激素升高。

(4)卵巢功能性肿瘤:卵巢上出现的具有分泌功能的肿瘤皆可影响月经。产生雄激素的肿瘤,包括睾丸母细胞瘤、卵巢门细胞瘤等,由于产生过量的雄激素抑制 H-P-O 轴功能而引起闭经;分泌雌激素的肿瘤,如颗粒-卵泡膜细胞瘤,可持续分泌雌激素抑制排卵,导致子宫内膜过度增生而短暂闭经。

(5)多囊卵巢综合征(PCOS):临床上常见的妇科内分泌紊乱性疾病,由于 LH/FSH 失调、雄激素产生过多、胰岛素抵抗等一系列内分泌紊乱,导致卵巢持续不排卵,造成闭经。

(6)卵巢切除或组织破坏:双侧卵巢手术切除、经放疗破坏卵巢组织;药物破坏卵巢组织,如使用中药雷公藤半年即可永久性破坏卵巢功能,导致闭经。严重的卵巢炎症,也可以导致卵巢组织破坏造成闭经。

3.垂体病变

垂体的器质性病变或功能失调均可导致月经紊乱或闭经。

(1)垂体肿瘤:腺垂体包含多种具有分泌功能的细胞,这些腺细胞可产生催乳素腺瘤、生长激素腺瘤、促甲状腺激素腺瘤、促肾上腺皮质激素腺瘤及无功能垂体腺瘤,由于不同类型的肿瘤可分泌不同的激素,因此症状各不相同,但都会有闭经表现。

①催乳素腺瘤:约占垂体功能性肿瘤的 45%,占闭经患者的 15%左右。女性患者表现为闭经、溢乳、流产、不孕等,40%患者出现高雄激素症状,肿瘤增大可能出现压迫症状,如头疼、视力减退、视野缺损等。

②生长激素腺瘤:为垂体前叶嗜酸细胞瘤,瘤细胞分泌过多的生长激素而引发一系列症状。因发病年龄不同可表现为巨人症或肢端肥大症,前者发生在未成年人,有原发闭经;后者发生在成年人,常有继发闭经和性功能障碍。

③促甲状腺激素腺瘤:属嗜酸或嫌色细胞瘤,瘤细胞分泌过量的促甲状腺激素,导致甲状腺激素水平过高,引起甲亢和闭经。

④促肾上腺皮质激素腺瘤:又称库欣综合征,该瘤细胞分泌大量的促肾上腺皮质激素(ACTH),致使皮质醇分泌量增高,从而导致向心性肥胖,女性患者出现闭经、多毛、痤疮等。

(2)空蝶鞍综合征:先天发育不全、肿瘤、手术破坏、妊娠后等因素,导致脑脊液流入垂体窝,蝶鞍扩大,垂体受压缩小。临床上可无症状,部分患者出现头疼、视野改变、脑脊液鼻漏或颅内高压,并发下丘脑功能失调可导致内分泌功能紊乱出现闭经、溢乳等。

(3)席汉综合征:由于产后大出血、休克导致垂体缺血梗死。一般垂体前叶最为敏感,可累及促性腺激素、促甲状腺激素及促肾上腺激素分泌细胞,因此出现闭经、无乳、性欲减退、毛发脱落等症状,还可以出现畏寒、贫血、嗜睡、低血压及基础代谢率低下等症状。垂体后叶功能受影响可导致尿崩症。

4.下丘脑和中枢神经病变

下丘脑性闭经(HA)是指包括中枢神经系统、下丘脑疾病或功能紊乱引起的GnRH脉冲分泌异常导致的闭经。其原因分为先天性因素和后天性因素:先天性因素包括下丘脑先天性发育异常导致的功能低下,如 Kallmann 综合征、原发性低促性腺素性腺功能低下;后天性因素主要是环境因素、精神心理因素、营养、运动等导致的继发性低促性腺素性腺功能低下。

(1)精神应激性闭经:精神刺激和社会环境创伤的应激反应,可导致下丘脑-垂体-卵巢轴功能失调,导致闭经。精神应激刺激可以使促肾上腺皮质激素释放激素增加,皮质激素分泌增加,内源性阿片肽增加,抑制垂体激素释放。

(2)运动性闭经:剧烈运动刺激后,体脂减少,产生应激反应,导致瘦素下降等,都会引起下丘脑-垂体-卵巢轴功能失调,导致闭经。运动一旦引起闭经,提示患者存在能量分流、饮食不足、激素水平降低,可导致骨质丢失、骨密度降低。

(3)神经性厌食症:一种严重的进食障碍,多数由生物、社会、精神因素引起。该症的精神应激刺激和体重严重下降都会导致内分泌功能紊乱,引起闭经。该病不仅影响 H-P-O 轴,还影响下丘脑-垂体-肾上腺轴和下丘脑-垂体-甲状腺轴,因此患者不仅出现性激素水平低下,肾上腺皮质激素、甲状腺激素水平均有不同程度下降,导致除闭经以外的怕冷、乏力、皮肤干燥、血压降低等问题。

（4）器质性疾病

①Kallmann综合征：是下丘脑先天性分泌促性腺激素释放激素缺陷、同时伴有嗅觉丧失或减退的一种疾病，因Kallmann于1944年首次报道而得名。女性发病率1/5000。病变在下丘脑，先天性GnRH分泌不足与嗅觉神经发育不全。由于胚胎时期分泌GnRH的神经元和嗅觉神经元系自同一来源，移行途径相同，因此，本病的发生是嗅神经元向前脑移行未达嗅球，却终止于筛板和前脑之间，GnRH神经元也终止于此，两种神经元部分或完全不发育，导致闭经同时伴发嗅觉异常。患者表现为原发性闭经、第二性征不发育，同时伴嗅觉缺失，可伴神经系统异常、眼球运动失常、凝视性眼球水平震颤、感觉神经性耳聋、可伴体格系统异常、唇裂、裂腭、单侧肾、弓形足等表现。

②特发性低促性腺功能闭经（IHH）：是染色体隐性遗传疾病，为单纯的促性腺激素释放激素缺乏导致的性腺功能低下。表现为原发性闭经、第二性征不发育或发育差。除了没有嗅觉缺失，其他表现与Kallmann综合征基本一致。

③颅咽管瘤：是先天性生长缓慢的一种肿瘤，位于蝶鞍上垂体柄漏斗部前方，肿瘤增大可压迫第三脑室，向上压迫视神经交叉，向下压迫下丘脑和垂体出现相应的压迫症状，导致颅内压增高、肥胖、视力障碍等压迫症状。发生在青春期可出现原发性闭经、性幼稚、生长障碍；发生在青春期后表现为继发性闭经、女性性征退化、生殖器官萎缩等。

④肥胖生殖无能综合征：属下丘脑性幼稚肥胖症，主要是下丘脑组织病变侵犯了释放GnRH的神经核群，同时也侵犯了与摄食有关的神经核群，导致性腺功能低下和肥胖。表现为闭经、第二性征发育差、内外生殖器发育不良，伴多食和肥胖。

（5）药物：很多药物可以干扰下丘脑和垂体的功能，导致闭经。如抗精神病药物氯丙嗪、奋乃静，通过阻断多巴胺受体引起PRL升高，从而抑制GnRH释放，导致闭经和溢乳；长效避孕药中的雌孕激素可以抑制H-P-O轴的功能可导致部分女性闭经；其他药物包括利血平、甲氧氯普胺（灭吐灵）、地西泮等药物也可以通过抑制下丘脑的催乳素抑制因子而产生溢乳和闭经症状。

5.其他分泌腺病变

包括甲状腺病变、肾上腺病变、胰岛素异常等。

（1）甲状腺病变：甲状腺和性腺的内分泌活动可以直接或间接地相互影响，因此，当甲状腺发生疾病时，其分泌的甲状腺激素水平的增加或减少都会影响到生殖系统的功能。甲状腺功能亢进（甲亢）中、重度患者对垂体功能反馈抑制，引起导致无排卵月经或闭经。甲状腺功能低下患者可导致青春期前患者出现原发性闭经、身材矮小、性幼稚等，成年患者出现月经过多、无排卵型功血。

（2）肾上腺病变：控制肾上腺和卵巢功能的下丘脑激素释放激素间存在交叉作

用,因此肾上腺和卵巢关系密切,肾上腺疾病可影响卵巢功能,出现月经紊乱或闭经。

①肾上腺皮质功能亢进:又叫 Cushing 综合征,是 ACTH 分泌过多或肾上腺肿瘤所致的肾上腺皮质功能亢进,表现为向心性肥胖、高血压、高血糖、多毛、痤疮、月经失调或闭经等一系列症状。

②肾上腺皮质功能低下:是由于肾上腺皮质功能低下导致患者出现虚弱、疲乏、厌食、恶心、心动微弱等症状为特点的一种疾病,于 1855 年由英国的 Thomass Adission 发现,故又名 Adission 综合征。引起肾上腺功能低下的原因包括:肾上腺结核、梅毒、肿瘤、出血等导致功能破坏;精神神经因素导致肾上腺功能减退;或自身免疫因素造成的同时合并卵巢、甲状腺等的多腺体自身免疫疾病。该病常出现卵巢功能低下,严重时表现为排卵障碍、月经过多、闭经、不育等。

(3)糖尿病:是胰岛素缺乏或外周组织对胰岛素敏感性下降而引起的一种代谢性疾病。胰岛功能的失调可影响性腺轴功能,出现月经紊乱、闭经、不育等症状。1 型糖尿病的未经治疗控制的女性患者,闭经率高达 50%,说明糖尿病对生殖轴的影响还是十分明显的。

三、诊断

闭经的原因很多,是许多疾病的一种表现,其诊断要根据病史、体格检查和相关的辅助检查找出导致闭经的原发病因,才能最终诊断其类型、发生部位。因此,详细了解闭经患者的发病史、月经史、婚育史、个人史十分重要。

1.病史

(1)发病史:了解末次月经时间,并区分是自然月经或激素治疗后的撤退性出血。了解发病前有无诱因,如环境改变、精神刺激、过度劳累、寒冷刺激等,精神心理因素、节制饮食或厌食所致的明显体重下降,消耗性疾病引起的严重营养不良等。

(2)月经史:对原发性闭经患者应询问其有无自然的乳房发育、性毛生长、身高增长;对继发性闭经者应询问其初潮年龄、周期、经期、经量等。闭经以来有无伴发症状,如早孕样反应、腹痛、溢乳、视力改变、体重增加、围绝经症状等;曾做过什么检查,用过哪些药物等;最近的两次月经日期要问清楚。

(3)婚育史:包括婚姻状况、结婚年龄、避孕方法、使用时间等。妊娠生育史包括妊娠次数、分娩次数,有无难产、大出血和手术产情况、有无产后并发症;流产次数、方法、有无并发症等;有无人流、取环等可能造成子宫内膜损伤的病史。

(4)既往史:幼年有无腮腺炎、结核、脑炎、脑部创伤史、生殖器官感染史。有无垂体肿瘤、垂体手术、垂体外伤等病史。有无其他内分泌疾病史,如甲状腺、肾上腺和胰腺等异常病史。

(5)个人史:个人生活习惯、学习工作压力、环境改变、运动强度、家庭关系等。

(6)家族史:母亲、姐妹有无早绝经的病史,父母是否近亲结婚等。

2.临床表现和体格检查

(1)临床表现:16岁月经从未来潮,为原发性闭经;原来月经正常,排除妊娠和哺乳,月经停止 6 个月以上,为继发性闭经。

(2)体格检查

①全身检查,包括:全身发育状况、有无畸形;测量身高、体重、四肢与躯干的比例,五官特征,观察精神状态、智力发育、营养状等,对毛发分布和浓密程度进行评分,评估乳房发育情况并检查是否溢乳,腹股沟和小腹部有无肿块等。

②妇科检查:观察外生殖器发育情况,有无先天性畸形;检查子宫和卵巢的大小,有无肿块和结节,输卵管有无增粗和肿块等。

3.辅助检查

(1)激素试验

①孕激素试验。根据孕激素试验将闭经分为Ⅰ度闭经和Ⅱ度闭经,反映闭经的严重程度:卵巢具有分泌雌激素功能,有一定雌激素水平,用孕激素有撤退出血称Ⅰ度闭经;卵巢分泌雌激素功能缺陷或停止,雌激素水平低落,用孕激素无撤退出血,称Ⅱ度闭经。方法为黄体酮 20mg,肌内注射,共 3~5 天;或甲羟孕酮 8~10mg,每日一次,共 5~7 天;或达芙通 10mg,每日两次,5~7 天。停药后 2~7 日内有撤退性出血为阳性,即Ⅰ度闭经,表示生殖道完整,体内有一定水平的内源性雌激素,但有排卵障碍;如本试验为阴性,则为Ⅱ度闭经。

②雌激素试验。孕激素试验阴性者行雌激素试验以排除子宫性闭经。口服雌激素(己烯雌酚 1mg,或炔雌醇 0.05mg,或倍美力 0.625mg,或补佳乐 1mg)每日一次,共 20 天,于用药第 16 天开始用孕激素制剂(黄体酮 20mg,肌内注射,每日一次;或甲羟孕酮 8~10mg,每日一次;或达芙通 10mg,每日两次)共 5 天。停药后 2~7 天内有撤退性出血者为阳性,表示子宫内膜正常,下生殖道无梗阻,病变系内源性雌激素缺乏引起;试验阴性表示病变在子宫,重复两个周期仍无出血,子宫或下生殖道梗阻可诊断。

③垂体兴奋试验。促卵泡激素(FSH)低于正常者,需用此试验确定病变在垂体还是下丘脑。方法是静脉注射 GnRH 50μg,于注射前及注射后 15、30、60、120 分钟分别采血测定黄体生成素(LH),峰值为注射前 2 倍以上为阳性,说明病变可能在下丘脑。阴性者人工周期治疗 1~3 个月后重复试验仍无反应者表示病变在垂体。若 FSH 升高不明显,LH 较基础值明显升高,伴有 LH/FSH>3,提示可能是多囊卵巢综合征(PCOS)。

（2）靶器官功能检查

①子宫功能检查：诊断性刮宫或内膜活检适用于已婚妇女，用以了解宫腔深度、颈管和宫腔有无粘连。刮取内膜活检可以了解子宫内膜对卵巢激素的反应，诊断内膜结核、内膜息肉等疾病。

②卵巢功能检查：基础体温测定、宫颈评分、宫颈脱落细胞检查等。

a.基础体温测定：孕酮通过体温调节中枢使体温升高，正常有排卵的月经周期后半周期体温较前半周期升高 $0.3\sim0.5℃$，因此体温呈双相型提示卵巢有排卵和黄体形成。

b.宫颈黏液检查：宫颈受雌、孕激素的影响会发生形态、宫颈黏液物理性状的改变。分为宫颈黏液评分和宫颈黏液结晶检查两种，前者是根据宫颈黏液的量、拉丝度、宫颈口张合的程度进行评分；后者根据黏液的结晶判断受雌激素影响的程度及是否受孕激素的影响。

c.阴道脱落细胞检查：通过观察阴道脱落中表、中、底层细胞的比例，判断雌激素水平，一般表层细胞的比例越高反映雌激素水平越高。卵巢早衰患者出现不同程度的雌激素低落状态。

（3）内分泌测定

①生殖激素测定：促性腺激素 FSH、LH 测定适用于雌激素试验阳性者，以区别雌激素缺乏是卵巢性或中枢性。高促性腺激素性腺功能低落：$FSH\geq30IU/L$，病变在卵巢；低促性腺激素性腺功能低落：FSH 或 $LH<5IU/L$，病变在中枢（下丘脑或垂体）。LH/FSH 比值增大可能患有 PCOS。E_2 测定可反映卵巢激素的水平，$E\leq50pg$ 卵巢功能低下，$P\geq15.9nmol/L$ 说明有排卵，T 高提示有 PCOS、卵巢男性化肿瘤、睾丸女性化疾病、肾上腺皮质疾病等可能。PRL 测定要在上午 9～11时，空腹、安静状态下，避免应激因素影响。$PRL>25\sim30ng/mL$ 为高泌乳素血症，要根据病史寻找相应的病因。

②其他激素：甲状腺激素、肾上腺激素、胰岛素等的测定可以确定闭经的原发病因。

（4）其他辅助检查

①B 超：可了解盆腔有无肿块，了解子宫大小、内膜情况、宫腔内有无占位病变，卵巢的大小形态、卵泡大小数目、有无肿块，有无腹腔积液等。

②子宫输卵管造影（HSG）：对于怀疑子宫疾病、结核、粘连者应行 HSG 检查，了解子宫是否有粘连、输卵管是否通畅等。

③宫腔镜检查：有助于明确子宫性闭经的病变性质，了解宫腔粘连的部位、程度、范围等，估计月经恢复的可能性；腹腔镜检查可以在直视下观察卵巢的外观、大小、形状等，明确闭经的病因，腔镜下可以行活检，卵巢活检有利于明确两性畸形的

病因。

④电子计算机断层扫描(CT)或磁共振成像(MRI):可用于头部蝶鞍区的检查,有利于分析肿瘤的大小和性质,诊断空蝶鞍、垂体瘤等疾病。

⑤染色体检查:对于原发性闭经应常规进行外周血染色体检查,对鉴别先天性性腺发育不全的病因、两性畸形的病因有重要意义。

⑥自身免疫性抗体检测:与闭经有关的自身免疫性抗体包括抗肾上腺抗体、抗甲状腺微粒体抗体、抗卵巢抗体、抗胰岛细胞抗体等。

⑦其他:疑为结核者测定血沉、结核菌素试验、胸片;怀疑妊娠或相关疾病者应查 HCG。

四、治疗

(一)全身治疗

占重要地位,包括积极治疗全身性疾病,提高机体体质,供给足够营养,保持标准体重。运动性闭经者应适当减少运动量;应激或精神因素所致闭经,应进行耐心的心理治疗,消除精神紧张和焦虑;肿瘤、多囊卵巢综合征等引起的闭经,应对因治疗。

(二)激素治疗

明确病变环节及病因后,给予相应激素治疗以补充体内激素不足或拮抗其过多,达到治疗目的。

1.性激素补充治疗

目的:

(1)维持女性全身健康及生殖健康,包括心血管系统、骨骼及骨代谢、神经系统等。

(2)促进和维持第二性征和月经。

主要治疗方法有:

(1)雌激素补充治疗:适用于无子宫者。戊酸雌二醇 1mg/d,妊马雌酮 0.625mg/d或微粒化 17-β雌二醇 1mg/d,连用 21 日,停药 1 周后重复给药。

(2)雌、孕激素人工周期疗法:适用于有子宫者。上述雌激素连服 21 日,最后 10 日同时给予地屈孕酮 10～20mg/d 或醋酸甲羟孕酮 6～10mg/d。

(3)孕激素疗法:适用于体内有一定内源性雌激素水平的Ⅰ度闭经患者,可于月经周期后半期(或撤药性出血第 16～25 日)口服地屈孕酮 10～20mg/d 或醋酸甲羟孕酮 6～10mg/d。

2.促排卵

适用于有生育要求的患者。对于低 GnRH 闭经患者,在采用雌激素治疗促进生殖器发育,子宫内膜已获得对雌孕激素的反应后,可采用尿促性素(hMG)联合绒促性素(hCG)促进卵泡发育及诱发排卵,由于可能导致卵巢过度刺激综合征(OHSS),严重者可危及生命,故使用促性腺素诱发排卵必须由有经验的医师在有超声和激素水平监测的条件下用药;对于 FSH 和泌乳素(PRL)正常的闭经患者,由于患者体内有一定内源性雌激素,可首选氯米芬作为促排卵药物;对于 FSH 升高的闭经患者,由于其卵巢功能衰竭,不建议采用促排卵药物治疗。

(1)氯米芬:最常用的促排卵药物,适用于有一定内源性雌激素水平的无排卵者。作用机制是通过竞争性结合下丘脑细胞内的雌激素受体,以阻断内源性雌激素对下丘脑的负反馈作用,促使下丘脑分泌更多的 GnRH 及垂体促性腺激素。给药方法为月经第 5 日始,每日 50~100mg,连用 5 日,治疗剂量选择主要根据体重或 BMI、女性年龄和不孕原因,卵泡或孕酮监测不增加治疗妊娠率。不良反应主要包括黄体功能不足、对宫颈黏液的抗雌激素影响、黄素化未破裂卵泡综合征(LUFS)及卵子质量欠佳。

(2)促性腺激素:适用于低促性腺激素闭经及氯米芬促排卵失败者,促卵泡发育的制剂有:a.尿促性素(hMG),内含 FSH 和 LH 各 75U;b.卵泡刺激素,包括尿提取 FSH、纯化 FSH、基因重组 FSH。促成熟卵泡排卵的制剂为绒促性素(hCG)。常用 hMG 或 FSH 和 hCG 联合用药促排卵。hMG 或 FSH 一般每日剂量 75~150U,于撤药性出血第 3~5 日开始,卵巢无反应,每隔 7~14 日增加半支(37.5IU),直至超声下见优势卵泡,最大 225IU/d,待优势卵泡达成熟标准时,再使用 hCG 5000~10000U 促排卵。并发症为多胎妊娠和卵巢过度刺激综合征(OHSS)。

(3)促性腺激素释放激素(GnRH):利用其天然制品促排卵,用脉冲皮下注射或静脉给药,适用于下丘脑性闭经。

3.溴隐亭

为多巴胺受体激动剂。通过与垂体多巴胺受体结合,直接抑制垂体 PRL 分泌,恢复排卵;溴隐亭还可直接抑制分泌 PRL 的垂体肿瘤细胞生长。单纯高 PRL 血症患者,每日 2.5~5mg,一般在服药的第 5~6 周能使月经恢复。垂体催乳素瘤患者,每日 5~7.5mg,敏感者在服药 3 个月后肿瘤明显缩小,较少采用手术。

4.其他激素治疗

(1)肾上腺皮质激素:适用于先天性肾上腺皮质增生所致的闭经,一般用泼尼松或地塞米松。

(2)甲状腺素:如甲状腺片,适用于甲状腺功能减退引起的闭经。

(三)辅助生殖技术

对于有生育要求、诱发排卵后未成功妊娠、合并输卵管问题的闭经患者或男方因素不孕者可采用辅助生殖技术治疗。

（四）手术治疗

针对各种器质性病因,采用相应的手术治疗。

1.生殖器畸形

处女膜闭锁、阴道横隔或阴道闭锁,均可通过手术切开或成形,使经血流畅。宫颈发育不良若无法手术矫正,则应行子宫切除术。

2.Asherman 综合征

多采用宫腔镜直视下分离粘连,随后加用大剂量雌激素和放置宫腔内支撑的治疗方法。术后宫腔内支撑放置 7～10 日,每日口服妊马雌酮 2.5mg,第 3 周始用醋酸甲羟孕酮每日 10mg,共 7 日,根据撤药出血量,重复上述用药 3～6 个月。宫颈狭窄和粘连可通过宫颈扩张治疗。

3.肿瘤

卵巢肿瘤一经确诊,应予以手术治疗。垂体肿瘤患者,应根据肿瘤部位、大小及性质确定治疗方案。对于催乳素瘤,常采用药物治疗,手术多用于药物治疗无效或巨腺瘤产生压迫症状者。其他中枢神经系统肿瘤,多采用手术和(或)放疗。含 Y 染色体的高促性腺激素闭经者,性腺易发生肿瘤,应行手术治疗。

第四节　多囊卵巢综合征

多囊卵巢综合征(PCOS)是常见的妇科内分泌疾病,以长期无排卵和高雄激素血症为基本特征,普遍存在胰岛素抵抗,临床表现异质性,约 50% 的 PCOS 患者超重或肥胖。育龄妇女中 PCOS 的患病率是 5%～10%,而在无排卵性不育症患者中的发病率高达 30%～60%。近年来的研究发现该疾病的功能紊乱远超出生殖轴,由于存在胰岛素抵抗,常发展为 2 型糖尿病、脂代谢紊乱及心血管疾病等;且 PCOS 患者的代谢综合征的患病率为正常人群的 4～11 倍。

一、病因

PCOS 的确切病因至今尚不明确。现有研究表明,PCOS 发病与遗传因素,如肥胖、2 型糖尿病、脂溢性脱发、高血压等家族史,以及宫内环境、出生后的饮食结构、生活方式等密切相关,提示 PCOS 可能是遗传与环境因素共同作用的结果。

1.遗传学因素

研究发现 PCOS 患者有明显的家族聚集性,如具有肥胖、2 型糖尿病、脂溢性脱发、高血压等家族史者,其 PCOS 的发生率较高。

目前发现可能与 PCOS 发生有关的基因主要有以下几类:①与甾体激素合成

和作用相关的基因,如胆固醇侧链裂解酶 CYP11A、GYP17、CYP21 等;②与促性腺激素作用和调节相关的基因,如 LH 受体基因、卵泡抑素基因、β-FSH 基因等;③与糖代谢和能量平衡相关的基因,如胰岛素基因、胰岛素受体基因、IRS 基因、钙激活酶基因等;④主要组织相容性位点。

这些基因可出现表达水平或单核苷酸多态性变化。另外,研究还发现 PCOS 也存在某些基因 DNA 甲基化的异常,2002 年 Hickey 等首次对雄激素受体(AR)的冠状动脉造影(CAG)重复序列多态性、甲基化和 X 染色体失活进行了研究,认为 AR(CAGn)位点甲基化类型可能影响 PCOS 的发生、发展。

2.PCOS 的环境因素

近年来发现,PCOS 患者的高胰岛素或高血糖血症可能通过影响胎儿宫内环境导致子女出生后生长发育及代谢异常,并且出生后的饮食结构、生活方式也可以影响 PCOS 的发生、发展。

二、病理生理

PCOS 病理生理的基本特征有:①长期排卵功能障碍;②雄激素过多;③卵巢呈多囊样改变伴间质增生;④胰岛素抵抗(IR)。PCOS 存在激素异常的交互影响,但始动因素至今尚未阐明。

以下讨论 PCOS 病理生理机制及相互关系。

1.雄激素过多症

正常女性循环中的雄激素有雄烯二酮、睾酮、脱氢表雄酮及硫酸脱氢表雄酮,主要来源于卵巢和肾上腺,少部分来源于腺外转化;PCOS 患者的卵巢及肾上腺分泌的雄激素均增多,其机理如下:

(1)肾上腺功能初现亢进:早在 1980 年 Yen 就提出了 PCOS 起于青春期的肾上腺功能初现亢进,即 PCOS 患者肾上腺机能初现时,肾上腺产生的雄激素过多。但关于 PCOS 肾上腺功能初现时雄激素分泌过多的机制尚不清楚,可能与肾上腺 P450 c17α 酶系统活性增加有关。

(2)促性腺激素分泌异常:PCOS 患者垂体 LH 的合成量增加,其脉冲分泌的幅度和频率增加,使循环中黄体生成素(LH)水平增高,而卵泡刺激素(FSH)分泌正常或稍低于正常水平,从而使血中 LH/FSH 比值增加。过高的 LH 可促进卵巢内间质及卵泡膜细胞雄激素(包括睾酮和雄烯二酮)分泌过多;LH 也可促进卵巢内胰岛素样生长因子(IGF-Ⅰ)的活性,而 IGF-Ⅰ与卵巢内卵泡膜 IGF-Ⅰ受体结合是促进卵巢雄激素产生的又一条途径。

但关于 PCOS 促性腺激素 LH 分泌异常的机制,尚未完全阐明。早期的理论认为,过多的雄烯二酮在外周转化为雌酮,后者能促进 LH 的分泌。但是近年的研究发现,给予正常女性及 PCOS 患者外源性雌酮并没有增加基础状态下及 GnRH 刺激下的 LH 的分泌。另外,给予外周芳香化酶抑制剂阻断雄烯二酮向雌酮的转化,未发现 LH 的脉冲频率降低;因此目前的研究资料尚不足以证实雌酮能引起 PCOS 促性腺激素分泌异常的说法。最近有研究显示,过多的雄激素本身能干扰下丘脑-垂体-卵巢轴的正负反馈机制,促进垂体 LH 的释放,从而引起 LH 的异常升高。

因此,LH 是促进 PCOS 卵巢分泌雄激素的主要激素之一;而过高的雄激素又可促进 LH 的释放,从而形成 PCOS 雄激素过多的恶性循环。

(3)性激素结合球蛋白(SHBG):循环中的 SHBG 由肝脏产生,可与循环中的两种性激素即睾酮和雌二醇结合,从而调控这两种性激素的活性,只有不与 SHBG 结合的游离的性激素才具有生物活性。PCOS 循环中升高的雄激素可抑制肝脏产生 SHBG,从而降低循环中 SHBG,继而使游离睾酮和游离雌二醇水平均增高。PCOS 患者的高雄激素体征除了与雄激素产生过多有关,还与其活性形式——游离睾酮增加有关。因此,雄激素↑→SHBG↓→雄激素活性↑→SHBG↓↓→雄激素活性↑↑,是造成 PCOS 患者雄激素过多症及生物活性增加的又一恶性循环。

(4)高胰岛素血症:早在 1980 年 Burghen 等就发现 PCOS 患者的循环中胰岛素水平增高,之后又相继出现类似报道,究其原因胰岛素水平升高是由胰岛素抵抗引起的。在病情早期 PCOS 患者胰岛 B 细胞通过分泌过多的胰岛素以克服 IR,从而使 PCOS 患者血中的胰岛素水平升高,形成高胰岛素血症。胰岛素是调节糖代谢的激素,也是卵巢行使正常功能的重要激素。但是过高的胰岛素对卵巢和肾上腺两个内分泌腺的雄激素分泌具有促进作用,其机制是胰岛素对卵巢合成雄激素的酶(P450c17α 酶系统)具有促进作用,并上调卵巢内卵泡膜细胞的 LH 受体,从而增强 LH 促进雄激素生成的作用。另外,胰岛素也可抑制肝脏 SHBG 的合成,从而使循环中 SHBG 进一步降低,导致游离睾酮的生物学活性进一步升高。

(5)IGF-Ⅰ/IGFBPI 系统:卵巢及循环中 IGF-Ⅰ的活性受其结合蛋白(IGFBP-Ⅰ)的调节。PCOS 患者卵巢中 IGF-Ⅰ活性的增加不仅与循环中 LH 过度刺激有关,同时也与高胰岛素血症有关;胰岛素可通过上调卵巢 IGF-Ⅰ受体数目而放大胰岛素自身及 IGF-Ⅰ的作用。胰岛素还可通过抑制卵巢和肝脏产生 IGFBP-Ⅰ,从而进一步导致卵巢局部和循环中游离 IGF-Ⅰ的升高;这样高胰岛素通过自身及 IGF-Ⅰ的作用而促进雄激素分泌。目前的研究显示 IGF-Ⅰ促进雄激素产生的可能机制包括:

①IGF-Ⅰ可以促进 GnRH 基因的表达,增加基础的、GnRH 刺激的促性腺激素的释放。

②IGF-Ⅰ协同 LH 刺激雄激素的产生。

③由于 IGF-Ⅰ/IGFBP 比率降低,ICF-Ⅰ生物利用度升高,起到类促性腺激素的作用。

④促进雄激素合成关键酶细胞色素 P45017 酶 mRNA 和Ⅱ型 3-β 羟甾脱氢酶 mRNA 的表达,导致雄激素的合成增加。

⑤IGF-Ⅰ能增强外周 5α-还原酶的活性,雄激素水平的升高也可以促进 5α-还原酶活性,从而造成外周双氢睾酮(DHT)生成增加,从而加重高雄激素体征。

2.卵巢多囊样改变

正常卵泡从始基卵泡自主发育到窦前卵泡,再到窦腔卵泡以及最后发育到成熟卵泡的过程中,会经历初始募集、自主生长,调控生长,分化及最终成熟的 4 个阶段;期间经历 2 次募集,即始基卵泡自主发育的初始募集和窦腔卵泡在 FSH 作用下的周期性募集。PCOS 患者初始募集阶段的卵泡较正常人群明显增多,约是正常者的 6 倍,而其卵泡进一步发育的周期性募集受到抑制。研究发现,雄激素在早期卵泡发育中起一定作用,过多的雄激素可刺激早期卵泡的生长,增加窦前卵泡及小窦状卵泡的发育,但是会抑制卵泡的周期募集和成熟。超声下 2～4mm 卵泡数量增多与血清雄激素水平呈正相关。雄激素能加速始基卵泡自主发育,但抑制进一步发育的可能机制如下:①雄激素可通过增加卵泡内 BCl-2 的表达,抑制 Bax 及 p53 的表达,从而抑制了卵泡的凋亡,使小卵泡数目增加;②雄激素可以降低卵泡内的生长分化因子 9(GDF-9)水平,增加循环中的 LH,通过促进卵泡抑素、抗米勒管激素及前列腺组织生长因子的生成,而最终抑制卵泡的生长。

另外,Durlinger 等发现,敲除抗米勒管激素(AMH),小鼠卵巢的始基卵泡比正常小鼠的始基卵泡过早耗尽;因此,提出始基卵泡的初始发育受到 AMH 的抑制。免疫组化的证据显示,PCOS 患者早期窦腔卵泡所产生的 AMH 显著低于正常排卵妇女;大量始基卵泡进入初期募集的多囊卵巢形态可能与缺少 AMH 对始基卵泡发育的抑制作用有关。

3.胰岛素抵抗(IR)

研究表明,PCOS 患者 IR 主要的机制是丝氨酸磷酸化异常增加。一方面胰岛素受体丝氨酸残基异常升高的磷酸化导致胰岛素信号通路受到抑制,进而出现葡萄糖代谢异常,导致 IR;另一方面,雄激素合成酶(P450c17α 酶)丝氨酸磷酸化异常,引起卵巢及肾上腺合成的雄激素增多,导致高雄激素血症。

研究证实,导致 PCOS 胰岛素抵抗可能与循环中某些炎症因子和脂肪细胞因子的异常有关:

(1)炎症因子:对 PCOS 患者的研究发现,一些炎性因子如血清 C-反应蛋白(CRP)、IL-6、IL-18 及 TNF-α 血清浓度升高,近年研究已经明确这些炎症因子可通过干扰胰岛素信号通路重要分子的表达及活性而引起 IR。

①IL-6：一个多效能的细胞炎症因子。有研究表明，IL-6 与胰岛素抵抗有关，其与胰岛素水平保持着动态平衡，低水平的 IL-6 可以促进胰岛素分泌，而高水平则抑制其分泌。升高的 IL-6 通过以下机制引起 IR：a.诱导 socs 蛋白的表达，从而通过抑制 IRS21 酪氨酸磷酸化，使胰岛素信号传导受阻；b.能降低 GLUT-4mRNA 的表达，削弱胰岛素刺激的葡萄糖转运功能，升高血清游离脂肪酸，促进脂质氧化，抑制脂肪组织脂蛋白脂酶活性等途径对抗胰岛素作用。

②肿瘤坏死因子-α(TNF-α)：一种非糖基化蛋白，由多种炎症细胞合成或分泌，脂肪细胞也是其重要来源。多种机制调节组织释放 TNF-α，而 TNF-α 又通过多种作用机制影响胰岛素的敏感性。PCOS 患者 TNF-α 水平显著高于正常人群，且肥胖者升高更明显。升高的 TNF-α 通过以下机制引起 IR：a.减少 IRS-1 的酪氨酸磷酸化，抑制胰岛素信号传导；b.促进脂肪分解，增加游离脂肪酸，间接影响胰岛素敏感性；c.下调脂肪细胞中多种重要的信号分子或蛋白表达，从而导致 IR。

③C 反应蛋白(CRP)：炎症急性期反应蛋白，主要受循环 IL-6 和 TNF-α 的调节。当 CRP 水平升高激活慢性免疫系统，则发生炎症反应。研究表明，PCOS 患者血 CRP 水平明显升高。CRP 导致 IR 的作用机制：主要是促进 TNF-α 释放，干扰胰岛素的早期信号转导；抑制脂肪合成，增加脂肪分解和纤溶酶原激活抑制因子(PAI-1)的分泌；抑制 GLUT4、PPARγ 的表达，加重 IR。

(2)脂肪细胞因子：近十几年以来，脂肪组织为内分泌器官已成为学术界的共识，许多脂肪细胞因子如瘦素、脂联素、抵抗素相继被发现与 IR 有关。研究发现，这些脂肪因子在 PCOS 患者 IR 的发生中也起一定作用。

①瘦素：众多研究证实，瘦素与胰岛素之间具有双向调节作用，胰岛素可刺激体外培养的脂肪组织瘦素 mRNA 表达，瘦素可通过干扰胰岛素信号通路，而加重 IR。Remsberg 等也发现，PCOS 患者 IR、雄激素水平及体重指数(BMI)与瘦素水平有关系。肥胖患者瘦素分泌增加，因此肥胖患者瘦素是加重 IR 的重要因素。

②脂联素：通过干预机体糖脂代谢途径，参与了 IR 相关疾病的发生发展过程，低脂联素血症的程度与 IR 及高胰岛素血症具有显著相关性。Carmina 等比较了年龄、BMI 相匹配的 52 名 PCOS 妇女与 45 名正常排卵的妇女性激素水平、IR 参数和脂联素水平，发现患者脂联素水平明显降低，这可能导致患者脂肪分布与功能异常。Ardawi 等认为，无论是肥胖的还是消瘦的 PCOS 患者只要有不同程度的 IR，她们就有低脂联素血症，这表明 PCOS 的 IR 或其他代谢紊乱影响脂联素浓度的调控。

(3)雄激素：高胰岛素可引起高雄激素血症如上述，但是研究也证实，高雄激素血症亦可引起 IR。呈中枢性肥胖的女性体内的游离雄激素水平普遍高于正常对照组，且胰岛素抵抗的程度也较正常对照组明显加重。Cohen 等发现，滥用雄激素的女运动员普遍存在胰岛素抵抗。再生障碍性贫血的患者给予雄激素治疗后,可出现葡萄糖耐量异常以及胰岛素水平升高。Givens 等发现,分泌雄激素的肿瘤患者存在的黑棘皮病(胰岛素抵抗的重要的临床体征)在手术切除肿瘤后得以明显改善。近年有一项研究发现,高雄激素血症的患者给予螺内酯、氟他胺及 GnRH-α 等降雄激素药物治疗后,其胰岛素抵抗均得到明显改善。

高雄激素血症引起 IR 可能机制为:①雄激素可能直接或间接影响体内葡萄糖的代谢而导致高胰岛素血症;②雄激素也可直接抑制外周及肝脏内胰岛素的作用而导致高胰岛素血症。Ciaraldi 等发现,PCOS 患者脂肪细胞上的胰岛素受体及其激酶活性并未见异常,而葡萄糖摄取能力明显下降;故推测 PCOS 患者的胰岛素抵抗是由胰岛素受体后环节缺陷引起的,并可能与雄激素水平升高有关;研究表明,雄激素可通过抑制胰岛素受体后信号通路传导分子的表达而导致胰岛素抵抗。另外,雄激素还可以增加游离脂肪酸的生成,从而抑制肝脏胰岛素的清除而引起高胰岛素血症,进而导致胰岛素抵抗。

4.排卵障碍

PCOS 排卵障碍的机制包括卵巢的内分泌调控激素及卵巢局部因子的异常。

(1)FSH 不足,LH 过高:PCOS 患者卵泡数量的增多,产生过多的抑制素 B(INHB)及其分泌的雌激素可抑制垂体 FSH 的释放。FSH 是卵泡进入周期募集和进一步发育的关键激素;卵泡不能有突破性生长的主要原因可能是 PCOS 患者循环中 FSH 偏低。另外,PCOS 患者循环中的 LH 持续升高,常促使已发育为窦腔期的卵泡闭锁或过早黄素化。

(2)卵巢局部因子比例失衡:研究发现,PCOS 对 FSH 的反应性较正常对照组降低与其卵巢局部产生一些抑制 FSH 作用的因子有关。目前研究比较多的是 AMH,AMH 是由生长卵泡的颗粒细胞分泌,可抑制 FSH 作用,但机制尚不清楚。正常情况下,FSH 与 AMH 之间存在着平衡。当循环中 FSH 水平上升时,FSH/AMH 比例增加,可增强芳香化酶的活性,促进卵泡正常发育及周期募集,最终发育成熟;成熟卵泡分泌的抑制素 B(INHB)反过来又抑制垂体 FSH 的分泌,这样周而复始。在 PCOS 患者体内,AMH 与 FSH 之间失去了这种平衡,使 FSH/AMH 比例降低,从而抑制了芳香化酶的作用,最终抑制卵泡的发育,导致排卵障碍。研究已证实,PCOS 患者血清中米勒管抑制因子(AMH)水平比正常人高出 2～3 倍。

另外,也有研究发现高胰岛素血症能影响颗粒细胞的分化。体外试验证实胰岛素能增加颗粒细胞对 LH 的反应能力,提示 PCOS 无排卵妇女的胰岛素升高可能也是卵泡期促进卵泡闭锁的主要原因之一。

5.并发症

(1)代谢综合征(MS):包含肥胖、糖尿病、高血压、血脂异常四大组分。

PCOS 是发生 MS 的高风险人群,这主要与胰岛素抵抗有关;胰岛素抵抗是代谢综合征四大组分的中心环节。2005 年的一项回顾性研究发现,161 名 3 年以上病史的 PCOS 患者的代谢综合征的发生率高达 43%,而在年龄相匹配的普通人群中代谢综合征的发生率仅为 24%。该项研究发现,PCOS 患者的代谢综合征的各个组分的发生率如下:HDL-C 降低的发生率为 68%,BMI 增高的发生率 67%,高血压 45%、高 TG 35%、高血糖 4%。

①IR 与糖尿病:IR 失代偿时,可导致糖耐量异常、糖尿病。研究发现,PCOS 患者 2 型糖尿病的发生率为 12.6%,较正常女性 2 型糖尿病的发生率(1.4%)明显增高。PCOS 患者表现为全身性 IR。高胰岛素血症时,肝糖原的产生及分泌增多,引起空腹血糖升高,导致肝抵抗;骨骼肌对胰岛素的敏感性下降,葡萄糖摄取减少,肌糖原生成、贮存减少,导致肌抵抗;脂解作用增强,游离脂肪酸(FFA)生成增多,使血浆中 FFA 浓度升高,增高的 FFA 可同时促进肝糖原异生,并抑制肌肉细胞胰岛素介导的葡萄糖转运脂活动;另外,在 IR 状态下,胰岛 B 细胞功能缺陷失代偿时,血糖升高。升高的血糖不仅抑制胰岛素分泌,同时也抑制肌肉细胞胰岛素刺激的葡萄糖转运和肌糖原的合成,进一步加重 IR,形成恶性循环。

②IR 与脂代谢异常:IR 可促进极低密度脂蛋白(VLDL)和中间密度脂蛋白(IDL)等富含 TG 脂蛋白(TRL)的生成,并抑制 VLDL 的清除,抑制高密度脂蛋白(HDL)的合成,促进 HDL 的分解,并增加肝脂肪酶(HL)的活性,促进脂解,引起 FFA 增多,后者刺激肝脏合成及分泌大量的 TG。故 PCOSIR 患者可出现高 VLDL 血症、低 HDL 血症及高 TG 血症等脂代谢紊乱。

③IR 与心血管疾病:IR 早期可使交感神经过度兴奋,心排出量增加,并能收缩外周血管;促进肾素-血管紧张素-醛固酮系统,引起水钠潴留,使血压升高;另外高胰岛素血症使 Na^+/K^+-ATP 酶的活性降低,造成细胞内高钠,导致细胞水肿,同时 Ca^{2+}-ATP 酶活性降低,细胞内钙浓度增加,提高小动脉血管平滑肌对血管加压物质的反应。后期可由于胰岛素样生长因子刺激动脉壁平滑肌细胞的增生或肥大,使动脉内膜增厚,最终导致器质性动脉硬化性高血压。故 PCOS 患者发生高血压及冠心病的风险较正常女性明显增高。

(2)PCOS 子宫内膜癌:PCOS 患者由于长期无排卵,子宫内膜在无孕激素保护的雌激素长期作用下,容易发生增生病变,甚至发生子宫内膜癌。研究发现,PCOS 患者发生子宫内膜癌的风险是正常人群的 4 倍,PCOS 患者中子宫内膜癌发生率为 19%~25%。近年发现 PCOS 患者的子宫内膜增生病变除了与上述的因素有关,还与胰岛素作用下的局部 IGF-Ⅰ 及其活性的增高有关。有些子宫内膜增生病变的 PCOS 患者对孕激素治疗不敏感,孕激素治疗不敏感的可能机制:局部生长因子尤其是 IGF-Ⅰ,具很强的促有丝分裂作用,并可促进雌激素受体表达,使雌激素作用增强,导致子宫内膜细胞不断增生;另外局部生长因子抑制内膜细胞的凋亡,而且升高的胰岛素样生长因子能增加内膜细胞血管内皮细胞生长因子(VEGF)合成,促进 LHRH 和 LH 释放,降低体内脂联素水平等,因此能抑制孕激素对子宫内膜的保护作用。

三、临床表现

PCOS 多起病于青春期,主要临床表现包括月经失调、雄激素过量和肥胖。

1.月经失调

为最主要症状。多表现为月经稀发(周期 35 日～6 个月)或闭经,闭经前常有经量过少或月经稀发。也可表现为不规则子宫出血,月经周期或行经期或经量无规律性。

2.不孕

生育期妇女因排卵障碍导致不孕。

3.多毛、痤疮

是高雄激素血症最常见的表现。出现不同程度多毛,以性毛为主,阴毛浓密且呈男性型倾向,延及肛周、腹股沟或腹中线,也有出现上唇和(或)下颌细须或乳晕周围有长毛等。油脂性皮肤及痤疮常见,与体内雄激素积聚刺激皮脂腺分泌旺盛有关。

4.肥胖

50%以上患者肥胖(体重指数≥25),且常呈腹部肥胖型(腰围/臀围≥0.80)。肥胖与胰岛素抵抗、雄激素过多、游离睾酮比例增加及与瘦素抵抗有关。

5.黑棘皮病

阴唇、颈背部、腋下、乳房下和腹股沟等处皮肤皱褶部位出现灰褐色色素沉着,呈对称性,皮肤增厚,质地柔软。

四、辅助检查

1.基础体温测定

表现为单相型基础体温曲线。

2.超声检查

见卵巢增大,包膜回声增强,轮廓较光滑,间质回声增强;一侧或两侧卵巢各有 12 个及以上直径为 2～9mm 无回声区,围绕卵巢边缘,呈车轮状排列,称为"项链征"。连续监测未见主导卵泡发育及排卵迹象。

3.腹腔镜检查

见卵巢增大,包膜增厚,表面光滑,呈灰白色,有新生血管。包膜下显露多个卵泡,无排卵征象,如无排卵孔、无血体、无黄体。镜下取卵巢活组织检查可确诊。

4.诊断性刮宫

应选在月经前数日或月经来潮 6 小时内进行,刮出的子宫内膜呈不同程度增生改变,无分泌期变化。对闭经或月经不规律者,可以了解子宫内膜增生情况。目前临床较少使用。

5.内分泌测定

(1)血清雄激素:睾酮水平通常不超过正常范围上限 2 倍,雄烯二酮常升高,脱氢表雄酮、硫酸脱氢表雄酮正常或轻度升高。

(2)血清 FSH、LH:血清 FSH 正常或偏低,LH 升高,但无排卵前 LH 峰值出现。LH/FSH 比值≥2～3。LH/FSH 比值升高多出现于非肥胖型患者,肥胖患者因瘦素等因素对中枢 LH 的抑制作用,LH/FSH 比值也可在正常范围。

(3)血清雌激素:雌酮(E_1)升高,雌二醇(E_2)正常或轻度升高,并恒定于早卵泡期水平,$E_1/E_2 > 1$,高于正常周期。

(4)尿 17-酮类固醇:正常或轻度升高。正常时提示雄激素来源于卵巢,升高时提示肾上腺功能亢进。

(5)血清催乳素(PRL):20%～35%的患者可伴有血清 PRL 轻度增高。

(6)抗米勒管激素(AMH):血清 AMH 多为正常人 2～4 倍。

(7)其他:腹部肥胖型患者,应检测空腹血糖及口服葡萄糖耐量试验(OGTT),还应检测空腹胰岛素及葡萄糖负荷后血清胰岛素。肥胖型患者可有甘油三酯增高。

五、诊断

PCOS 的诊断是排除性诊断。因临床表型的异质性,诊断标准存在争议。目前采用较多的是鹿特丹标准:①稀发排卵或无排卵;②高雄激素的临床表现和(或)高雄激素血症;③卵巢多囊改变:超声提示一侧或双侧卵巢直径 2～9mm 的卵泡≥12 个,和(或)卵巢体积≥10mL;④3 项中符合 2 项并排除其他高雄激素病因。为更适应我国临床实际,原卫生部颁布了《多囊卵巢综合征诊断》(WS330—2011),具体如下:月经稀发、闭经或不规则子宫出血是诊断的必须条件;同时符合下列 2 项中的一项,并排除其他可能引起高雄激素和排卵异常的疾病即可诊断为 PCOS:①高雄激素的临床表现或高雄激素血症;②超声表现为 PCO。

六、鉴别诊断

1.卵泡膜细胞增殖症

临床表现及内分泌检查与 PCOS 相仿但更严重,血睾酮高值,血硫酸脱氢表雄酮正常,LH/FSH 比值可正常。卵巢活组织检查,镜下见卵巢皮质黄素化的卵泡膜细胞群,皮质下无类似 PCOS 的多个小卵泡。

2.肾上腺皮质增生或肿瘤

清硫酸脱氢表雄酮值超过正常范围上限 2 倍时,应与肾上腺皮质增生或肿瘤相鉴别。肾上腺皮质增生患者的血 17α 羟孕酮明显增高,ACTH 兴奋试验反应亢进,地塞米松抑制试验抑制率≤0.70。肾上腺皮质肿瘤患者对上述两项试验均无明显反应。

3.分泌雄激素的卵巢肿瘤

卵巢支持细胞-间质细胞肿瘤、卵巢门细胞瘤等均可产生大量雄激素。多为单侧、实性肿瘤。超声、CT 或磁共振可协助诊断。

4.其他

催乳素水平升高明显,应排除垂体催乳素腺瘤。

七、治疗

1.调整生活方式

对肥胖型多囊卵巢综合征患者,应控制饮食和增加运动以降低体重和缩小腰围,可增加胰岛素敏感性,降低胰岛素、睾酮水平,从而恢复排卵及生育功能。

2.药物治疗

(1)调节月经周期:定期合理应用药物,对控制月经周期非常重要。

①口服避孕药:为雌孕激素联合周期疗法,孕激素通过负反馈抑制垂体 LH 异常高分泌,减少卵巢产生雄激素,并可直接作用于子宫内膜,抑制子宫内膜过度增生和调节月经周期。雌激素可促进肝脏产生性激素结合球蛋白,减少游离睾酮。常用口服短效避孕药,周期性服用,疗程一般为 3~6 个月,可重复使用。能有效抑制毛发生长和治疗痤疮。

②孕激素后半周期疗法:可调节月经并保护子宫内膜。对 LH 过高分泌同样有抑制作用,亦可达到恢复排卵效果。

(2)降低血雄激素水平

①糖皮质类固醇:适用于多囊卵巢综合征的雄激素过多为肾上腺来源或肾上腺和卵巢混合来源者。常用药物为地塞米松,每晚口服 0.25mg,能有效抑制脱氢表雄酮硫酸盐浓度。剂量不宜超过每日 0.5mg,以免过度抑制垂体-肾上腺轴功能。

②环丙孕酮:为 17-羟孕酮类衍生物,具有很强的抗雄激素作用,能抑制垂体促性腺激素的分泌,使体内睾酮水平降低。与炔雌醇组成口服避孕药,对降低高雄激素血症和治疗高雄激素体征有效。

③螺内酯:是醛固酮受体的竞争性抑制剂,抗雄激素机制是抑制卵巢和肾上腺合成雄激素,增强雄激素分解,并有在毛囊竞争雄激素受体作用。剂量为每日40~200mg,治疗多毛需用药6~9个月。出现月经不规则,可与口服避孕药联合应用。

(3)改善胰岛素抵抗:对肥胖或有胰岛素抵抗患者常用胰岛素增敏剂。二甲双胍可抑制肝脏合成葡萄糖,增加外周组织对胰岛素的敏感性。通过降低血胰岛素水平达到纠正患者高雄激素状态,改善卵巢排卵功能,提高促排卵治疗的效果。常用剂量为每次口服500mg,每日2~3次。

(4)诱发排卵:对有生育要求者在生活方式调整、抗雄激素和改善胰岛素抵抗等基础治疗后,进行促排卵治疗。氯米芬为传统一线促排卵药物,氯米芬抵抗患者可给予来曲唑或二线促排卵药物如促性腺激素等。诱发排卵时易发生卵巢过度刺激综合征(OHSS),需严密监测,加强预防措施。

3.手术治疗

(1)腹腔镜下卵巢打孔术(LOD):对 LH 和游离睾酮升高者效果较好。LOD的促排卵机制为破坏产生雄激素的卵巢间质,间接调节垂体-卵巢轴,使血清 LH及睾酮水平下降,增加妊娠机会,并可能降低流产的风险。在腹腔镜下对多囊卵巢应用电针或激光打孔,每侧卵巢打孔 4 个为宜,并且注意打孔深度和避开卵巢门,可获得90%排卵率和70%妊娠率。LOD 可能出现的问题有治疗无效、盆腔粘连及卵巢功能低下。

(2)卵巢楔形切除术:将双侧卵巢各楔形切除 1/3 可降低雄激素水平,减轻多毛症状,提高妊娠率。术后卵巢周围粘连发生率较高,临床已不常用。

第五节　绝经综合征

绝经是每个妇女生命进程中必经的生理过程。多数国家调查表明,妇女自然绝经的平均年龄约为 50 岁。随着人类期望寿命的延长,妇女超过三分之一的生命将在绝经后期度过。据统计,在占我国总人口约 11%的 40~59 岁的妇女中,50%以上存在不同程度的绝经相关症状或疾病。绝经相关问题和疾病严重困扰广大中老年妇女的身心健康。确立围绝经期治疗对策,改善围绝经期与绝经后期妇女的生活质量是妇产科工作者义不容辞的职责。

一、围绝经期与绝经后期的内分泌变化

妇女一生中卵细胞的储备功能在胎儿期已成定局,出生后不再增加。经历绝经过渡期与绝经,卵巢储备功能也经历下降至衰竭的过程,内分泌出现一系列

改变。

1.促性腺激素

绝经过渡期 FSH 水平升高,呈波动型,与卵巢分泌的抑制素水平有关。FSH 对抑制素的负反馈抑制较 LH 敏感。绝经后 FSH 增高 $10\sim20$ 倍($>30IU/L$),LH 约增加 3 倍,于绝经后 $1\sim3$ 年达最高值,以后稍有下降。

2.促性腺激素释放激素

下丘脑弓状核分泌的 GnRH,于绝经后水平升高。与垂体分泌的促性腺激素 FSH、LH 释放一致,呈脉冲式释放。

3.雌激素

绝经过渡期雌激素水平呈波动状态,当 FSH 升高对卵泡过度刺激时可使 E_2 分泌过多,导致早期雌激素水平高于正常卵泡期水平。当卵泡生长发育停止时,雌激素水平下降。绝经后卵巢不再分泌雌激素,循环中雌二醇($10\sim20pg/mL$)多来自雌酮的外周转化;雌酮($30\sim70pg/mL$)主要来自雄烯二酮的外周转化。转化的部位主要在肌肉和脂肪,肝、肾、脑等组织也可促使转化。

4.孕酮

绝经过渡期卵巢尚有排卵功能,但黄体功能不全,孕酮分泌减少;绝经后卵巢停止分泌孕酮。

5.雄激素

绝经后雄激素来源于卵巢间质细胞及肾上腺,总体雄激素水平下降。其中雄烯二酮主要来源于肾上腺,量约为绝经前的 1/2。卵巢主要产生睾酮,由于升高的 LH 对卵巢间质细胞的刺激增加,使睾酮水平较绝经前无明显下降。

6.抑制素

围绝经期妇女血抑制素浓度下降,较雌二醇下降早且明显。通过反馈抑制垂体 FSH 和 GnRH 对自身受体的升调节,使抑制素水平与 FSH 水平呈负相关。绝经后卵巢分泌的抑制素极低,FSH 升高。

7.催乳素

绝经后催乳素水平变化不大,有人认为 FSH、LH 升高会使催乳素下降。

8.甲状旁腺素(PTH)

由甲状旁腺分泌,雌激素与其相拮抗,并共同参与体内血钙平衡的调节,雌激素水平下降,甲状旁腺激素升高。

9.降钙素(CT)

由甲状腺滤泡细胞分泌,受雌激素刺激分泌增加,二者呈正相关,绝经后减少。

10.生长激素(GH)

随年龄增加而减少。

11.β-内啡肽

绝经后明显降低。

以上内分泌改变会对绝经妇女产生一系列生理与心理改变,激素补充治疗可以改善低雌激素状态,对延缓各系统衰老有一定作用。

二、潮热病因机制

潮热是典型的更年期症状,也是围绝经期妇女的主诉。绝经期妇女潮热发生率高达75%,历来研究者研究更年期症状的发病机理,往往从潮热病因机制研究入手。

1.血管舒缩功能变化

围绝经期由于雌激素等内分泌的变化,可引起体表及末梢血管舒缩功能改变,末梢血管扩张,血流增加,引起潮热发生。其可能机制为绝经后雌激素缺乏,反馈性地引起去甲肾上腺素能神经元活性增强,从而激发下丘脑视前区 GnRH 神经元的释放活性,引起与之相毗邻体温调节神经元散热机能的激活,人体出现活跃的潮红发作。

2.体温调节中枢异常

下丘脑体温调节中枢是体温调节的关键,温敏神经元与冷敏神经元起着调定点的作用。当机体温度偏离调定点,体温调节中枢会及时发出指令,调控效应器的产热和散热状况,直至达到与调定点相适应的水平。体温偏离调定点需要达到阈值才能激活体温调节中枢。但在围绝经期,这个阈值范围缩小,导致女性体温调节过度敏感,出现血管扩张、潮热、发汗症状。

3.其他神经递质的作用

雌激素的部分作用是通过神经递质来调节实现的,主要是 β-内啡肽、去甲肾上腺素以及 5-羟色胺。

随着卵巢功能的下降,雌激素减少,下丘脑 β-内啡肽活性也下降,对去甲肾上腺素抑制作用减弱。研究发现血浆去甲肾上腺素代谢产物在潮热发作前期以及发作时升高,认为其可诱发潮热。另有研究显示,绝经过渡期 5-羟色胺水平高于育龄期,绝经后升高更明显,但随绝经期延长逐渐减低,时间上与潮热的出现高峰期吻合,因此认为 5-羟色胺升高及活性增强与潮热的发生有关。但亦有不同的报道,患者使用 5-羟色胺受体再摄取抑制剂治疗抑郁时,观察到潮热症状减轻。5-羟色胺通过与受体结合发挥作用,已发现 5-羟色胺受体的 7 种类型及 15 个亚型,其作用机制复杂。可能由于雌激素减少或波动,导致 5-羟色胺亚型受体平衡破坏,引起体温调节中枢不稳定和 GnRH 神经元兴奋,导致 LH 升高与潮热发生。有关神经递质的作用还需深入研究。

三、临床表现

1.近期症状

(1)月经紊乱:月经紊乱是绝经过渡期的常见症状,由于稀发排卵或无排卵,表现为月经周期不规则、经期持续时间长及经量增多或减少。此期症状的出现取决于卵巢功能状态的波动性变化。

(2)血管舒缩症状:主要表现为潮热,为血管舒缩功能不稳定所致,是雌激素降低的特征性症状。其特点是反复出现短暂的面部和颈部及胸部皮肤阵阵发红,伴有发热,继之出汗,一般持续1~3分钟。症状轻者每日发作数次,严重者十余次或更多,夜间或应激状态易促发。该症状可持续1~2年,有时长达5年或更长。潮热严重时可影响妇女的工作、生活和睡眠,是绝经后期妇女需要性激素治疗的主要原因。

(3)自主神经失调症状:常出现如心悸、眩晕、头痛、失眠、耳鸣等自主神经失调症状。

(4)精神神经症状:围绝经期妇女常表现为注意力不易集中,并且情绪波动大,如激动易怒、焦虑不安或情绪低落、抑郁、不能自我控制等情绪症状。记忆力减退也较常见。

2.远期症状

(1)泌尿生殖器绝经后综合征(GSM):>50%的绝经期女性会出现该综合征,主要表现为泌尿生殖道萎缩症状,出现阴道干燥、性交困难及反复阴道感染,排尿困难、尿痛、尿急等反复发生的尿路感染。

(2)骨质疏松:绝经后妇女雌激素缺乏使骨质吸收增加,导致骨量快速丢失,而出现骨质疏松。50岁以上妇女半数以上会发生绝经后骨质疏松,一般发生在绝经后5~10年内,最常发生在椎体。

(3)阿尔茨海默病:绝经后期妇女比老年男性患病风险高,可能与绝经后内源性雌激素水平降低有关。

(4)心血管病变:绝经后妇女糖脂代谢异常增加,动脉硬化、冠心病的发病风险较绝经前明显增加,可能与雌激素低下有关。

四、诊断

根据病史及临床表现不难诊断,但需注意除外相关症状的器质性病变及精神疾病。卵巢功能评价等实验室检查有助于诊断。

1.血清 FSH 值及 E_2 值测定

检查血清 FSH 值及 E_2 值了解卵巢功能。绝经过渡期血清 FSH>10U/L,提示卵巢储备功能下降。闭经、FSH>40U/L且E_2<10~20pg/mL,提示卵巢功能衰竭。

2.抗米勒管激素(AMH)测定

AMH低至1.1ng/mL提示卵巢储备下降;若低于0.2ng/mL提示即将绝经;绝经后AMH一般测不出。

五、治疗

治疗目标:应能缓解近期症状,并能早期发现、有效预防骨质疏松症、动脉硬化等老年性疾病。

1.一般治疗

通过心理疏导,使绝经过渡期妇女了解绝经过渡期的生理过程,并以乐观的心态相适应。必要时选用适量镇静药以助睡眠,如睡前服用艾司唑仑2.5mg。谷维素有助于调节自主神经功能,口服20mg,每日3次。鼓励建立健康生活方式,包括坚持身体锻炼、健康饮食,增加日晒时间,摄入足量蛋白质及含钙丰富食物,预防骨质疏松。

2.激素补充治疗(HRT)

有适应证且无禁忌证时选用。HRT是针对绝经相关健康问题而采取的一种医疗措施,可有效缓解绝经相关症状,从而改善生活质量。

(1)适应证

①绝经相关症状:潮热、盗汗、睡眠障碍、疲倦、情绪障碍如易激动、烦躁、焦虑、紧张或情绪低落等。

②泌尿生殖道萎缩相关的问题:阴道干涩、疼痛、排尿困难、性交痛、反复发作的阴道炎、反复泌尿系统感染、夜尿多、尿频和尿急。

③低骨量及骨质疏松症:有骨质疏松症的危险因素(如低骨量)及绝经后期骨质疏松症。

(2)禁忌证:已知或可疑妊娠、原因不明的阴道流血、已知或可疑患有乳腺癌、已知或可疑患有性激素依赖性恶性肿瘤、最近6个月内患有活动性静脉或动脉血栓栓塞性疾病、严重肝及肾功能障碍、血卟啉病、耳硬化症、脑膜瘤(禁用孕激素)等。

(3)慎用情况:慎用情况并非禁忌证,但在应用前和应用过程中,应该咨询相关专业的医师,共同确定应用的时机和方式,并采取比常规随诊更为严密的措施,监测病情的进展。慎用情况包括:子宫肌瘤、子宫内膜异位症、子宫内膜增生史、尚未控制的糖尿病及严重高血压、有血栓形成倾向、胆囊疾病、癫痫、偏头痛、哮喘、高催乳素血症、系统性红斑狼疮、乳腺良性疾病、乳腺癌家族史,及已完全缓解的部分性激素依赖性妇科恶性肿瘤,如子宫内膜癌、卵巢上皮性癌等。

(4)制剂及剂量选择:主要药物为雌激素,辅以孕激素。单用雌激素治疗仅适用于子宫已切除者,单用孕激素适用于绝经过渡期功能失调性子宫出血。剂量和用药方案应个体化,以最小剂量且有效为佳。

①雌激素制剂:应用雌激素原则上应选择天然制剂。常用雌激素有:a.戊酸雌二醇:每日口服 0.5～2mg;b.结合雌激素:每日口服 0.3～0.625mg;c.17β-雌二醇经皮贴膜:有每周更换两次和每周更换一次剂型;d.尼尔雌醇:为合成长效雌三醇衍生物,每 2 周服 1～2mg。

②组织选择性雌激素活性调节剂:替勃龙,根据靶组织不同,其在体内的 3 种代谢物分别表现出雌激素、孕激素及弱雄激素活性。每日口服 1.25～2.5mg。

③孕激素制剂:常用醋酸甲羟孕酮(MPA),每日口服 2～6mg。近年来倾向于选用天然孕激素制剂,如微粒化孕酮,每日口服 100～300mg。

(5)用药途径及方案

①口服:主要优点是血药浓度稳定,但对肝脏有一定损害,还可刺激产生肾素底物及凝血因子。用药方案有:a.单用雌激素:适用于已切除子宫的妇女;b.雌、孕激素联合:适用于有完整子宫的妇女,包括序贯用药和联合用药:前者模拟生理周期,在用雌激素的基础上,每后半月加用孕激素 10～14 日。两种用药又分周期性和连续性,前者每周期停用激素 5～7 日,有周期性出血,也称为预期计划性出血,适用于年龄较轻、绝经早期或愿意有月经样定期出血的妇女;后者连续性用药,避免周期性出血,适用于年龄较长或不愿意有月经样出血的绝经后期妇女。

②胃肠道外途径:能缓解潮热,防止骨质疏松,能避免肝脏首过效应,对血脂影响较小。a.经阴道给药:常用药物有 E_3 栓和 E_2 阴道环及结合雌激素霜。主要用于治疗下泌尿生殖道局部低雌激素症状。b.经皮肤给药:包括皮肤贴膜及涂胶,主要药物为 17β-雌二醇,每周使用 1～2 次。可使雌激素水平恒定,方法简便。

(6)用药剂量与时间:选择最小剂量和与治疗目的相一致的最短时期,在卵巢功能开始衰退并出现相关症状时即可开始应用。需定期评估,明确受益大于风险方可继续应用。停止雌激素治疗时,一般主张应缓慢减量或间歇用药,逐步停药,防止症状复发。

(7)不良反应及危险性:

①子宫出血:性激素补充治疗时的子宫异常出血,多为突破性出血,必须高度重视,查明原因,必要时行诊断性刮宫,排除子宫内膜病变。

②性激素不良反应:a.雌激素:剂量过大可引起乳房胀、白带多、头痛、水肿、色素沉着等,应酌情减量,或改用雌三醇;b.孕激素:不良反应包括抑郁、易怒、乳房痛和水肿,患者常不易耐受;c.雄激素:有发生高血脂、动脉粥样硬化、血栓栓塞性疾

病危险,大量应用出现体重增加、多毛及痤疮,口服时影响肝功能。

③子宫内膜癌:长期单用雌激素,可使子宫内膜异常增生和子宫内膜癌危险性增加,所以对有子宫者,已不再单用雌激素。联合应用雌孕激素,不增加子宫内膜癌发病风险。

④卵巢癌:长期应用 HRT,卵巢癌的发病风险可能轻度增加。

⑤乳腺癌:应用天然或接近天然的雌孕激素可使增加乳腺癌的发病风险减小,但乳腺癌患者仍是 HRT 的禁忌证。

⑥心血管疾病及血栓性疾病:绝经对心血管疾病的发生有负面影响,HRT 对降低心血管疾病发生有益,但一般不主张 HRT 作为心血管疾病的二级预防。没有证据证明天然雌孕激素会增加血栓风险,但对于有血栓疾病者尽量选择经皮给药。

⑦糖尿病:HRT 能通过改善胰岛素抵抗而明显降低糖尿病风险。

3.非激素类药物

(1)选择性 5-羟色胺再摄取抑制剂:盐酸帕罗西汀 20mg,每日 1 次早晨口服,可有效改善血管舒缩症状及精神神经症状。

(2)钙剂:氨基酸螯合钙胶囊每日口服 1 粒(含 1g),可减缓骨质丢失。

(3)维生素 D:适用于围绝经期妇女缺少户外活动者,每日口服 400～500U,与钙剂合用有利于钙的吸收完全。

第二章　妇科炎症

第一节　阴道炎

常见于自然绝经或人工绝经后的妇女,也可见于产后闭经、接受药物假绝经治疗者。

一、病因

绝经后妇女因卵巢功能衰退或缺失,雌激素水平降低,阴道壁萎缩,黏膜变薄,上皮细胞内糖原减少,阴道内 pH 升高(多为 5.0～7.0),嗜酸的乳杆菌不再为优势菌,局部抵抗力降低,以需氧菌为主的其他致病菌过度繁殖,从而引起炎症。

二、临床表现

主要为外阴瘙痒、灼热不适伴阴道分泌物增多,阴道分泌物多稀薄呈水样,感染病原菌不同,也可呈泡沫样、脓性或血性。部分患者有下腹坠胀感,伴有尿急、尿频、尿痛等泌尿系统症状。部分患者仅有泌尿系统症状,曾以尿路感染治疗而效果不佳。

阴道检查可见阴道皱襞减少、消失,黏膜萎缩、变薄并有充血或点状出血,有时可见浅表溃疡。分泌物多呈水样,部分脓性有异味,如治疗不及时,阴道内溃疡面相互粘连,甚至阴道闭锁,分泌物引流不畅者继发阴道或宫腔积脓。

三、诊断

根据绝经、卵巢手术、药物性闭经或盆腔反射治疗病史及临床表现诊断不难,应取阴道分泌物检查以排除滴虫、假丝酵母菌阴道炎。妇科检查见阴道黏膜红肿、溃疡形成或血性分泌物,但必须排除子宫恶性肿瘤、阴道癌等,常规行宫颈细胞学检查,必要时活检或分段诊刮术。

四、治疗

原则上为抑制细菌生长,应用雌激素,增强阴道抵抗力。

1.保持外阴清洁、干燥

分泌物多时可 1% 乳酸冲洗阴道。

2.雌激素制剂全身给药

补佳乐每日 0.5～1mg 口服，每 1～2 个月用地曲孕酮 10mg 持续 10 天；克龄蒙每日 1 片(含戊酸雌二醇 2mg,醋酸环丙孕酮 1mg)；诺更宁(含雌二醇 2mg,醋酸炔诺酮 1mg)每日 1 片。如有乳癌及子宫内膜癌者慎用雌激素制剂。

3.雌激素制剂阴道局部给药

0.5% 乙烯雌酚软膏或倍美力阴道软膏局部涂抹,0.5g 每日 1～2 次,连用7 天。

4.抑制细菌生长

阴道局部给予抗生素如甲硝唑 200mg 或诺氟沙星 100mg,每日一次,连续 7～10 日。

5.注意营养

给予高蛋白食物,增加维生素 B 及维生素 A 量,有助于阴道炎的消退。

第二节 宫颈炎

宫颈炎是妇科常见疾病。在正常情况下,子宫颈是预防阴道内病原菌侵入子宫腔的重要防线,因子宫颈可分泌黏稠的分泌物形成黏液栓,抵抗病原体侵入子宫腔。但宫颈同时容易受到性生活、分娩、经宫腔操作等损伤,长期阴道炎症,宫颈外部长期浸在分泌物内,也易受病原体感染,从而发生宫颈炎。

一、急性宫颈炎

急性宫颈炎多发生于感染性流产、产褥感染、宫颈急性损伤或阴道内异物并发感染。

(一)病因

急性宫颈炎多由性传播疾病的病原菌如淋病奈瑟菌及沙眼衣原体感染所致,淋病奈瑟菌感染时约 50% 合并沙眼衣原体感染。葡萄球菌、链球菌、大肠杆菌等较少见。此外也有病毒感染所致,如单纯疱疹病毒、人乳头瘤病毒、巨细胞病毒等。临床常见的急性宫颈炎为黏液脓性宫颈炎(MPC),其特点为宫颈管或宫颈管棉拭子标本上,肉眼可见脓性或黏液脓性分泌物;棉拭子擦拭宫颈管容易诱发宫颈管内出血。黏液脓性宫颈炎的病原体主要为淋病奈瑟菌及沙眼衣原体。但部分 MPC 的病原体不清。沙眼衣原体及淋病奈瑟菌均感染宫颈管柱状上皮,沿黏膜面扩散引起浅层感染,病变以宫颈管明显。

(二)病理

急性宫颈炎的病理变化可见宫颈红肿,宫颈管黏膜水肿,组织学表现见血管充血,宫颈黏膜及黏膜下组织、腺体周围见大量中性粒细胞浸润,腺腔内见脓性分泌物。

(三)临床表现

白带增多是急性宫颈炎最常见的、有时是唯一的症状,常呈脓性甚至脓血性白带。分泌物增多刺激外阴而伴有外阴瘙痒、灼热感,以及阴道不规则出血、性交后出血等。由于急性宫颈炎常与尿道炎、膀胱炎或急性子宫内膜炎等并存,不同程度出现下腹部不适、腰骶部坠痛及尿急、尿频、尿痛等膀胱刺激症状。急性淋菌性宫颈炎时,可有不同程度的体温升高和白细胞增多;炎症向上蔓延可导致上生殖道感染,如急性子宫内膜炎、盆腔结缔组织炎。

妇科检查可见宫颈充血、水肿、黏膜外翻,宫颈有触痛、触之容易出血,可见脓性分泌物从宫颈管内流出。淋病奈瑟菌感染的宫颈炎,尿道、尿道旁腺、前庭大腺可同时感染,而见充血、水肿甚至脓性分泌物。沙眼衣原体性宫颈炎可无症状,或仅表现为宫颈分泌物增多,点滴状出血。妇科检查可见宫颈外口流出黏液脓性分泌物。

(四)诊断

根据病史、症状及妇科检查,诊断并不困难,但需明确病原体,应取宫颈管内分泌物作病原体检测,可选择革兰染色、分泌物培养＋药物敏感试验、酶免疫法及核酸检测。革兰染色对检测沙眼衣原体敏感性不高;培养法是诊断淋病的金标准,但要求高且费时长,而衣原体培养其方法复杂,临床少用;酶免疫法及核酸检测对淋病奈瑟菌及衣原体感染的诊断敏感性及特异性高。

诊断需注意是否合并上生殖道感染。

(五)治疗

急性宫颈炎治疗以全身治疗为主,需针对病原体使用有效抗生素。未获得病原体检测结果可根据经验性给药,对于有性传播疾病高危因素的年轻妇女,可给予阿奇霉素 1g 单次口服或多西环素 100mg,每次 2 次口服,连续 7 日。已知病原体者针对使用有效抗生素。

1.急性淋病奈氏菌性宫颈炎

原则是及时、足量、规范、彻底。常用药物:头孢曲松,125mg 单次肌内注射;或头孢克肟,400mg 单次口服;大观霉素,4g 单次肌内注射。因淋病奈氏菌感染半数合并沙眼衣原体感染,故在治疗同时需联合抗衣原体感染的药物。

2.沙眼衣原体性宫颈炎

四环素类、红霉素类及喹诺酮类常用药物。多西环素,100mg 口服,每日 2 次,连用 7 日。阿奇霉素,1g 单次口服;红霉素,500mg,每日 4 次,连续 7 日(红霉素,250mg,每日 2 次,连续 14 日)。氧氟沙星,300mg 口服,每日 2 次,连用 7 日;左氧氟沙星,500mg,每日 1 次,连用 7 日。

3.病毒性宫颈炎

重组人 α_2 干扰素栓抑制病毒复制同时可调节机体的免疫,每晚 1 枚,6 天为1疗程,有促进鳞状上皮化生,而达到治疗效果。

4.其他

一般化脓菌感染宫颈炎最好根据药敏试验进行抗生素的治疗。合并有阴道炎者如细菌性阴道病者需同时治疗。疾病反复发作者其性伴侣亦需治疗。

二、慢性宫颈炎

慢性宫颈炎指子宫颈间质内有大量淋巴细胞、浆细胞等慢性炎细胞浸润,可伴有子宫颈腺上皮及间质的增生和鳞状上皮化生。慢性宫颈炎症可由急性子宫颈炎症迁延而来,也可为病原体持续感染所致,病原体与急性子宫颈炎相似。

(一)病理

1.慢性子宫颈管黏膜炎

由于子宫颈管黏膜皱襞较多,感染后容易形成持续性子宫颈黏膜炎,表现为子宫颈管黏液增多及脓性分泌物,反复发作。

2.子宫颈息肉

是子宫颈管腺体和间质的局限性增生,并向子宫颈外口突出形成息肉。检查见子宫颈息肉通常为单个,也可为多个,红色,质软而脆,呈舌型,可有蒂,蒂宽窄不一,根部可附在子宫颈外口,也可在子宫颈管内。光镜下见息肉表面被覆高柱状上皮,间质水肿、血管丰富以及慢性炎性细胞浸润。子宫颈息肉极少恶变,但应与子宫的恶性肿瘤鉴别。

3.子宫颈肥大

慢性炎症的长期刺激导致腺体及间质增生。此外,子宫颈深部的腺囊肿均可使子宫颈呈不同程度肥大,硬度增加。

(二)临床表现

慢性子宫颈炎多无症状,少数患者可有持续或反复发作的阴道分泌物增多,淡黄色或脓性,性交后出血,月经间期出血,偶有分泌物刺激引起外阴瘙痒或不适。妇科检查可发现黄色分泌物覆盖子宫颈口或从子宫颈口流出,或在糜烂样改变的基础上同时伴有子宫颈充血、水肿、脓性分泌物增多或接触性出血,也可表现为子宫颈息肉或子宫颈肥大。

（三）诊断及鉴别诊断

根据临床表现可初步做出慢性子宫颈炎的诊断，但应注意将妇科检查所发现的阳性体征与子宫颈的常见病理生理改变进行鉴别。

1.子宫颈柱状上皮异位和子宫颈鳞状上皮内病变（SIL）

除慢性子宫颈炎外，子宫颈的生理性柱状上皮异位、子宫颈鳞状上皮内病变，甚至早期子宫颈癌也可表现为子宫颈糜烂样改变。生理性柱状上皮异位是阴道镜下描述子宫颈管内的柱状上皮生理性外移至子宫颈阴道部的术语，由于柱状上皮菲薄，其下间质透出而成肉眼所见的红色。曾将此种情况称为"宫颈糜烂"，并认为是慢性宫颈炎最常见的病理类型之一。目前已明确"宫颈糜烂"并不是病理学上的上皮溃疡、缺失所致的真性糜烂，也与慢性宫颈炎症的定义即间质中出现慢性炎细胞浸润并不一致。因此，"宫颈糜烂"作为慢性子宫颈炎症的诊断术语已不再恰当。子宫颈糜烂样改变只是一个临床征象，可为生理性改变，也可为病理性改变。生理性柱状上皮异位多见于青春期、生育期妇女雌激素分泌旺盛者、口服避孕药或妊娠期，由于雌激素的作用，鳞柱交界部外移，子宫颈局部呈糜烂样改变外观。此外，子宫颈 SIL 及早期子宫颈癌也可使子宫颈呈糜烂样改变，因此对于子宫颈糜烂样改变者需进行子宫颈细胞学检查和（或）HPV 检测，必要时行阴道镜及活组织检查以除外子宫颈 SIL 或子宫颈癌。

2.子宫颈腺囊肿

子宫颈腺囊肿在绝大多数情况下是子宫颈的生理性变化。子宫颈转化区内鳞状上皮取代柱状上皮过程中，新生的鳞状上皮覆盖子宫颈腺管口或伸入腺管，将腺管口阻塞，导致腺体分泌物引流受阻，潴留形成囊肿。子宫颈局部损伤或子宫颈慢性炎症使腺管口狭窄，也可导致子宫颈腺囊肿形成。镜下见囊壁被覆单层扁平、立方或柱状上皮。浅部的子宫颈腺囊肿检查见子宫颈表面突出单个或多个青白色小囊泡，容易诊断。子宫颈腺囊肿通常不需处理。但深部的子宫颈腺囊肿，子宫颈表面无异常，表现为子宫颈肥大，应与子宫颈腺癌鉴别。

3.子宫恶性肿瘤

子宫颈息肉应与子宫颈的恶性肿瘤以及子宫体的恶性肿瘤相鉴别，因后两者也可呈息肉状，从子宫颈口突出，鉴别方法行子宫颈息肉切除，病理组织学检查确诊。除慢性炎症外，内生型子宫颈癌尤其腺癌也可引起子宫颈肥大，因此对子宫颈肥大者，需行子宫颈细胞学检查，必要时行子宫颈管搔刮术进行鉴别。

（四）治疗

1.慢性子宫颈管黏膜炎

对持续性子宫颈管黏膜炎症，需了解有无沙眼衣原体及淋病奈瑟菌的再次感染、性伴是否已进行治疗、阴道微生物群失调是否持续存在，针对病因给予治疗。

对病原体不清者,尚无有效治疗方法。对子宫颈呈糜烂样改变、有接触性出血且反复药物治疗无效者,可试用物理治疗。物理治疗注意事项:①治疗前,应常规行子宫颈癌筛查;②有急性生殖道炎症列为禁忌;③治疗时间应选在月经干净后 3～7 日内进行;④物理治疗后有阴道分泌物增多,甚至有大量水样排液,术后 1～2 周脱痂时可有少许出血;⑤在创面尚未愈合期间(4～8 周)禁盆浴、性交和阴道冲洗;⑥物理治疗有引起术后出血,子宫颈狭窄,不孕,感染的可能,治疗后应定期复查,观察创面愈合情况直到痊愈,同时注意有无子宫颈管狭窄。

2.子宫颈息肉

行息肉摘除术,术后将切除息肉送组织学检查。

3.子宫颈肥大

一般无须治疗。

第三节　盆腔炎

盆腔炎性疾病(PID)指女性上生殖道的一组感染性疾病,主要包括子宫内膜炎、输卵管炎、输卵管卵巢脓肿(TOA)、盆腔腹膜炎。炎症可局限于一个部位,也可同时累及几个部位,以输卵管炎、输卵管卵巢炎最常见。盆腔炎性疾病多发生在性活跃的生育期妇女,初潮前、无性生活和绝经后妇女很少发生盆腔炎性疾病,即使发生也常常是邻近器官炎症的扩散。盆腔炎性疾病若未能得到及时、彻底治疗,可导致不孕、输卵管妊娠、慢性盆腔痛,炎症反复发作,从而严重影响妇女的生殖健康,且增加家庭与社会经济负担。

一、女性生殖道的自然防御功能

女性生殖道的解剖、生理、生化及免疫学特点具有比较完善的自然防御功能,以抵御感染的发生;健康妇女阴道内虽有某些微生物存在,但通常保持生态平衡状态,并不引起炎症。

1.解剖生理特点

(1)两侧大阴唇自然合拢,遮掩阴道口、尿道口。

(2)由于盆底肌的作用,阴道口闭合,阴道前后壁紧贴,可防止外界污染。阴道正常微生物群尤其是乳杆菌,可抑制其他细菌生长。

(3)子宫颈内口紧闭,子宫颈管黏膜为分泌黏液的单层高柱状上皮所覆盖,黏膜形成皱褶、嵴突或陷窝,从而增加黏膜表面积;子宫颈管分泌大量黏液形成胶冻状黏液栓,成为上生殖道感染的机械屏障。

(4)生育期妇女子宫内膜周期性剥脱,也是消除宫腔感染的有利条件。

(5)输卵管黏膜上皮细胞的纤毛向宫腔方向摆动以及输卵管的蠕动,均有利于阻止病原体侵入。

2.生化特点

子宫颈黏液栓内含乳铁蛋白、溶菌酶,可抑制病原体侵入子宫内膜。子宫内膜与输卵管分泌液都含有乳铁蛋白、溶菌酶,清除偶尔进入宫腔及输卵管的病原体。

3.生殖道黏膜免疫系统

生殖道黏膜如阴道黏膜、子宫颈和子宫聚集有不同数量的淋巴细胞,包括 T 细胞、B 细胞。此外,中性粒细胞、巨噬细胞、补体以及一些细胞因子,均在局部有重要的免疫功能,发挥抗感染作用。

当自然防御功能遭到破坏,或机体免疫功能降低、内分泌发生变化或外源性病原体侵入,均可导致炎症发生。

二、病原体及其致病特点

盆腔炎性疾病的病原体有外源性及内源性两个来源,两种病原体可单独存在,但通常为混合感染,可能是外源性的衣原体或淋病奈瑟菌感染造成输卵管损伤后,容易继发内源性的需氧菌及厌氧菌感染。

1.外源性病原体

它主要为性传播疾病的病原体,如沙眼衣原体、淋病奈瑟菌。其他有支原体,包括人型支原体、生殖支原体以及解脲支原体,其中以生殖支原体为主。

2.内源性病原体

来自原寄居于阴道内的微生物群,包括需氧菌及厌氧菌,可以仅为需氧菌或仅为厌氧菌感染,但以需氧菌及厌氧菌混合感染多见。主要的需氧菌及兼性厌氧菌有金黄色葡萄球菌、溶血性链球菌、大肠埃希菌;厌氧菌有脆弱类杆菌、消化球菌、消化链球菌。厌氧菌感染的特点是容易形成盆腔脓肿、感染性血栓静脉炎,脓液有粪臭并有气泡。70%～80%盆腔脓肿可培养出厌氧菌。

三、感染途径

1.沿生殖道黏膜上行蔓延

病原体侵入外阴、阴道后,或阴道内的病原体沿子宫颈黏膜、子宫内膜、输卵管黏膜,蔓延至卵巢及腹腔,是非妊娠期、非产褥期盆腔炎性疾病的主要感染途径。淋病奈瑟菌、沙眼衣原体及葡萄球菌等,常沿此途径扩散。

2.经淋巴系统蔓延

病原体经外阴、阴道、子宫颈及宫体创伤处的淋巴管侵入盆腔结缔组织及内生殖器其他部分,是产褥感染、流产后感染及放置宫内节育器后感染的主要感染途径。链球菌、大肠埃希菌、厌氧菌多沿此途径蔓延。

3.经血液循环传播

病原体先侵入人体的其他系统,再经血液循环感染生殖器,为结核菌感染的主要途径。

4.直接蔓延

腹腔其他脏器感染后,直接蔓延到内生殖器,如阑尾炎可引起右侧输卵管炎。

四、高危因素

了解高危因素利于盆腔炎性疾病的正确诊断及预防。

1.年龄

据美国资料,盆腔炎性疾病的高发年龄为 15～25 岁。年轻妇女容易发生盆腔炎性疾病可能与频繁性活动、子宫颈柱状上皮异位、子宫颈黏液机械防御功能较差有关。

2.性活动

盆腔炎性疾病多发生在性活跃期妇女,尤其是初次性交年龄小、有多个性伴侣、性交过频以及性伴侣有性传播疾病者。

3.下生殖道感染

下生殖道感染如淋病奈瑟菌性子宫颈炎、沙眼衣原体性子宫颈炎以及细菌性阴道病与盆腔炎性疾病的发生密切相关。

4.子宫腔内手术操作后感染

如刮宫术、输卵管通液术、子宫输卵管造影术、宫腔镜检查等,由于手术所致生殖道黏膜损伤、出血、坏死,导致下生殖道内源性病原体上行感染。

5.性卫生不良

经期性交,使用不洁月经垫等,均可使病原体侵入而引起炎症。此外,低收入群体不注意性卫生保健,阴道冲洗者盆腔炎性疾病的发生率高。

6.邻近器官炎症直接蔓延

如阑尾炎、腹膜炎等蔓延至盆腔,病原体以大肠埃希菌为主。

7.盆腔炎性疾病再次急性

发作盆腔炎性疾病所致的盆腔广泛粘连、输卵管损伤、输卵管防御能力下降,容易造成再次感染,导致急性发作。

五、病理及发病机制

1.急性子宫内膜炎及子宫肌炎

子宫内膜充血、水肿,有炎性渗出物,严重者内膜坏死、脱落形成溃疡。镜下见大量白细胞浸润,炎症向深部侵入形成子宫肌炎。

2.急性输卵管炎、输卵管积脓、输卵管卵巢脓肿

急性输卵管炎症因病原体传播途径不同而有不同的病变特点。

(1)炎症经子宫内膜向上蔓延:首先引起输卵管黏膜炎,输卵管黏膜肿胀、间质水肿及充血、大量中性粒细胞浸润,严重者输卵管上皮发生退行性变或成片脱落,引起输卵管黏膜粘连,导致输卵管管腔及伞端闭锁,若有脓液积聚于管腔内则形成输卵管积脓。淋病奈瑟菌及大肠埃希菌、类杆菌以及普雷沃菌,除直接引起输卵管上皮损伤外,其细胞壁脂多糖等内毒素引起输卵管纤毛大量脱落,导致输卵管运输功能减退、丧失。因衣原体的热休克蛋白与输卵管热休克蛋白有相似性,感染后引起的交叉免疫反应可损伤输卵管,导致严重输卵管黏膜结构及功能破坏,并引起盆腔广泛粘连。

(2)病原菌通过子宫颈的淋巴播散:通过宫旁结缔组织,首先侵及浆膜层,发生输卵管周围炎,然后累及肌层,而输卵管黏膜层可不受累或受累极轻。病变以输卵管间质炎为主,其管腔常可因肌壁增厚受压变窄,但仍能保持通畅。轻者输卵管仅有轻度充血、肿胀、略增粗;严重者输卵管明显增粗、弯曲,纤维素性脓性渗出物增多,造成与周围组织粘连。

卵巢很少单独发炎,白膜是良好的防御屏障,卵巢常与发炎的输卵管伞端粘连而发生卵巢周围炎,称为输卵管卵巢炎,习惯称附件炎。炎症可通过卵巢排卵的破孔侵入卵巢实质形成卵巢脓肿,脓肿壁与输卵管积脓粘连并穿通,形成输卵管卵巢脓肿。输卵管卵巢脓肿可为一侧或两侧,约半数是在可识别的急性盆腔炎性疾病初次发病后形成,另一部分是屡次急性发作或重复感染而形成。输卵管卵巢脓肿多位于子宫后方或子宫、阔韧带后叶及肠管间粘连处,可破入直肠或阴道,若破入腹腔则引起弥散性腹膜炎。

3.急性盆腔腹膜炎

盆腔内生殖器发生严重感染时,往往蔓延到盆腔腹膜,表现为腹膜充血、水肿,并有少量含纤维素的渗出液,形成盆腔脏器粘连。当有大量脓性渗出液积聚于粘连的间隙内,可形成散在脓肿;积聚于直肠子宫陷凹处形成盆腔脓肿,较多见。脓肿可破入直肠而使症状突然减轻,也可破入腹腔引起弥散性腹膜炎。

4.急性盆腔结缔组织炎

病原体经淋巴管进入盆腔结缔组织而引起结缔组织充血、水肿及中性粒细胞浸润。以宫旁结缔组织炎最常见,开始局部增厚,质地较软,边界不清,以后向两侧盆壁呈扇形浸润,若组织化脓形成盆腔腹膜外脓肿,可自发破入直肠或阴道。

5.败血症及脓毒败血症

当病原体毒性强、数量多、患者抵抗力降低时,常发生败血症。发生盆腔炎性疾病后,若身体其他部位发现多处炎症病灶或脓肿者,应考虑有脓毒败血症存在,

但需经血培养证实。

6.肝周围炎(Fitz-Hugh-Curtis 综合征)

指肝包膜炎症而无肝实质损害的肝周围炎。淋病奈瑟菌及衣原体感染均可引起。由于肝包膜水肿,吸气时右上腹疼痛。肝包膜上有脓性或纤维渗出物,早期在肝包膜与前腹壁腹膜之间形成松软粘连,晚期形成琴弦样粘连。5%～10%输卵管炎可出现肝周围炎,临床表现为继下腹痛后出现右上腹痛,或下腹疼痛与右上腹疼痛同时出现。

六、诊断

(一)病史

患者多有引起PID的危险因素,如近期有妇科、产科手术史,包括分娩、剖宫产、人工流产、取放宫内节育器等;或伴有下生殖道炎症以及邻近器官的炎症;可有不孕、异位妊娠病史。病史中注意高危因素的追诉。

(二)临床表现

1.症状

可因炎症轻重及范围大小、病原体不同而有不同的临床表现。PID的常见症状为下腹痛、发热、阴道分泌物增多。腹痛通常为持续性,活动或性交后加重。若病情加重,可有寒战、高热、头痛、食欲缺乏。月经期发病可出现月经量增多、经期延长。若有腹膜炎,则出现消化系统症状如恶心、呕吐、腹胀、腹泻等。若有脓肿形成,可有下腹包块及局部压迫、刺激症状。病情迁延或发生后遗症者则多表现为下腹坠胀痛、性交痛等,劳累、性交或月经前后可加重,有时可伴有低热。临床症状随病原体的不同而不同:淋病奈瑟菌感染以年轻妇女多见,起病急,多在 48 小时内出现高热、腹膜刺激症状及阴道脓性分泌物;非淋病奈瑟菌性盆腔炎性疾病起病较缓慢,高热及腹膜刺激征不明显,常伴有脓肿形成;厌氧菌感染容易有多次复发、脓肿形成;沙眼衣原体感染病程较长,常无高热,而表现为长期持续低热、轻微下腹痛,久治不愈,及阴道不规则出血。

2.体征

患者呈急性病容,体温升高、心率加快、腹胀、下腹部有压痛。病变蔓延至腹腔时,腹膜刺激征阳性,全腹有压痛、反跳痛及肌紧张,肠鸣音减弱或消失。盆腔检查:阴道可能充血,并有大量脓性臭味分泌物;宫颈充血、水肿。若见宫颈口流出脓性分泌物,说明宫颈管黏膜或宫腔均有急性炎症。穹窿触痛明显者,须注意穹窿是否饱满。若宫体稍大、有压痛、活动受限,子宫两侧压痛明显,可为单纯输卵管炎,可触及增粗的输卵管,有明显压痛;若为输卵管积脓或输卵管卵巢脓肿,则可触及包块,且压痛明显、不活动;宫旁结缔组织炎时,可触及宫旁一侧或两侧有片状增厚,或两侧宫骶韧带高度水肿、增粗,压痛明显;若有盆腔脓肿形成且位置较低时,可触及后穹窿或侧穹窿有肿块且有波动感,三合诊常能协助进一步了解盆腔情况。

(三)辅助检查

1.实验室检查

外周血白细胞、血 C-反应蛋白升高,血沉增快。

2.病原体检查

宫颈、阴道分泌物涂片革兰染色查找淋球菌等,或细菌培养加药物敏感试验;体温高时应同时行血培养检查;脓肿形成时可抽取脓液行细菌培养加药物敏感试验;对于有条件细菌室可同时行衣原体、支原体 DNA 检测。

3.阴道分泌物的湿片检查

此方法简便、经济,适合基层医院开展。湿片检查中,阴道多形核白细胞>1个/高倍视野时就会出现白带增多,>3个/高倍视野时诊断盆腔炎性疾病的敏感性可达87%。同时,湿片中若无炎症细胞,可作为排除盆腔炎性疾病的最好指标。

4.超声及其他影像学检查

阴道超声可显示输卵管增粗、宫腔积液、盆腔有游离液体、盆腔包块等盆腔炎性疾病的特异性声像,但对早期、轻度患者尚未造成盆腔病理组织改变时,可无异常声像改变。近年来,有学者采用能量多普勒超声技术,通过测定输卵管的血流来测定其充血程度,间接诊断输卵管的炎症,提高了早期盆腔炎性疾病的诊断率。

5.腹腔镜检查

腹腔镜检查被认为是诊断盆腔炎性疾病的金标准,能显著提高临床确诊率。腹腔由于症状和体征的多样性,使急性 PID 的诊断较为困难,很多 PID 患者其症状并不明显。诊断及治疗的延误可能会导致上生殖道系统的炎性后遗症。腹腔镜检查可用来确诊输卵管炎:输卵管表面明显充血,输卵管管壁水肿,输卵管伞端或浆膜面有脓性渗出物。此外,可通过腹腔镜下取样进行细菌学诊断。然而腹腔镜检查并不能随时被应用,对于症状轻微的患者腹腔镜也不易做出明确诊断。此外,腹腔镜不能检测子宫内膜炎,也可能检测不出轻度输卵管炎。因此 PID 的诊断主要依赖于临床症状和体征。急性 PID 的临床诊断缺乏特异性和敏感性。有数据表明,对于有症状 PID 而言,其临床诊断与腹腔镜诊断相比仅具有 65%～90% 的阳性预测值(PPV)。临床诊断对急性 PID 的 PPV 依赖于群体的流行病学特征。在性活跃的年轻妇女(尤其是青少年)、前来 STD 诊所就诊的患者、淋病和衣原体高发病群体中,临床诊断对于 PID 具有较高 PPV。

(四)诊断标准

对于典型的或急性 PID 患者诊断一般不困难;对于无症状或亚临床 PID 的诊断难度较大,但同样可对女性生殖系统造成严重的危害,因而医务人员应该采用低的诊断纳入标准。以下推荐的 PID 诊断标准旨在帮助医务人员识别 PID 并提高诊断确定性。给予疑似 PID 患者进行经验性的抗感染治疗对诊断和处理其他原因导致下腹疼痛疾病(如异位妊娠、急性阑尾炎和功能性疼痛)并无妨碍。

性活跃期女性或 STD 高危患者如果出现以下情况即可拟诊 PID 并开始经验性治疗:

(1)盆腔和下腹部疼痛。

(2)除 PID 外,没有发现导致盆腔和下腹部疼痛的其他疾病。

(3)盆腔检查时存在下述一种或一种以上的情况:宫颈摇摆痛或子宫触痛或附件区触痛。

以上诊断标准联合下述附加标准可以进一步增强 PID 诊断特异性:

(1)口腔温度>38.3℃。

(2)异常的宫颈或阴道黏液脓性分泌物。

(3)显微镜下见阴道分泌物中存在相当数量的 WBC。

(4)红细胞沉降率升高。

(5)C-反应蛋白升高。

(6)实验室确诊宫颈感染淋病奈瑟菌或沙眼衣原体。

PID 最特异性的诊断标准如下:

(1)内膜活检,组织病理学证实子宫内膜炎。

(2)经阴道超声或 MRI 检查显示增厚的、充满液体的输卵管,或同时伴有盆腔内游离液体、输卵管卵巢复合物,或多普勒研究证实盆腔感染(如输卵管充血)。

(3)腹腔镜检查发现与 PID 符合的异常表现。

七、治疗

PID 的治疗方案必须具有对多种病原体广谱的杀伤功效。所有的治疗方案都必须能有效杀伤淋病奈瑟菌和沙眼衣原体,因为即使在子宫内膜、宫颈组织内未发现上述病原体也不能排除上生殖道受其感染。对于 PID 患者是否要根除厌氧菌尚无最终定论。从 PID 患者上生殖道可分离出厌氧菌,体外研究的数据揭示某些厌氧菌(如脆弱类杆菌)能导致输卵管和上皮的毁坏。此外,细菌性阴道病(BV)亦存在于很多 PID 患者中。因此,目前治疗方案仍需要考虑对厌氧菌的杀伤功效。一旦 PID 的诊断确立,必须马上治疗,因为预防 PID 的远期后遗症依赖于合理的治疗方案和方案的及时实施。当选择某种治疗方案时,医务人员需考虑到药物是否易得,以及费用、患者的依从性和杀菌的特异性及不良反应。对于轻至中度的 PID 患者,门诊治疗可取得与住院治疗相似的短期和长期临床预后。

对于下述患者则建议住院治疗：

(1)有急诊手术可能者(如阑尾炎)。

(2)妊娠妇女,PID是母体病率和早产的高风险因素,因此凡是疑似PID的孕妇需住院并予注射治疗。

(3)对口服抗生素治疗无临床反应者。

(4)患者不能遵从或耐受门诊口服用药方案。

(5)患者严重不适,恶性呕吐或高热。

(6)患者患输卵管-卵巢脓肿。

很多医务人员倾向于将诊断为急性PID的青少年患者收入院治疗,然而患轻至中度急性PID的年轻患者其门诊治疗和住院治疗具有相近的治疗效果。此外,年轻患者和年长患者对门诊治疗的临床反应是相似的。因此,年轻与年长PID患者收住入院的标准是一样的。

(一)注射治疗

对于轻至中度PID患者,注射治疗和口服用药治疗方案具有相似的临床功效。很多随机试验证明了注射治疗和口服用药的有效性。在大多数临床试验中,注射治疗至少需持续到患者的临床症状已有明显改善后的48小时。根据临床经验也可以决定何时更改为口服用药,通常情况下口服用药可以在症状明显改善后24小时内开始。

1.推荐注射治疗方案A

(1)头孢替坦2g,静脉注射,每12小时1次。

(2)头孢西丁2g,静脉注射,每6小时1次,加用多西环素100mg,口服或静脉注射,每12小时1次。由于多西环素静脉推注会导致疼痛,因此应尽可能通过口服给药,即使对住院患者也一样。口服或静脉给多西环素具有相似的生物利用率。注射治疗可持续到患者临床症状明显改善后的12小时,而口服多西环素需完成14天的疗程。如果患者有输卵管-卵巢脓肿,可将克林霉素或甲硝唑与多西环素联合应用完成14天的疗程。其他一些二代或三代的头孢菌素类药物也对PID具有一定疗效,甚至取代头孢替坦或头孢西丁,但有关的临床数据很少。

总的来说,对于厌氧菌而言头孢替坦或头孢西丁较其他的头孢菌素类药物具有更好的疗效。

2.推荐注射治疗方案B

克林霉素900mg,静脉注射,每8小时1次,加用庆大霉素的负荷剂量静脉注射或肌内注射(每千克体重2mg),随后给予维持剂量(每千克体重1.5mg),每8小时1次。每日1次的单剂量给药也可采用。注射治疗可持续到患者临床症状明显改善后的24小时,口服用药即多西环素100mg(口服,每日2次)或者克林霉素

450mg(口服,每6小时1次),一共需维持14天。当输卵管-卵巢脓肿存在时,可选用克林霉素而不是多西环素作为后继治疗,因为克林霉素对厌氧菌更为有效。

3.可选择的注射治疗方案

(1)左氧氟沙星500mg,静脉注射,每日1次,或再加用甲硝唑500mg,静脉注射,每8小时1次。

(2)氧氟沙星400mg,静脉注射,每12小时1次,或再加用甲硝唑500mg,静脉注射,每8小时1次。

(3)氨苄西林-舒巴坦3g,静脉注射,每6小时1次,加用多西环素100mg,口服或静脉注射,每12小时1次。

(二)口服用药

对于轻至中度的急性PID患者可考虑采用口服给药方案,因为这种情况下口服给药和注射给药具有相近的疗效。以下方案对PID的常见致病菌均有疗效。口服用药72小时内无临床疗效的患者,需要重新评估最初诊断是否正确,并相应地作为门诊患者或收住院后给予注射治疗。

1.推荐方案A

(1)左氧氟沙星500mg,口服,每日1次,共14天。

(2)氧氟沙星400mg,口服,每日2次,共14天,或加用甲硝唑500mg,口服,每日2次,共14天。

2.推荐方案B

(1)头孢曲松250mg,肌内注射,单次用药;加用克林霉素100mg,口服,每日2次,共14天,或再加用甲硝唑500mg,口服,每日2次,共14天。

(2)头孢西丁2g,肌内注射,单次用药;同时单次给药丙磺舒1g,口服,加用克林霉素100mg,口服,每日2次,共14天;或再加用甲硝唑500mg,口服,每日2次,共14天。

(3)其他注射给药的第三代头孢菌素类药物(如头孢唑肟,头孢噻肟),加用克林霉素100mg,口服,每日2次,共14天,或再加用甲硝唑500mg,口服,每日2次,共14天。

3.可选择的口服用药方案

阿莫西林克拉维酸和克林霉素联合应用方案取得了短期临床反应,但是消化道不适症状限制了患者对该方案的依从性。

(三)手术治疗

主要应用于抗生素不满意或无效的输卵管脓肿或盆腔脓肿。

1.药物治疗无效

输卵管和或盆腔脓肿及药物治疗48～72小时,患者全身中毒症状加重,体温不降,血白血病持续升高,为避免脓肿破裂应及时采用手术治疗。

2.脓肿破裂

患者突然腹痛加剧,同时伴有寒战、高热、恶心、呕吐、腹胀甚至晕厥,检查腹部腹肌紧张拒按,压痛反跳痛,应高度怀疑脓肿破裂,应在加强抗生素和对症支持治疗同时,立即剖腹探查。

3.脓肿不消失持续存在

急性 PID 经药物治疗,病情有好转,继续治疗 2～3 周后,包块局限但未消失,以免日后再次急性发作可考虑手术切除。

手术治疗可采用腹腔镜或经腹手术,治疗原则以切除病灶为主,手术范围根据患者的年龄、病变程度和范围、生育要求、发作次数等综合考虑。对位于子宫直肠窝或位置较低的盆腔脓肿,也可采取超声引导下的脓肿穿刺引流术,并给予局部抗生素冲洗,一般也能取得较好疗效。

(四)中医中药

中药对 PID 的治疗也有一定疗效,特别对抗生素基本控制后的 PID 后遗症疗效良好。一般以活血化瘀、清热解毒为主。

(五)对性伴侣的治疗

如果 PID 患者在出现症状之前的 60 天内与其男性伴侣有性接触,那么该男性伴侣接受检查和治疗是必须的,因为如男性伴侣不治疗,存在于其尿道的淋病奈瑟菌和衣原体极可能使女性患者被再次感染。

第三章　妇科常见肿瘤

第一节　子宫平滑肌瘤

子宫肌瘤是女性生殖器最常见的良性肿瘤,由平滑肌及结缔组织组成。常见于30~50岁妇女,20岁以下少见。据尸检统计,30岁以上妇女约20%有子宫肌瘤。因肌瘤多无症状或很少有症状,临床报道发病率远低于肌瘤真实发病率。

一、发病相关因素

确切病因尚未明了。因肌瘤好发于生育期,青春期前少见,绝经后萎缩或消退,提示其发生可能与女性激素相关。生物化学检测证实肌瘤中雌二醇的雌酮转化明显低于正常肌组织;肌瘤中雌激素受体浓度明显高于周边肌组织,故认为肌瘤组织局部对雌激素的高敏感性是肌瘤发生的重要因素之一。此外,研究还证实孕激素有促进肌瘤有丝分裂、刺激肌瘤生长的作用。细胞遗传学研究显示25%~50%子宫肌瘤存在细胞遗传学的异常,包括12号和14号染色体长臂片段相互换位、12号染色体长臂重排、7号染色体长臂部分缺失等。分子生物学研究提示子宫肌瘤是由单克隆平滑肌细胞增殖而成,多发性子宫肌瘤是由不同克隆平滑肌细胞增殖形成。

二、分类

(一)按肌瘤生长部位分类
分为宫体肌瘤(约90%)和宫颈肌瘤(约10%)。

(二)按肌瘤与子宫肌壁的关系分类

1.肌壁间肌瘤

占60%~70%,肌瘤位于子宫肌壁间,周围均被肌层包围。

2.浆膜下肌瘤

约占20%,肌瘤向子宫浆膜面生长,并突出于子宫表面,肌瘤表面仅由子宫浆膜覆盖。若瘤体继续向浆膜面生长,仅有一蒂与子宫相连,称为带蒂浆膜下肌瘤,营养由蒂部血管供应。若血供不足,肌瘤可变性坏死。若蒂扭转断裂,肌瘤脱落形成游离性肌瘤。若肌瘤位于子宫体侧壁向宫旁生长突出于阔韧带两叶之间,称为阔韧带肌瘤。

3.黏膜下肌瘤

占 10%～15%。肌瘤向宫腔方向生长,突出于宫腔,表面仅为子宫内膜覆盖。黏膜下肌瘤易形成蒂,在宫腔内生长犹如异物,常引起子宫收缩,肌瘤可被挤出宫颈外口而突入阴道。

子宫肌瘤常为多个,各种类型的肌瘤可发生在同一子宫,称为多发性子宫肌瘤。

三、病理

(一)巨检

肌瘤为实质性球形包块,表面光滑,质地较子宫肌层硬,压迫周围肌壁纤维形成假包膜,肌瘤与假包膜间有一层疏松网状间隙,故易剥出。肌瘤长大或多个相融合时,呈不规则形状。切面呈灰白色,可见漩涡状或编织状结构。颜色和硬度与纤维结缔组织多少有关。

(二)镜检

它主要由梭形平滑肌细胞和不等量纤维结缔组织构成。肌细胞大小均匀,排列成漩涡状或棚状,核为杆状。极少情况下尚有一些特殊的组织学类型,如富细胞性、奇异型、核分裂活跃、上皮样平滑肌瘤及静脉内和播散性腹膜平滑肌瘤等,这些特殊类型平滑肌瘤的性质及恶性潜能尚有待确定。

四、肌瘤变性

肌瘤变性是肌瘤失去原有的典型结构。常见的变性有:

(一)玻璃样变

它又称透明变性,最常见。肌瘤剖面漩涡状结构消失,由均匀透明样物质取代。镜下见病变区肌细胞消失,为均匀透明无结构区。

(二)囊性变

子宫肌瘤玻璃样变继续发展,肌细胞坏死液化即可发生囊性变,此时子宫肌瘤变软,很难与妊娠子宫或卵巢囊肿区别。肌瘤内出现大小不等的囊腔,其间有结缔组织相隔,数个囊腔也可融合成大囊腔,腔内含清亮无色液体,也可凝固成胶冻状。镜下见囊腔为玻璃样变的肌瘤组织构成,内壁无上皮覆盖。

(三)红色变性

多见于妊娠期或产褥期,为肌瘤的一种特殊类型坏死,发生机制不清,可能与肌瘤内小血管退行性变引起血栓及溶血、血红蛋白渗入肌纤维间有关。患者可有剧烈腹痛伴恶心、呕吐、发热,白细胞计数升高,检查发现肌瘤增大、压痛。肌瘤剖面为暗红色,如半熟的牛肉,质软,漩涡状结构消失。镜检见组织高度水肿,假包膜内大静脉及瘤体内小静脉血栓形成,广泛出血伴溶血,肌细胞减少,细胞核常溶解消失,并有较多脂肪小球沉积。

（四）肉瘤样变

较少见,仅为 0.4%～0.8%,多见于绝经后子宫肌瘤伴疼痛和出血的患者。没有证据表明绝经前快速增长的肌瘤有肉瘤变的可能,但若绝经后妇女肌瘤增大仍应警惕恶变可能。肌瘤恶变后,组织变软且脆,切面灰黄色,似生鱼肉状,与周围组织界限不清。镜下见平滑肌细胞增生活跃,排列紊乱,漩涡状结构消失,细胞有异型性,核分裂像易见(>10 个/10HPF),并可出现肿瘤细胞凝固性坏死。

（五）钙化

多见于蒂部细小、血供不足的浆膜下肌瘤以及绝经后妇女的肌瘤。常在脂肪变性后进一步分解成甘油三酯,再与钙盐结合,沉积在肌瘤内。X 线摄片可清楚看到钙化阴影。镜下可见钙化区为层状沉积,呈圆形,有深蓝色微细颗粒。

五、诊断

本病是女性生殖器官中最常见的良性肿瘤。

（一）临床表现

(1)子宫出血:不规则阴道出血,月经失去了正常周期性,持续时间长,时多时少而且淋漓不尽。

(2)阴道肿物脱出。

(3)阴道溢液:白带增多,一旦肿瘤感染可有大量脓样白带,若有溃烂、坏死、出血时可有血性或脓血性有恶臭的阴道溢液。

(4)疼痛:子宫肌瘤红色变性时可引起腹部疼痛。

(5)不孕与流产。

(6)贫血:子宫出血时间长,导致不同程度的贫血。

(7)压迫症状:子宫前壁肌瘤贴近膀胱者可产生膀胱刺激症状,表现为尿频、尿急,子宫后壁肌瘤特别是峡部,向后压迫直肠,可产生盆腔后部坠胀,大便不畅。

(8)妇检子宫增大,凹凸不平,质地偏硬,无明显触痛。

（二）辅助检查

(1)B 超。

(2)宫腹腔镜检查。

(3)盆腔 CT、MRI。

六、鉴别诊断

(一)妊娠子宫

妊娠时有停经史、早孕反应,而子宫肌瘤无停经史,有月经改变,子宫增大、质硬、表面不规则,借助尿或血 HCG 测定、B 超、多普勒超声检查可确诊。

(二)卵巢肿瘤

一般无月经改变,多为偏于一侧的囊实性肿块,能与子宫分开,B 超、腹腔镜检查可协助诊断。

(三)子宫腺肌病及腺肌瘤

子宫腺肌病时子宫常均匀性增大,子宫肌瘤则表现子宫有局限性、质硬的结节状突起。腺肌病及腺肌瘤患者多有继发性痛经,进行性加重。

(四)盆腔炎性块物

常有盆腔感染病史,盆腔包物边界不清,常与子宫粘连,有压痛,抗感染治疗后症状、体征好转,B 超可协助鉴别。

(五)宫颈癌

宫颈癌宫颈增大、质硬,肿物表面脆,极易出血,穹窿部往往也被累及变硬,而黏膜下肌瘤表面光滑、不硬、不脆,子宫颈质软,穹窿完整质软,带蒂黏膜下肌瘤可以转动,宫颈刮片及组织活检可确诊宫颈癌。

(六)慢性子宫内翻

慢性子宫内翻阴道内脱出肿物,其表面为子宫内膜,可误诊为黏膜下子宫肌瘤脱出于阴道,仔细检查于肿物下方两侧可见到外翻的输卵管内口,进一步双合诊检查盆腔内空虚,触不到宫体,进行 B 超检查即可鉴别。

七、治疗

(一)治疗原则

方案的制订需结合患者的年龄,有无症状,肌瘤部位、大小、数目、婚姻、生育状况及患者的全身情况全面考虑,使治疗个体化。近绝经期无症状的小肌瘤可定期随诊观察,绝经后肌瘤可自然消退;无生育要求的患者,肌瘤大,有症状,行手术治疗;对有生育要求的患者,力争保留生育能力,做肌瘤剔除术为宜。

(二)非手术治疗

1.期待疗法

定期随诊观察,而不需要特殊处理。主要适用于无症状的子宫肌瘤,尤其<10~12周妊娠子宫大小者,随诊期间注意有无症状出现,子宫是否增大,随诊过程中若出现月经过多、肌瘤增大,尤其生长速度较快者,则改为手术治疗。

2.药物治疗

(1)米非司酮片,每日 12.5～25mg,连用 3～6 个月。

(2)促性腺激素释放激素激动药(见表 3-1)。

表 3-1 促性腺激素释放激素激动药常用药品名称、剂量及给药方法

药物名称	剂量	给药方法
亮丙瑞林(抑那通)	3.75mg	每 4 周一次,皮下注射
曲普瑞林(达必佳,达菲林)	3.75mg	每 4 周一次,肌内注射
戈舍瑞林(诺雷德)	3.6mg	每 4 周一次,皮下注射

(三)手术治疗

1.子宫肌瘤剔除术

(1)适用于≤40 岁,有生育要求或患者虽无生育要求,但要求保留子宫者。

(2)手术方式:腹腔镜下子宫肌瘤剔除术;宫腔镜子宫肌瘤电切术;腹部子宫肌瘤剔除术;阴式子宫肌瘤剔除术。

2.全子宫切除术

(1)适用于:患者无生育要求,子宫≥12 周妊娠子宫大小;月经过多伴失血性贫血;肌瘤生长较快;有膀胱或直肠压迫症状;非手术治疗失败或肌瘤剔除术后复发。

(2)手术方式:腹腔镜下子宫切除术;腹部子宫切除术;阴式子宫切除术。

(四)对症治疗

纠正贫血,止血、抗感染等。

(五)预防

(1)定期进行体检,注意身体的异常情况,如月经不规律、月经量过多或尿频、便秘等异常症状。

(2)不宜用避孕药避孕,可以选用其他的方法避孕,如宫内环或避孕套等。

(3)坚持低脂肪饮食,多喝水。忌食辛辣、酒类、冰冻等食品,不要随便服用美容药。

第二节 宫颈癌

宫颈癌是最常见的妇科恶性肿瘤。高发年龄为 50～55 岁。由于宫颈癌筛查的普及,得以早期发现和治疗宫颈癌和癌前病变,其发病率和死亡率明显下降。

一、组织发生和发展

癌前病变(SIL)形成后继续发展,突破上皮下基底膜,浸润间质,形成子宫颈浸润癌。

二、病理

(一)浸润性鳞状细胞癌

占子宫颈癌的 75%～80%。

1.巨检

微小浸润性鳞状细胞癌肉眼观察无明显异常,或类似子宫颈柱状上皮异位。随病变发展,可形成 4 种类型。

(1)外生型:最常见,癌灶向外生长呈乳头状或菜花样,组织脆,触之易出血。常累及阴道。

(2)内生型:癌灶向子宫颈深部组织浸润,子宫颈表面光滑或仅有柱状上皮异位,子宫颈肥大变硬,呈桶状。常累及宫旁组织。

(3)溃疡型:上述两型癌组织继续发展合并感染坏死,脱落后形成溃疡或空洞,似火山口状。

(4)颈管型:癌灶发生于子宫颈管内,常侵入子宫颈管和子宫峡部供血层及转移至盆腔淋巴结。

2.显微镜检

(1)微小浸润性鳞状细胞癌:指在 HSIL(CIN3)基础上镜检发现小滴状、锯齿状癌细胞团突破基底膜,浸润间质。诊断标准见临床分期。

(2)浸润性鳞状细胞癌:指癌灶浸润间质范围超出微小浸润癌,多呈网状或团块状浸润间质。根据癌细胞核的多形性与大小及核分裂程度等可将鳞状细胞癌分为高(Ⅰ级)、中(Ⅱ级)、低分化(Ⅲ级)3 种,这种分级法可能提供了肿瘤对化疗和放疗相关的预后信息,但目前更倾向于分为角化型和非角化型。角化型:大致相当于高分化鳞癌,细胞体积大,有明显角化珠形成,可见细胞间桥,细胞异型性较轻,无核分裂或核分裂罕见。非角化型:大致相当于中分化和低分化鳞癌。细胞体积大或较小,可有单细胞角化但无角化珠,细胞间桥不明显,细胞异型性常明显,核分裂象多见。除上述最常见的两种亚型外还有以下多种亚型:乳头状鳞状细胞癌、基底细胞样鳞状细胞癌、湿疣样癌、疣状癌、鳞状移形细胞癌和淋巴上皮样瘤样癌。

(二)腺癌

近年来子宫颈腺癌的发生率有上升趋势,占宫颈癌的 20%～25%。

1.巨检

来自子宫颈管内,浸润管壁;或自子宫颈管内向子宫颈外口突出生长;常可侵犯宫旁组织;病灶向子宫颈管内生长时,子宫颈外观可正常,但因子宫颈管膨大,形如桶状。

2.显微镜检

(1)普通型宫颈腺癌:最常见的组织学亚型,约占宫颈腺癌的90%。虽然来源于子宫颈管柱状黏液细胞、偶尔间质内可见黏液池形成,但肿瘤细胞内见不到明确黏液,胞浆双嗜性或嗜酸性。镜下见腺体结构复杂、呈筛状和乳头状,腺上皮细胞增生呈复层,核异型性明显,核分裂象多见。该亚型绝大部分呈高-中分化。

(2)黏液性腺癌:该亚型的特征是细胞内可见明确黏液,又进一步分为胃型、肠型、印戒细胞样和非特指型。其中,高分化的胃型腺癌,既往称为微偏腺癌(MDA),虽然分化非常好,但几乎是所有宫颈腺癌中预后最差的一种亚型,5年生存率仅为普通宫颈腺癌的一半。

(三)其他

少见类型如腺鳞癌、腺样基底细胞癌、绒毛状管状腺癌、内膜样癌等上皮性癌,神经内分泌肿瘤,间叶性肿瘤等。

三、转移途径

主要为直接蔓延和淋巴转移,血行转移极少见。

(一)直接蔓延

最常见,癌组织向邻近器官及组织扩散。常向下累及阴道壁,极少向上累及宫腔。向两侧扩散可累及主韧带及子宫颈旁、阴道旁组织直至骨盆壁;癌灶压迫或侵及输尿管时,可引起输尿管阻塞及肾积水。晚期可向前、后蔓延侵及膀胱或直肠。

(二)淋巴转移

癌灶侵入淋巴管,形成瘤栓,随淋巴液引流进入局部淋巴结。淋巴转移一级组包括子宫旁、闭孔、髂内、髂外、髂总、骶前淋巴结;二级组包括腹股沟深浅淋巴结、腹主动脉旁淋巴结。

(三)血行转移

极少见,晚期可转移至肺、肝或骨骼等。

四、临床表现

(一)临床症状

早期宫颈癌可能无任何不适,仅在体检及普查时发现,所以,凡是有性生活的妇女,每年应进行妇科查体,采用细胞学联合 HPV 筛查,有助于发现早期患者。症状的出现与病变的早晚、肿瘤的生长方式、组织病理学类型及患者的全身状况等有一定关系。

1.阴道流血

80%～85%宫颈癌患者可表现为不规则阴道出血。年轻患者常主诉接触性出血,外生菜花型肿瘤出现流血较早、量多,严重者可导致贫血。老年妇女常表现为绝经后阴道流血,量时多时少、时有时无。

2.阴道分泌物增多

约82.3%的患者可有不同程度的白带增多,多发生在阴道出血以前,稀薄水样或米泔水样,最初可无异味,随着肿瘤的生长,癌组织继发感染、坏死,分泌物量增多,血性或脓血性,伴腥臭、恶臭。肿瘤向上蔓延累及子宫内膜时,颈管为癌组织阻塞,分泌物不能排出,可形成宫腔积液或积脓,患者可出现下腹不适、疼痛、腰骶酸痛及发热等症状。

3.疼痛肿瘤

沿宫旁组织延伸,侵犯骨盆壁,压迫周围神经,表现为坐骨神经痛或一侧骶、髂部持续性疼痛,肿瘤压迫(侵犯)输尿管时可出现肾盂积水及肾功能异常,静脉及淋巴管回流受阻时可出现下肢水肿和疼痛等。

4.其他症状

肿瘤侵犯膀胱可出现尿频、尿急、排尿困难及血尿,严重者形成膀胱-阴道瘘;侵犯直肠可出现排便困难、里急后重、便血等,严重者可出现阴道-直肠瘘;长期消耗者可伴有恶病质,远处转移较常见的部位是锁骨上淋巴结转移,亦可通过血液或淋巴系统扩散到远处器官而出现相应该部位的转移灶。

(二)临床体征

早期宫颈癌,局部可无明显病灶,随着病变的发展,外生型见宫颈赘生物向外生长,呈息肉状或乳头状突起,继而形成菜花状肿物,合并感染时表面覆有灰白色渗出物,触之出血。内生型则见宫颈肥大、质硬,宫颈管膨大如桶状,晚期由于癌组织坏死脱落,形成凹陷性溃疡,被覆灰褐色坏死组织,伴有恶臭味;向宫旁侵犯时骶主韧带呈结节增粗、缩短,有时可达盆壁并形成冰冻骨盆。

五、辅助检查

(一)子宫颈脱落细胞学检查

子宫颈脱落细胞学检查是子宫颈癌筛查的首选方法,但并非子宫颈病变的最终诊断。

(二)HPV病原学检测

几乎所有的宫颈癌标本中可检及HPV-DNA,HPV对子宫颈高度病变筛查的敏感性可达80%～100%,特异性达98%,阴性预测值几乎是100%。因此,检测HR-HPV有助于筛选子宫颈癌高危人群。

(三)阴道镜

可全面观察鳞-柱细胞交界处和移行带,有无异型上皮或早期癌变,选择病变部位进行活组织检查,可提高诊断正确率。阴道镜检查的敏感性高达 87％,特异性偏低为 15％,容易过度诊断,且难以观察子宫颈管内的病变。

(四)肉眼醋酸试验

3％～5％冰醋酸溶液涂于子宫颈,直接观察子宫颈上皮对醋酸的反应,病变区域变成白色。该方法适用于筛查,灵敏度和特异度均相对较低。

(五)碘试验

将碘溶液涂于宫颈和阴道壁上,不染色为阳性。主要用于识别宫颈病变的危险区,以确定活检取材部位。

(六)宫颈和宫颈管活组织检查

是确诊宫颈癌及其癌前病变金标准。选择宫颈鳞-柱交接部多点活检,或在碘试验、阴道镜检查的引导下,在可疑部位活组织检查。所取组织既要有上皮组织,又要有间质组织。若宫颈刮片异常、宫颈活检阴性时,可搔刮宫颈管送病理学检查。

(七)宫颈锥切术

宫颈活检不除外早期浸润癌,或疑诊病变来自宫颈管时,可行宫颈锥切术,进行组织病理学检查以确诊。

六、临床分期

采用国际妇产科联盟最新修订的临床分期。

(一)Ⅰ期

癌灶局限于子宫颈(宫体是否受累不予考虑)。

Ⅰa 镜下早期浸润癌,即肉眼未见病变,仅存显微镜可见浸润癌。

Ⅰa_1 间质浸润深度＜3mm,宽度≤7mm。

Ⅰa_2 间质浸润深度 3～5mm,宽度≤7mm。

Ⅰb 期临床病变局限在宫颈,肉眼可见浅表的浸润癌,临床前病灶范围超过Ⅰa期。

Ⅰb_1 临床可见病灶直径＜4cm。

Ⅰb_2 临床可见病灶直径≥4cm。

(二)Ⅱ期

癌灶超过宫颈,但阴道浸润未达下 1/3,宫旁浸润未达盆壁。

Ⅱa 癌累及阴道为主,无明显宫旁浸润。

Ⅱa_1 期:肉眼可见病灶最大径线＜4cm。

Ⅱa_2 期:肉眼可见病灶最大径线≥4cm。

Ⅱb 癌累及宫旁及为主,无明显阴道浸润。

（三）Ⅲ期

癌灶超越宫颈,阴道浸润已达下 1/3,宫旁浸润已达盆壁,有肾盂积水或肾无功能者(非癌所致的肾盂积水或肾无功能者除外)。

Ⅲa 癌累及阴道为主,已达阴道下 1/3。

Ⅲb 癌浸润宫旁为主,已达盆壁,癌瘤与盆壁间无空隙,或有肾盂积水或肾无功能者Ⅱ期癌扩散超出真骨盆或浸润膀胱或直肠黏膜。

（四）Ⅳ期

癌灶超出真骨盆或扩散至邻近器官如浸润膀胱或直肠黏膜。

Ⅳa 癌浸润膀胱和(或)直肠黏膜。

Ⅳb 癌浸润超出真骨盆,有远处转移。

宫颈癌临床分期根据术前盆腔检查确定,即使术中发现与术前不一致,以术前检查为准,不能改变分期,术后病理结果不能改变分期,淋巴受累不影响分期。

七、鉴别诊断

主要依据宫颈活组织病理检查,与有临床类似症状或体征的各种宫颈病变鉴别。

（一）宫颈良性疾病

宫颈柱状上皮异位、宫颈息肉、宫颈子宫内膜异位症和宫颈结核性溃疡等。

（二）宫颈良性肿瘤

宫颈黏膜下肌瘤、宫颈管肌瘤、宫颈乳头瘤等。

（三）宫颈恶性肿瘤

原发性恶性黑色素瘤、肉瘤及淋巴瘤、转移性癌等。

八、治疗

一旦明确诊断为宫颈浸润癌,就应该制订最佳的治疗方案,方案与患者的年龄、一般情况、病灶的范围、有无合并症存在及其性质有关。宫颈浸润癌的治疗主要是手术治疗及放疗,辅以化疗。

（一）手术治疗

1.微小浸润癌

只有在宫颈锥切活检边缘阴性或子宫颈切除或全宫切除后才能做出宫颈癌 Ia_1 或 Ia_2 期的诊断。

Ia_1 期:选用全子宫切除术。若患者有生育要求,可行宫颈锥切,术后 4 个月、10 个月随访追踪宫颈细胞学涂片。如两次宫颈细胞学涂片均阴性,以后每年进行 1 次宫颈抹片检查。

Ⅰa₂期:选用改良广泛子宫切除术(Ⅱ型子宫切除术)加盆腔淋巴结切除术。要求保留生育功能者,可选择根治性宫颈切除术,加盆腔淋巴结切除术。

随访:主要应用细胞学涂片检查随访,术后 4 个月和 10 个月两次抹片均正常后,每年 1 次抹片检查。

2.浸润癌

Ⅰb₁和Ⅱa期(肿瘤直径<4cm)宫颈癌的标准手术治疗方法是广泛子宫切除术和盆腔淋巴结切除术,髂总淋巴结有癌转移者做腹主动脉旁淋巴结切除或取样。年轻患者可以保留卵巢,如果术后需要放疗,应将卵巢悬吊于盆腔之外。

Ⅱb₁期,肿瘤直径小于 2cm 者,可以行经广泛子宫颈切除术和腹腔镜下盆腔淋巴结切除术。

(二)放射治疗适用于

①Ⅱb～Ⅳ期宫颈癌;②全身情况不适宜手术的患者;③宫颈大块病灶的术前化疗;④手术后病理检查结果发现有高危因素的辅助治疗;⑤术后辅助治疗。

(三)化疗

主要用于晚期或复发转移的患者。近年也用于术前辅助化疗及放疗增敏。常采用以铂类为基础的联合化疗方案,如 TP(紫杉醇＋顺铂)、BP(博来霉素＋顺铂)等。

第三节　子宫内膜癌

子宫内膜癌是指原发于子宫内膜上皮的一组上皮性恶性肿瘤,多数为起源于内膜腺体的腺癌,称子宫内膜腺癌或子宫内膜样腺癌,又称子宫体癌。子宫内膜癌发病年龄与绝经有密切关系,63％的患者发病于 50～70 岁,只有 25％的患者在绝经前发病,<40 岁发病者仅占 5％。

一、高危因素及基础研究

(一)高危因素

子宫内膜癌的病因尚未完全阐明,根据患者及流行病学资料,仍可分析出一些潜在影响子宫内膜癌发生的危险因素。由于子宫内膜癌患者常伴有不孕、肥胖、糖尿病、高血压、月经异常、绝经期后延、多囊卵巢综合征等,故有人认为它们是内膜癌的危险因素,称之为"体癌综合征"。

绝经后的肥胖女性,子宫内膜癌的危险性明显增加,与高血压、糖尿病构成子宫内膜癌的三联征。绝经后卵巢功能衰退,肾上腺分泌的雄烯二酮可在脂肪组织内经芳香化酶作用转化为雌酮,使血浆雌酮水平升高。雌酮是绝经后妇女身体中主要的雌激素,而子宫内膜是雌激素的靶器官,子宫内膜长期受到无孕激素拮抗的雌酮的刺激,可导致子宫内膜异常增生甚至癌变。体重超过正常的15%,其危险性增加3倍。

Twonbly通过将雌激素投予内膜癌患者后发现,合并肥胖的患者尿中雌激素排泄速度较不肥胖者延缓,从而说明肥胖妇女体内的雌激素往往维持在较高的水平,在其持续的刺激下使子宫内膜发生囊性增生、腺瘤样增生以及非典型增生,进而发展成为内膜癌。Steine等研究发现,合并糖尿病的子宫内膜癌患者,肿瘤的肌层浸润深度及淋巴结转移情况都较未合并糖尿病的患者严重。Sharma等提出,有合并症的患者其预后情况相对较差。

(二)基础研究

关于子宫内膜癌的发生机制尽管很多学者提出了各种学说,但仍没有明确的机制。

1.芳香化酶与子宫内膜癌

细胞色素P450芳香化酶是细胞色素P450的一种,是细胞色素P450产物中唯一有单基因编码的酶,是雌激素合成过程中的最后一步限速酶,主要作用是将雄烯二酮和睾酮转化为雌酮和雌二醇。芳香化酶属于细胞色素P450超家族,由CYP19基因编码,分子质量为55ku。CYP19基因位于人染色体15q21.1区,由10个外显子和9个内含子组成,组织特异性表达是CYP19基因表达的最大特点。正常子宫内膜存在抑制转录因子,连接到细胞色素芳香化酶P450的启动基因,使正常内膜无该酶的表达。肿瘤上皮细胞可通过自分泌芳香化酶合成雌激素,其周围的间质细胞通过增加合成或释放生长因子(如巨噬细胞所释放的激酶、IL-21,IL-26等)以旁分泌方式产生雌激素,雌激素通过与特异的雌激素受体(ER)蛋白结合,激活细胞核内调节基因表达,产生有生理效应的蛋白,或启动对靶组织的细胞外信号,影响对细胞周围组织的控制,并可诱发细胞异常分裂、增生以至癌变。

子宫内膜癌大多数为雌激素依赖型,病变内膜中雌激素是正常内膜的2～3倍,芳香化酶主要定位于内膜及间质细胞中。Berstein等研究发现,雌激素反应元件(ERE)和非稳定性绿色荧光蛋白(GFP)基因可以作为检测子宫内膜癌间质细胞生长的指标,且在15例子宫内膜癌标本中检测后发现,芳香化酶抑制剂能抑制ERE活性和GFP基因表达的水平。Watanab等研究后发现,正常子宫内膜和增生内膜包括非典型性增生内膜,芳香化酶表达较弱或无表达,但内膜癌基质细胞(66.7%)中有芳香化酶及其mRNA转录水平的过度表达,且芳香化酶染色阳性率在低、中、高分化癌中分别为80%、65%和53%。分化差的肿瘤芳香化酶活性相对高,在明显癌浸润部位的基质细胞中芳香化酶免疫活性显著增高。

Paynter等进行的研究提示,由CYP19基因编码的芳香化酶底物与产物、雄烯二酮和雌酮、睾酮和雌二醇与子宫内膜癌间具有明显的相关性。雄激素是通过芳香化作用转化为雌酮和雌二醇，从而促进子宫内膜癌的生长。实验表明子宫内膜癌细胞 HEC259 中具有芳香化酶活性，雌二醇明显促进细胞 HEC259 中 DNA 合成，睾酮对 DNA 合成也有促进作用，且其促进作用不能被雄激素拮抗药抑制，但可被三苯氧胺抑制，表明在癌细胞中芳香化酶将雄激素底物转变为雌激素，促进细胞的增殖。学者研究发现在体外培养人子宫内膜癌细胞株的培养液中加入第 3 代芳香化酶抑制药来曲唑和丙酸睾酮，对癌细胞生长有明显抑制作用，提示雄激素对细胞生长的促进作用可能是通过芳香化酶将其转化为雌激素来实现的。同时也提示了芳香化酶 P450 在子宫内膜癌变过程中的作用。以上研究结果为子宫内膜癌的治疗提供了新的途径。

目前，在内膜癌的内分泌治疗中，芳香化酶抑制药也已被研究者们所关注并应用于临床中。

2.PTEN 与子宫内膜癌

PTEN 基因第 10 染色体同源丢失性磷酸酶张力蛋白基因（PTEN）是 1997 年发现的抑癌基因，定位于染色体 10q23.3，有 9 个外显子和 8 个内含子，是迄今发现的第一个具有双重特异性磷酸酶活性的抑癌基因，可以通过脂质磷酸酶活性和蛋白磷酸酶活性两条途径发挥对细胞周期的调控作用。

当 PTEN 基因丢失或突变时，失去诱导细胞凋亡、调节细胞周期等功能，细胞可出现无限制地生长，迁移能力加强，细胞间黏附力减弱，导致肿瘤发生，且易发生浸润和转移，影响预后。PTEN 基因突变和蛋白表达异常与子宫内膜癌的关系是目前研究的热点。PTEN 基因在子宫内膜癌中突变率最高，而且是目前发现的子宫内膜癌中突变率最高的基因，突变率达 25%～80%，PTEN 基因突变几乎都发生于 I 型子宫内膜癌中。PTEN 基因突变可能是通过非激素途径介导子宫内膜的致癌机制，子宫内膜样腺癌和非子宫内膜样腺癌中肿瘤发生分子机制不同，在 I 型肿瘤中分子发生机制为微卫星不稳定性调节点的复制错误引起随后的癌基因和抑癌基因的突变和积累，PTEN 等基因改变了几个不同的信号传导途径后形成了子宫内膜样腺癌，而 p53 和某些染色体的杂合子缺失促进新生物转化成为非子宫内膜样腺癌。

Mutter 等运用 RT-PCR 法检测子宫内膜增生各阶段及子宫内膜癌中 PTEN 蛋白的表达率，其表达缺失率呈逐渐递增趋势，表明 PTEN 基因的突变在子宫内膜增生各阶段及内膜癌中均存在，PTEN 蛋白表达的改变在子宫内膜恶性转化和癌变过程中发挥重要作用，可以认为是 I 型子宫内膜癌发生的早期事件。研究发现子宫内膜癌中 PTEN 基因突变在高分化组子宫内膜癌组中突变率显著高于低分化组（$P<0.05$）；浅肌层浸润组中突变率显著高于深肌层浸润组（$P<0.05$）。

Kanamori 等报道子宫内膜癌中 PTEN 蛋白表达缺失率为 65.3%,PTEN 蛋白阳性表达者的生存率(62.4%)高于阴性表达者(11.8%),认为 PTEN 蛋白阳性表达是晚期子宫内膜癌预后良好的标志。由此可见 PTEN 基因突变主要发生在分化程度好、肌层浸润浅、子宫内膜样腺癌等生物学行为较好的子宫内膜癌中,这说明,对于 PTEN 基因突变的研究有利于推测子宫内膜样腺癌的病理分型分化程度及肌层浸润深度。

文献报导,PTEN 表达区为 PTEN 基因野生型,在 84% PTEN 不表达区腺体发生突变和杂合子缺失,专家对 PTFN 基因失活的子宫内膜癌细胞和表达野生型 PTEN 蛋白的子宫内膜癌细胞分别进行腺病毒的介导的 PTEN 基因转染,在 PTEN 失活的子宫内膜癌细胞系中肿瘤细胞生长受到抑制,而对表达 PTEN 的细胞系中无影响,上述研究表明,PTEN 基因在基因治疗方面有良好的应用前景,但其确切的机制有待进一步深入研究。

3.p27 与子宫内膜癌

p27 基因属抑癌基因,定位于染色体 12p13 上,很少发生突变,对肿瘤的抑制功能是通过其蛋白表达水平改变实现的。p27 蛋白最早由 Polyak 等在研究转化生长因子 β(TGF-β)和接触性抑制诱导的细胞周期停滞时发现,是一种分子质量为 27ku 的热稳定蛋白。其氨基端有一个广谱的 cyclin-CDK 复合物结合位点,羧基端有一个双向核定位信号,且含有 CDK2 磷酸化位点。p27 蛋白既可以抑制 CDK 的活化,又可以抑制 cyclin-CDK 复合物的激酶活性,从而使细胞周期停滞在 G_1 期,这可能与其抑制 Thr-160 的磷酸化有关。p27 蛋白可以作用于整个细胞周期,但对 G_1 期 CDK 的抑制作用最明显,主要是 cyclinE-CDK2。

p27 蛋白是正常子宫内膜生长调节和子宫内膜癌发病机制的中心靶点。国外学者发现,在正常子宫内膜上皮细胞中 TGF-β 诱导 p27 蛋白的积累,在子宫内膜癌中 TGF-β 信号失调,增强 p27 的蛋白酶体降解,子宫内膜癌组织溶解产物表现高比例的泛素介导的 p27 降解。且雌激素处理过的子宫内膜上皮细胞导致 p27 蛋白降解,而孕酮在正常和癌性子宫内膜中都诱导 p27 蛋白显著增加。已有大量研究发现,子宫内膜癌中普遍存在 p27 蛋白表达减少。文献报道用免疫组化法分析正常子宫内膜、异常增生病变和子宫内膜癌中 p27 蛋白的表达,结果发现正常的增生期和分泌期子宫内膜都有 p27 蛋白表达,但分泌期的表达更强。在无非典型的单纯增生病变中,其表达模式与增生期子宫内膜相同;在伴非典型的复杂增生病变中,p27 蛋白表达较单纯增生病变显著增加。38 例子宫内膜癌样本中,73.7% 表现为 p27 蛋白染色减少或缺失,提示 p27 蛋白表达缺失与子宫内膜癌的发病机制有关。虽然 77.8% 的 Ⅰ 级肿瘤表现无或低 p27 蛋白表达,Ⅱ 级为 71.4%,Ⅲ 级为 66.7%,有逐渐降低趋势,但无或低 p27 蛋白表达与肌层浸润深度、淋巴结累及、阳性腹膜冲洗液、高分期和缺乏异常增生之间无相关性（$P>0.05$）。研究报道正常、增生性和癌性子宫内膜中 p27 蛋白表达时发现,增生性和癌性子宫内膜中 pp27 蛋白表达较增生期子宫内膜显著减少,差异有统计学意义（$P<0.05$）,与分级、肌层浸润无关,提示 p27 蛋白表达与肿瘤进展分期无关。p27 蛋白在正常增生过程中的重要性和在子宫内膜癌中表达减少使其成为新的治疗靶点。孕激素通过结合其受体抑制正常子宫内膜腺体和内膜癌细胞的生长。临床医师用孕酮和甲羟孕酮处理正常内膜腺细胞和孕激素受体阳性的子宫内膜癌细胞（Ishikawa 细胞）,结果发现两种细胞的生长都被抑制,且伴随着 p27 蛋白表达升高。免疫沉淀显示,孕激素加速了 p27 与 CDK2 复合物的形成,但 p27mRNA 的表达无任何变化。另一方面,p27 蛋白降解实验提示,孕酮和甲羟孕酮处理延长了两种细胞的降解时间,并且 p27 表达质粒可降低正常内膜腺细胞的生长活性。这些发现提示,p27 蛋白参与孕激素介导的生长抑制,且孕激素介导的 p27 蛋白上调可能发生在翻译后水平。Kawaguchi 等用免疫印迹法检测甲羟孕酮处理后 Ishikawa 细胞中 p27 蛋白的表达,结果发现给药后第 6 天甲羟孕酮抑制 34% 细胞的生长,给药 48~96 小时后出现 p27 的积累,提示子宫内膜癌中 p27 蛋白可能与孕酮诱导的生长抑制有关。研究报道用免疫组化法比较甲羟孕酮治疗前后子宫内膜癌患者 p27 蛋白水平,发现治疗 1~6 周后 p27 强阳性标记指数明显高于治疗前,7~12 周又降到治疗前水平,13~18 周则更低,表明 p27 蛋白表达可预测甲羟孕酮 4 个月疗法早期阶段对治疗子宫内膜癌的有效性。

二、诊断

根据患者的病史、症状和体征,常提示临床医师高度警惕子宫内膜癌。确诊内膜癌的依据是组织病理学检查。

（一）病史和临床表现

对于绝经后阴道出血、围绝经期异常出血或排液的患者,必须首先排除内膜癌和宫颈癌后才能按照良性疾病处理。对具有如下高危因素的患者尤应高度重视：①有子宫内膜癌发病高危因素者,如伴有高血压病、糖尿病、肥胖的患者,多囊卵巢综合征、不育,绝经延迟者;②有长期应用雌激素、他莫昔芬或有其他雌激素增高的疾病史者;③有乳腺癌、子宫内膜癌家族史者。

（二）辅助检查

(1)B 超。

(2)分段诊刮:组织物送病理学检查。

(3)宫腔镜检查:宫腔镜直视下活检。对于宫腔镜检查是否可导致子宫内膜癌播散尚有争议,目前大部分研究认为宫腔镜检查不会影响子宫内膜癌的预后。

（4）细胞学检查：可通过宫腔刷、宫腔吸引涂片等方法获取子宫内膜标本，诊断子宫内膜癌，但其阳性率低，不推荐常规应用。

（5）磁共振成像（MRI）检查。

（6）肿瘤标志物癌胚抗原 CA125：在早期内膜癌患者中一般无升高，有子宫外转移者，CA125 可明显升高，并可作为该患者的肿瘤标志物，检测病情进展和治疗效果。

（三）临床分期

采用国际妇产科联盟（FIGO）制订的临床分期。

1.0 期：原位癌

2.Ⅰ期：癌灶局限于子宫体

Ⅰa 肿瘤局限于子宫内膜。

Ⅰb 肿瘤浸润深度<1/2 肌层。

Ⅰc 肿瘤浸润深度>1/2 肌层。

3.Ⅱ期：肿瘤侵犯宫颈，但未超越子宫

Ⅱa 仅宫颈黏膜腺体受累。

Ⅱb 宫颈间质浸润。

4.Ⅲ期：局部和（或）区域的扩散

Ⅲa 肿瘤侵犯浆膜层和（或）附件（直接蔓延或转移），和（或）腹水或腹腔冲洗液有癌细胞。

Ⅲb 阴道浸润（直接蔓延或转移）。

Ⅲc 盆腔和（或）腹主动脉旁淋巴结转移。

Ⅳa 肿瘤侵犯膀胱和（或）直肠黏膜。

Ⅳb 远处转移[包块腹腔内淋巴结转移，不包括阴道、盆腔浆膜和附件的转移以及主动脉旁和（或）腹股沟淋巴结转移]。

三、鉴别诊断

子宫内膜癌最常见的症状是绝经后出血或围绝经期出血，因此需与其他引起阴道出血的疾病相鉴别。

（1）功能失调性子宫出血。

（2）老年性阴道炎。

（3）老年性子宫内膜炎合并宫腔积脓。

（4）子宫内膜息肉或黏膜下子宫肌瘤。

（5）宫颈管癌、子宫肉瘤及输卵管癌。

四、治疗

子宫内膜癌的治疗原则,应根据患者的年龄、身体状况、病变范围和组织学类型,选择适当的治疗方式。因内膜癌绝大多数为腺癌,对放射治疗不甚敏感,故治疗以手术为主,其他尚有放疗、化疗及药物(化疗、激素等)等综合治疗。早期患者以手术为主,按照手术病理分期的结果及复发高危因素选择辅助治疗;晚期患者采用手术、放疗与药物在内的综合治疗。

(一)手术

手术是子宫内膜癌最主要的治疗方法。

对于早期患者,手术目的为手术病理分期,准确判断病变范围及预后相关,切除病变的子宫和可能存在的转移病灶,决定术后辅助治疗的选择。手术步骤一般包括腹腔冲洗液检查、筋膜外全子宫切除、双侧卵巢和输卵管切除、盆腔淋巴结清扫＋/－腹主动脉旁淋巴结切除术,手术可采用开腹或腹腔镜来完成。

对Ⅱ期患者,术式应为子宫广泛切除,应行盆腔淋巴结和腹主动脉旁淋巴结清扫术。术后根据复发因素再选择放疗。

Ⅲ期或Ⅳ期亦应尽量缩瘤,为术后放化疗创造条件。对经手术－病理分期具有复发高危因素的或者晚期患者,术后需要给予一定的辅助治疗及给予个体化治疗。

(二)放疗

放疗是治疗子宫内膜癌有效的方法之一。

单纯放疗仅适用于年老体弱及有严重内科合并症不能耐受手术或禁忌手术者及Ⅲ期以上不宜手术者,包括腔内及体外照射。术前放疗很少采用,但对于阴道大量出血,一般情况差、合并症多、短期内无法耐受手术的患者可以先行放疗止血并控制疾病进展。待患者一般情况好转后可行全子宫＋双附件切除术。术前放疗以腔内放疗为主。

术后辅助放疗在临床应用较多,术后放疗指征:手术探查有淋巴结转移或可疑淋巴结转移;子宫肌层浸润大于1/2或G2、G3;特殊组织学类型,如浆液性癌、透明细胞癌等;阴道切缘癌残留等。上述前三种情况给予全盆腔照射,最后一种情况需补充腔内放疗。目前放疗多合并化疗增敏,又称为放化疗。

(三)化疗

化疗很少单独应用于子宫内膜癌的治疗,多用于特殊类型的子宫内膜癌,如浆液性、透明细胞癌等或复发病例;或具有复发高危因素的手术后患者,如G3,ER/PR阴性者。化疗中主要应用的药物有铂类、紫杉醇及阿霉素类药物,如多柔比星等。目前多采用联合化疗,化疗方案有AP、TP、TAP等。

（四）激素治疗

适应证：晚期或复发患者；保留生育能力的子宫内膜癌患者；保守性手术联合大剂量孕激素保留卵巢功能；具有高危因素患者的术后辅助治疗。禁忌证：肝肾功功不全；严重心功能不全；有血栓病史；糖尿病患者；精神抑郁者；对孕激素过敏者；脑膜瘤患者。大剂量孕激素治疗，如醋酸甲羟孕酮、醋酸甲地孕酮、17-羟己酸孕酮、和炔诺孕酮等，一般应用时间不应少于 1～2 年，病理标本免疫组化孕激素受体阳性者中效果较好，对于孕激素受体阴性者可加用他莫昔芬，逆转受体阴性情况，提高治疗效果。孕激素类药物常见的不良反应有轻度水钠潴留和消化道反应，其他可有高血压、痤疮、乳腺痛等。

第四章　妊娠并发症

第一节　先兆流产

先兆流产指妊娠 28 周前,出现少量阴道道流血和(或)下腹疼痛,宫口未开,胎膜未破,妊娠物尚未排出,子宫大小与停经周数相符者;早期先兆流产是临床表现常为停经后有早孕反应,以后出现阴道少量流血,或时下时止,或淋漓不断,色红,持续数日或数周,无腹痛或有轻微下腹胀痛,腰痛及下腹坠胀感。一般先兆流产的主要表现为怀孕后,阴道有少量出血,根据流血量和积聚在阴道内的时间的不同,颜色可为鲜红色、粉红色或深褐色。有时伴有轻微下腹痛,胎动有下坠感、腰酸腹胀。如果从民间传统的说法上讲,先兆流产的主要依据就是"见红"。

一、病因

1.胚胎方面

父体或母体生殖细胞不健全是主要原因,不十分健全的生殖细胞虽然勉强结合起来成为胚胎,但终会早期死亡,无法"瓜熟蒂落",足月分娩。这种原因所引起的流产,其实可说是一件好事。因为不正常的胎儿,如果真的足月产下,也会有畸形或异常。

其他原因如脐带供氧不足、羊水疾病、胎盘病毒感染以及某些妇科炎症等,也会引起流产。孕妇营养不良,也是流产的原因之一。有的孕妇早期有严重的妊娠恶心、剧吐,以致极度营养匮乏,对胚胎的发育有很大的影响,也容易发生流产。

2.母体方面

女性怀孕后,若情绪不稳定、愤怒、忧伤等精神刺激,扰乱了大脑皮层的活动功能,引起子宫的收缩而迫出胚胎,或使胚胎在子宫内死亡。

患了流感、风疹等急性传染病,会由于高烧、细菌病毒释放的毒素而致流产。内分泌失调,如黄体、脑垂体、甲状腺的功能失调,以及子宫发育不良中子宫过度后屈,致使子宫腔对胚胎的发育起了阻碍作用,都可能引起流产。

3.其他方面

整个妊娠期间的性生活应持谨慎态度,不恰当的性生活尤其是在早孕早期易引起流产。在妊娠中期,性生活也应适度,避免压迫孕妇腹部的性交体位和粗暴性交,以免引起流产。

围产期间做妇科检查时,若手法粗暴,亦是易引起流产的原因之一,这一点尤其对体质虚弱的孕妇更要注意。药物与某些化学物质,如奎宁、一氧化碳、铅、磷、汞、苯中毒,亦常使胚胎难保。

流产依妊娠日数以及当时情况分为先兆、早期或晚期、完全或不完全等几种。其中,以先兆流产最多见,发生率约占全部妊娠的50%。但其真正发生流产者只占10%~15%,所以,有些可以保胎,有的则不宜保胎,有些虽经千方百计地保胎。最终还是流产。

从表面看流产好像是一件十分遗憾的事,但从遗传学的观点看,流产也并非坏事。因为在流产的胎儿中,染色体异常的发生率相当高。

二、病理

中医称先兆流产为胎漏。胎动不安,进而发展,可有堕胎、小产之虞。一般在怀孕三月以后,胎儿已成形而坠者,则称"小产",或称"半产"。现代医学称"自然流产"。如在堕胎或小产之后,下次受孕,仍如期而坠,或屡孕屡坠,达三次以上者,称"滑胎"。

中医认为主要是冲任不固,不能摄血养胎所致。因冲为血海,任主胞胎,冲任之气固,则胎有所载,元有所养,其胎便可正常生长发育。反之,则发生胎漏,胎动不安等病。导致冲任不固的机理,有气血虚弱、肾虚、血热、外伤等。

1.气血虚弱

平素体虚,脾胃久虚,中气不足,不能化水谷为精微,上奉于心而生血;或久病、大病之后,身体虚弱,气虚不足以载胎,血虚不足以养胎元,因而导致胎动不安或胎漏等症。

2.肾虚

先天肾气不足,或孕后无节房事,或堕胎小产数伤肾气,肾虚则冲任不固,胎失所系,因而导致胎动不安或滑胎。

3.血热

孕后阴血下聚血海以养胎气,则阳气偏盛;或孕后得热病,热邪内盛,下扰血海,迫血妄行,损伤胎气而致胎漏,胎动不安。

4.外伤

跌仆闪挫,或劳力过度,损伤气血、影响冲任,以致不能养胎、载胎而发生胎动不安。

5.疾病分类

先兆性流产分为无痛性阴道出血及疼痛性阴道出血。其实在怀孕过程的前半段,有流血的叫做"先兆性流产",有时候胚胎植入子宫时,在着床的那一刹那,会有少许出血,称之为"胎盘现象"。这些出血大部分会被吸收或存留在子宫腔内,因此看不见,孕妇只有1/4的机会流血,一半会流产,另一半会自己痊愈。

三、诊断要点

(一)临床表现

(1)早期妊娠时停经后少量阴道出血和(或)伴轻度中下腹痛,或无任何症状,仅于常规B超检查时发现孕囊与子宫壁剥离(宫腔积血)。

(2)若已到中期妊娠(晚期先兆流产),孕妇腹部增大,胎动正常,可扪及子宫收缩。

(3)体征。①一般情况:神志清晰,生命体征平稳,可略显焦虑、紧张。②腹部检查:全腹软,一般无压痛反跳痛,无移动性浊音。③妇科检查:阴道内可见暗红色或咖啡色血污,宫颈可见着色,宫颈口未开,胎膜未破,子宫大小与停经周数相符。若胎儿发育正常,孕16周后在下腹部正中线上可用多普勒仪闻及正常胎心。

(二)辅助检查

1.血β-HCG、孕酮测定

间隔2~3天重复测定的血β-HCG上升良好(翻倍为良好,未翻倍但上升超过65%者为可接受,但需更积极的措施治疗,且预后可能不佳),孕酮常高于60nmol/L。

2.超声诊断

B超见宫内妊娠迹象,有时可见孕囊与子宫壁之间有剥离面(宫腔积血)。B超所见胚胎大小与停经时间未必相一致,在此情况下,①若B超见宫内活胎,则以B超提示的孕周为准;②若B超未见胎心搏动,则须监测血β-HCG、孕酮,且择期复查B超以了解胚胎发育情况。必须明确的是,血β-HCG、孕酮的监测结果并不能取代B超的诊断地位,且B超还能了解有无子宫肌瘤等引起子宫形态异常导致流产的肿瘤,并能初步判断有无子宫发育异常。

3.流产原因初步筛查

白带常规;宫颈分泌物支原体、衣原体、细菌培养;传染病检查;甲状腺功能;凝血功能及D-二聚体。

四、鉴别诊断

(1)异位妊娠。

(2)稽留流产。

(3)宫颈息肉或宫颈糜烂。

五、治疗

在排除异位妊娠后,可予安胎治疗。

1.一般治疗

卧床休息,禁止性生活,保持会阴部清洁卫生。进食新鲜有营养的食物,禁忌食用大补的药材(人参、花旗参、鹿茸、田七、当归、川芎等)、性寒凉的食物(薏苡仁、木耳、蟹等)及辛辣食物。

2.药物治疗

(1)安胎西药:①黄体酮注射液,20mg,肌内注射,1 次/天,常规给药;②地屈孕酮片,10mg,3 次/天,首剂 40mg,常规给药。

(2)安胎中药:①固肾安胎丸,6g,3 次/天,可常规给药;②滋肾育胎丸,5g,3 次/天,可常规给药。

(3)支持对症用药

①止血药:适用于较多阴道出血的患者。常用药物为卡巴克洛片,5mg,3 次/天,可给药至阴道出血止;酚磺乙胺针,0.5g,肌内注射,临时用药 1 次;止血合剂静脉滴注,5%葡萄糖注射液或 0.9%氯化钠注射液 500mL 加维生素 C 注射液 3g 加酚磺乙胺 3g,静脉滴注,临时用药 1 次,主要用于阴道出血稍多但少于月经,或 B超见宫腔积血超过 3cm 的患者。

②缓解子宫收缩的药物

a.间苯三酚:40mg,肌内注射临时用药,用以缓解轻度下腹坠胀痛;80~120mg加入 5%葡萄糖注射液中静脉滴注,用以维持疗效或抑制轻中度较为频繁的下腹坠胀痛。

b.硫酸镁:适用于孕 16 周后出现子宫收缩的晚期先兆流产患者。用法:第一天用药,5%葡萄糖注射液或 0.9%氯化钠注射液 250mL 加 25%硫酸镁 5g,静脉滴注,1 小时滴完(先用,冲击量);5%葡萄糖注射液或 0.9%氯化钠注射液 500mL 加25%硫酸镁 10g,静脉滴注 6 小时滴完(维持量)。第二天起,5%葡萄糖注射液或0.9%氯化钠注射液 250mL 加 25%硫酸镁 5g,静脉滴注,3 小时滴完;5%葡萄糖注射液或 0.9%氯化钠注射液 500mL 加 25%硫酸镁 10g,静脉滴注,6 小时滴完。用药注意事项:用药期间应该监测血镁浓度,正常为 0.75~1mmol/L,治疗有效浓度为 2~3.5mmol/L,超过 5mmol/L 则为中毒浓度。用药期间必须定时检查膝反射,观察呼吸不少于 16 次/分,尿量每小时不少于 25mL 或 24 小时不少于 600mL,备葡萄糖酸钙作为解毒剂(一旦出现中毒反应,立即静脉注射 10%葡萄糖酸钙

10mL)。

c.安宝(盐酸利托君):适用于孕 20 周以后出现子宫收缩的晚期先兆流产患者。用法:5%葡萄糖注射液 250mL 加安宝针 50mg,静脉滴注,从每分钟 4 滴开始调滴速,视患者临床症状的变化调整滴速,最大滴速不可超过每分钟 38 滴。用药注意事项:用药前心电图结果必须正常。当患者心率>140 次/分钟时,须停药或减量。用药超过 5 天须监测血糖。当宫缩被抑制后,继续用药 12 小时,停止静脉滴注之前 30 分钟开始口服安宝 10mg,每 2 小时 1 次,之后再慢慢减量。

d.催产素受体拮抗药:阿托西班。用法:以 7.5mg/mL 的浓度给予初次剂量,静脉注射 6.75mg,然后在 3 小时内持续以 300μg/min,继之以 100μg/min 小剂量滴注。治疗时间不超过 48 小时,总剂量不超过 330mg。

(4)针对流产原因的治疗

①生殖道感染。a.阴道炎:细菌性阴道病患者可给予阴道抹洗治疗,念珠菌阴道炎者可阴道抹洗加凯妮汀 0.5g 塞阴道治疗。b.宫颈培养阳性:支原体、细菌培养阳性者,选择敏感抗生素口服或静脉滴注治疗;衣原体感染者,可用红霉素 0.5g 口服,4 次/天,连服 7 天,或阿奇霉素 1g 顿服。

②梅毒、HIV 感染者。a.梅毒感染者,予苄星青霉素 240 万 U,分两侧臀部肌内注射,1 次/周,连用 3 次。青霉素过敏者则用红霉素片口服,0.5g,4 次/天,连服 30 天。b.HIV 感染:应转传染病专科医院治疗。c.甲状腺功能异常:甲状腺功能减退症、甲状腺功能亢进症患者,须请内科会诊后决定治疗方案,并根据会诊意见给予相应药物治疗。d.D-二聚体升高:给予低分子肝素 0.4mL 皮下注射,每日 2～4 次。复查正常后给予维持量治疗。

第二节　复发性流产

流产是指妊娠 28 周以前终止、胎儿体重在 1000 克以下者。连续发生 3 次或 3 次以上的自然流产者称为复发性流产(RSA)。

一、病因

复发性流产患者中能够识别其病因的仅占 50%,主要包括染色体异常、母体生殖道异常、母体内分泌异常、免疫功能异常、生殖道感染、宫颈机能不全及血栓形成倾向等。

1.染色体异常

包括夫妻染色体异常和胚胎染色体异常。常见的夫妇染色体异常为平衡易位、罗伯逊易位等。

2.母体内分泌失调

(1)黄体功能不全占 23%～60%,基础体温双相型,但高温相小于 11 日,或高低温差小于 0.3,子宫内膜活检示分泌反应至少落后 2 日,黄体期孕酮低于 15ng/mL 引起妊娠蜕膜反应不良,2～3 个周期黄体功能检测显示不足,方可纳入诊断,黄体功能不全影响孕卵着床。

(2)多囊卵巢综合征复发性自然流产患者中,多囊卵巢综合征的发生率为 58%。高浓度的促黄体生成素,高雄激素和高胰岛素血症降低了卵子质量和子宫内膜容受性。

(3)高泌乳素血症黄体细胞存在泌乳素受体,高泌乳素抑制颗粒细胞黄素化及类固醇激素,导致黄体功能不全和卵子质量下降。有学者发现泌乳素可减少早期人类胎盘绒毛膜促性腺激素的分泌。

(4)甲状腺疾病甲状腺功能低下与复发性自然流产相关,且复发性自然流产与甲状腺抗体的存在相关(此类患者甲状腺功能多为正常)。

(5)糖尿病亚临床或控制满意的糖尿病不会导致复发性流产,未经控制的胰岛素依赖型糖尿病自然流产率增加。

3.母体生殖道的异常

(1)子宫畸形:15%～20%复发性自然流产与子宫畸形相关。子宫畸形包括单角子宫、双角子宫、双子宫及子宫纵隔等。其中,子宫不全纵隔最易导致复发性流产。纵隔部位内膜发育不良,对甾体激素不敏感,血液供应差。

(2)Asherman 综合征宫腔体积缩小,对甾体激素应答下降。

(3)宫颈机能不全引起晚期流产和早产,占复发性流产的 8%。宫颈机能不全是指孕期出现无痛性的宫颈管消失,宫口扩张。非孕期 8 号 Hagar 扩张棒无阻力通过宫颈内口。

(4)子宫肌瘤黏膜下肌瘤及大于 5cm 肌间肌瘤的与复发性流产有关。

4.生殖道感染

0.5%～5%的复发性流产与感染相关。细菌性阴道病患者妊娠晚期流产及早产发生率升高;沙眼衣原体、解脲支原体造成子宫内膜炎或宫颈管炎可致流产。

5.免疫功能异常

(1)自身免疫抗磷脂抗体综合征(APS):抗磷脂抗体阳性伴血栓形成或病理妊娠的一组临床征象。病因为抗磷脂抗体激活血管内皮和血小板等多种途径导致血栓栓塞,也可损伤滋养叶细胞。APS 的特征为具有至少一个临床和实验室标准。临床标准为:①1 次或多次确诊的血栓,包括静脉、动脉和小的血管的血栓;②妊娠并发症包括 3 次或以上小于 10 周的妊娠丢失;③1 次或以上大于 10 孕周的胎儿死亡或至少一次由于先兆子痫或胎盘功能不全所致的早产。实验室标准:抗心磷脂抗体(IgG 或 IgM)中度以上水平或狼疮抗凝因子及 β_2 糖蛋白 1 抗体阳性。以上 3 项化验间隔 6 周,至少重复 2 次。

(2)同种免疫妊娠是成功的半同种移植过程,孕妇由于自身免疫系统产生一系列的适应性变化,从而对宫内胚胎移植物表现出免疫耐受,而不发生排斥反应。如果免疫调节和抑制细胞失衡,如滋养细胞膜 HLA-G 表达异常,NK 细胞亚群平衡失调,Th1/Th2 平衡失调,保护性抗体和(或)封闭抗体异常,巨噬细胞分泌的细胞因子异常,母体对胚胎父系抗原识别异常而产生免疫低反应性,导致母体封闭抗体或保护性抗体缺乏、免疫排斥反应,流产发生。

6.遗传性血栓倾向

如 factorVLeiden 基因突变和亚甲基四氢叶酸还原酶(MTHFR)基因表达异常,蛋白 S、蛋白 C 缺乏导致血栓倾向影响胎盘的发育和功能。

7.其他

不健康生活方式与流产相关。有学者报道,每天吸烟超过 14 支的女性,流产风险较对照组增加 2 倍。酗酒、过量饮用咖啡因以及环境因素如有机溶剂和毒物等的影响会增加复发性流产风险。肥胖与早期流产与复发性流产相关。

二、诊断要点

1.临床表现

每次流产多发生于相近的妊娠月份,流产发生的临床过程与一般流产相同。

2.体征

(1)一般情况:无特殊。

(2)腹部检查:无特殊。

3.妇科检查

有时可见宫颈严重撕裂、生殖道畸形、子宫发育不良、子宫肌瘤等。

4.辅助检查

(1)测定女方甲状腺功能、血糖、肾功能、血压,以除外内科并发症。

(2)精液分析。

(3)夫妇双方染色体核型。

(4)进行必要的遗传咨询。

(5)卵巢功能监测,特别是黄体功能的检测。

(6)宫腔镜了解有无生殖道畸形、黏膜下肌瘤和子宫颈内口松弛等。

(7)超声显像了解生殖道情况。

(8)各种感染,如风疹病毒、衣原体、支原体、弓形虫、人类巨细胞病毒、人微小病毒 B_{19} 等病原体感染的检查。

（9）测定配偶双方 ABO 和 Rh 血型、组织相容性抗原的相容性等。

（10）检测夫妇双方免疫方面的有关抗体,如抗心磷脂抗体、子宫内膜抗体、抗精子抗体、透明带抗体等,或封闭抗体的缺乏。

三、鉴别诊断

一般根据病史可明确诊断。

四、治疗

（1）治疗内科疾病。

（2）治疗各种感染。

（3）因子宫病变（双角子宫、子宫纵隔、子宫肌瘤、宫颈内口松弛等病变）而反复流产者可在非妊娠期行手术纠治;术后至少避孕 12 个月。

（4）妊娠期处理:拟诊妊娠即可开始安胎治疗,每日肌内注射黄体酮 20mg,确诊正常妊娠后治疗可持续至妊娠 12 周或超过以往发生流产的月份,同时嘱卧床休息、禁止性生活。妊娠期适当补充多种维生素,注意解除精神紧张。

（5）子宫颈内口松弛晚期流产:如因宫颈损伤所致,可于妊娠前做宫颈内口修补术;若已妊娠并经超声证实宫内正常妊娠,可在孕 14～16 周行宫颈内口环扎术。

（6）免疫功能的调整。

（7）对于免疫过度型致抗磷脂抗体产生者,可使用低剂量阿司匹林或肝素拮抗磷脂抗体介导的血栓形成。

（8）医学助孕:由染色体病等遗传因素引起的习惯性流产,根据不同原因可进行胚胎植入前的遗传学诊断,必要时行辅助生殖技术。

第三节　稽留流产

稽留流产亦称过期流产或死胎不下,指胚胎死亡而仍稽留于宫腔内,且孕产物一般多在症状产生后 1～2 个月内排出。胚胎停止发育后 2 个月尚未自然排出,亦称稽留流产。孕妇多有早期妊娠先兆流产经过,此后子宫不再长大,反渐缩小,且亦不像一般妊娠那样柔软。一方面,妊娠试验从阳性变为阴性,胎盘机化与子宫壁紧密粘连,不易分离。另一方面因性激素不足,子宫收缩力降低,胚胎不易排出而稽留宫腔。胚胎死亡后,胎盘溶解,产生溶血活酶进入母体血液循环,引起微血管内凝血,消耗大量凝血因子。稽留宫腔时间愈长,引起凝血功能障碍的可能性愈大。近年来 B 超广泛应用于临床,停经 6～7 周时即可探及胎囊、胎芽。如疑及胚胎停止发育,可用 B 超观察,及时做出诊断及处理。故有人提出现今是否再用稽留流产一词。但临床上也有症状不明显,未引起患者注意,就诊时胚胎死亡稽留宫腔为时较长的情况。

一、原因

1.胚胎先天性异常

大约有60%的早期流产属于这种原因。引起胚胎先天性异常的原因较多,如遗传病、孕期病毒感染、孕期食物或化学品中毒等。有人称,流产是人类在大自然的条件下的汰劣存优过程,有一定的道理。

2.遗传因素

由染色体的数目或结构异常所致的胚胎发育不良,是流产最常见的病因,尤其是怀孕头3个月以内的流产,染色体异常者占50%～60%。

3.外界不良因素的影响

大量吸烟、喝酒,接触化学性毒物,如铅、镉、放射性物质以及严重的噪声和振动等,可能直接作用于胎儿导致其死亡,或者通过胎盘影响胎儿。惊吓和情绪激动等严重精神刺激,可引起孕妇机体内在环境失调,诱发宫缩而导致流产。下腹部或外阴部受到撞击和跌跤等,可使胎盘从子宫壁剥离而引起流产。孕期性生活过频,剧烈的运动,高温环境及重体力劳动,亦是流产的病因之一。孕期妇科或外科手术,如卵巢肿癌切除术、阑尾切除术,手术中的牵拉可激惹子宫收缩而导致流产。

4.母体疾患

母亲的体质差或患有严重的疾病,如急性传染病、严重的贫血和营养不良、生殖道畸形和生殖器官肿瘤、内分泌功能失调、母子血型不合等,均可危及胎儿导致流产。

5.父方因素

近年发现一种无症状的苗精症可导致流产。研究结果显示,10%～15%男性的精液中含有一定数量的细菌,会影响孕妇,使胚胎流产。

二、诊断要点

1.临床表现

(1)早期妊娠反应消失,有先兆流产症状[停经后少量阴道出血和(或)伴轻度中下腹痛],或无任何症状,仅于常规行B超检查时发现。

(2)若已到中期妊娠,孕妇腹部不见增大,胎动消失。

(3)体征。①一般情况:阴道出血多时,可有面色苍白、脉搏加快、血压下降等休克表现。②腹部检查:一般无特殊发现。③妇科检查:宫颈口未开,子宫较停经周数小。

2.辅助检查

(1)血 β-HCG、孕酮测定:连续的血 β-HCG 监测见其上升缓慢或不再上升或呈下降趋势;孕酮从早期监测的>60nmol/L 水平下降至低于 40nmol/L,部分患者一开始监测时已呈低于 40nmol/L 的低水平。

(2)超声诊断:B 超见宫内妊娠迹象,B 超下计算妊娠物孕周超过 7 周而孕囊内未见胚芽或见胚芽未见胎心搏动;或 1 周前 B 超见胚芽但 1 周后复查 B 超仍未见胎心搏动,可诊断稽留流产。以下情况应高度怀疑稽留流产:①孕囊平均直径超过 13mm 而未见卵黄囊;②孕囊平均直径超过 17mm 而未见胚芽。

三、鉴别诊断

(1)先兆流产。

(2)宫外孕。

四、治疗

一经诊断稽留流产,即完善相关检查,尽快终止妊娠。稽留时间过长可能发生凝血功能障碍,导致弥散性血管内凝血(DIC),造成严重出血。处理前应查血常规、出凝血时间、血小板计数、血纤维蛋白原、凝血酶原时间、D-二聚体等,并做好输血准备。若凝血功能正常,先口服戊酸雌二醇 5mg,3 次/天,连用 3~5 天,可提高子宫肌对催产药的敏感性。若出现凝血功能障碍,应尽早使用肝素、纤维蛋白原及输新鲜血、新鲜冷冻血浆等,待凝血功能好转后,再行刮宫。

清宫术适用于胚胎顶臀径小于 3cm 者及 B 超提示宫深小于 10cm 者。应先口服 3~5 天戊酸雌二醇后行 B 超下清宫术。

第四节 早产

早产指妊娠达到 28 周但不足 37 周就分娩,此时娩出的新生儿称为早产儿。有些国家已将早产时间的下限定义为妊娠 24 周或 20 周。早产儿各器官发育尚不健全,出生孕周越小,体重越轻,预后越差。国内早产占分娩总数的 5%~15%。出生 1 岁以内死亡的婴儿约有 2/3 为早产儿。随着早产儿的治疗及监护手段不断进步,其生存率明显提高、伤残率下降。

一、早产的分类及原因

早产可分为:自发性早产和治疗性早产。前者又分为胎膜完整早产和未足月胎膜早破(PPROM)。

1.胎膜完整早产

为最常见的类型,约占45%。发生机制主要为:①宫腔过度扩张,如双胎或多胎妊娠、羊水过多等;②母胎应激反应,由于孕妇精神、心理压力过大,导致胎盘-胎儿肾上腺-内分泌轴紊乱,过早、过多分泌促肾上腺皮质素释放激素(CRH)和雌激素,使宫颈过早成熟并诱发宫缩;③宫内感染,感染途径最常见为下生殖道的病原体经宫颈管逆行而上,另外,母体全身感染病原体也可通过胎盘侵及胎儿或盆腔感染病原体经输卵管进入宫腔。最常见的病原体有阴道加德纳菌、梭形杆菌、人型支原体、解脲支原体等。

2.胎膜早破早产

病因及高危因素包括:PPROM史、体重指数<19.0、营养不良、吸烟、宫颈机能不全、子宫畸形(如纵隔子宫、单角子宫、双角子宫等)、宫内感染、细菌性阴道病、子宫过度膨胀、辅助生殖技术受孕等。

3.治疗性早产

指由于母体或胎儿的健康原因不允许继续妊娠,在未达到37周时采取引产或剖宫产终止妊娠。

二、预测

早产的先兆表现缺乏特异性,难以识别真假早产,容易造成过度诊断和过度治疗。另有些早产发生之前并没有明显的临床表现,容易漏诊。因此,有必要对有高危因素的孕妇进行早产预测以评估早产的风险。

1.经阴道超声宫颈长度测定

妊娠24周前宫颈长度<25mm,或宫颈内口漏斗形成伴有宫颈缩短,提示早产风险增大。尤其对宫颈长度<15mm和>30mm的阳性和阴性预测价值更大。

2.宫颈分泌物生化检测

超声检测宫颈长度在20~30mm之间,对早产的预测价值还不确定,可进一步做宫颈分泌物的生化指标检测,以提高预测的准确性,尤其是对没有明显早产临床表现的孕妇。检测指标包括:胎儿纤连蛋白(fFN)、磷酸化胰岛素样生长因子结合蛋白1(phIGFBP-1)、胎盘α微球蛋白1(PAMG-1),其中fFN的阴性预测价值更大。

三、诊断

1.临床表现(首先核实孕周)

(1)症状

①主诉:阵发性腹痛,腹胀,少许阴道出血或流液。

②既往史:既往有早产史或晚期流产、产伤史等病史,存在引起早产的高危因素及诱因。

(2)体检:早产临产可扪及较规律宫缩,肛查或阴检发现宫颈管缩短或宫口扩张;即妊娠晚期出现规律宫缩(每20分钟4次或每60分钟8次),同时伴有宫颈的进行性改变(宫颈容受性≥80%,伴宫口扩张2.0cm以上)。

2.辅助诊断

(1)胎心监护:了解宫缩有无及强弱,胎心音有无异常,是否存在减速,了解早产儿对宫缩的耐受情况。

(2)超声检测宫颈长度及宫颈内口有无开大:利用宫颈长度预测早产应首选经阴道测量,但在可疑前置胎盘、胎膜早破及生殖道感染时,应选择经会阴测量或经腹测量。妊娠期宫颈长度的正常值:经腹测量为3.2~5.3cm,经阴道测量为3.2~4.8cm,经会阴测量为2.9~3.5cm。对先兆早产孕妇或具有早产高危因素孕妇的早产预测认为,宫颈长度>3.0cm是排除早产发生的较可靠指标。对有先兆早产症状者应动态监测宫颈长度。漏斗状宫颈内口可能是暂时的,伴有宫颈长度的缩短才有临床预测意义。但如测得宫颈内口漏斗长度大于宫颈总长度的25%或功能性宫颈管长度<3cm,提示早产的可能性大,应给予治疗。

(3)阴道穹分泌物中胎儿纤维连接蛋白(fFN)的测定:fFN为糖蛋白,由羊膜、蜕膜和绒毛膜合成分泌,对胎膜起到黏附作用。正常妊娠20周前阴道穹分泌物中可以呈阳性改变,但妊娠22~35周阴道穹分泌物中应为阴性,孕36周后可以为阳性。孕24~35周有先兆早产症状者如果fFN阳性,预测早产的敏感度为50%左右,特异度为80%~90%。1周内分娩的敏感度为71%,特异度为89%。孕24~35周有先兆早产症状,但fFN阴性,1周内不分娩的阴性预测值为98%,2周内不分娩为95%。其重要意义在于它的阴性预测值和近期预测的意义,对多胎妊娠同样适用。

(4)宫颈长度和fFN检测的联合应用:有先兆早产症状、胎膜早破、宫颈长度<3.0cm者可进一步检测fFN,如果fFN阳性,则早产风险增加。注意事项:fFN标本易受污染造成假阳性,检测前不能行阴道检查及阴道超声检测,24小时内禁止性交,避免阴道出血和子宫收缩。

(5)确诊早产后,进一步进行病因分析,对正确选择治疗方法十分重要。通常采用的方法有:

①B型超声检查:排除胎儿畸形,确定胎儿数目及多胎妊娠类型、明确胎儿先露部、了解胎儿生长状况及宫内安危、排除死胎、估计羊水量,排除前置胎盘及胎盘早剥等。

②阴道窥器检查及阴道流液涂片:了解有无胎膜早破。

③宫颈及阴道分泌物培养:排除 B 族链球菌感染及沙眼衣原体感染。

④羊水检查:胎膜早破者可抽取羊水送细菌培养,排除绒毛膜羊膜炎,检测卵磷脂、鞘磷脂比值或磷脂酰甘油等,了解胎肺成熟度。

四、鉴别诊断

1.前置胎盘

病史中存在高危因素,如多次人工流产刮宫史、产褥感染、瘢痕子宫等内膜损伤病变,双胎妊娠、副胎盘、膜状胎盘等胎盘异常因素。孕妇在妊娠中晚期无痛性阴道出血,不伴无明显下腹痛;体检贫血貌,腹软,未扪及明显宫缩。超声可辅助诊断:胎盘位置低于胎先露部,无明显宫颈管缩短或宫内口扩张。

2.胎盘早剥

妊娠晚期突发下腹痛伴或不伴阴道出血;存在高危病史,如妊娠期高血压疾病、慢性肾病等血管病变,腹部外伤等机械性因素等。体检:腹部紧张,子宫高张,压痛,可扪及宫缩,宫缩无明显间歇,胎心音正常或不正常。胎心提示频繁晚期减速,超声提示胎盘后血肿,但超声即使阴性也不能排除胎盘早剥。

胎盘早剥分为轻、重两型。轻型的胎盘早剥与早产临产极为相似,需警惕。重型胎盘早剥可引起 DIC、出血性休克、羊水栓塞、急性肾衰竭、胎死宫内,需确诊积极处理。

3.阴道壁、宫颈局部病变出血

妊娠期合并阴道壁、宫颈病变,如阴道炎症、阴道赘生物、宫颈息肉、宫颈糜烂,甚至宫颈癌,可能出现无痛性阴道少许出血,于妇科检查可发现病变。体检:腹软,未扪及明显宫缩,子宫无压痛,胎心正常,妇检可见阴道壁潮红,点状出血,阴道或宫颈赘生物,或宫颈中重度糜烂,接触性出血明显,宫颈管长度正常范围,宫颈口闭合,无明显宫腔出血。若症状明显,可行宫颈 LCT 检查、赘生物摘除活体病理检查以明确诊断,必要时需抑制子宫收缩治疗。

4.妊娠晚期子宫生理性收缩

妊娠晚期孕妇自觉无痛性子宫收缩,强度弱,不规则,常夜晚明显,不伴下腹痛、腹胀及阴道流液,不伴宫颈管进行性缩短、宫口扩张等。但若孕妇自觉宫缩较平时频繁,多于一般的次数,则这种宫缩仍有预示意义,需提高警惕。

5.先兆子宫破裂

妊娠晚期出现下腹痛伴阴道出血需与先兆子宫破裂鉴别。既往有分娩梗阻、子宫手术史,此次妊娠晚期出现强烈宫缩、阵发腹痛、少量出血,可有血尿。体检:子宫下段有压痛,病理缩复环。

五、治疗

早产临产的治疗包括卧床休息、糖皮质激素、宫缩抑制剂、广谱抗生素的应用及母胎监护等。

1.左侧卧位

以提高子宫胎盘血流量,降低子宫活性,使子宫肌松弛,从而减少自发性宫缩。

2.促胎肺成熟

糖皮质激素的作用是促胎肺成熟,同时也能促进胎儿其他组织发育。对于治疗性早产前及有早产风险的孕妇应用糖皮质激素可以降低新生儿呼吸窘迫综合征、脑室出血、新生儿坏死性小肠结肠炎等风险,降低新生儿死亡率,并不增加感染率。糖皮质激素的应用方法:地塞米松 5mg,肌内注射,每 12 小时 1 次连续 2 天,或倍他米松 12mg,肌内注射,每天 1 次连续 2 天,或羊膜腔内注射地塞米松 10mg 1 次。羊膜腔内注射地塞米松的方法适用于妊娠合并糖尿病患者。多胎妊娠则适用地塞米松 5mg 肌内注射,每 8 小时 1 次连续 2 天或倍他米松 12mg 肌内注射,每 18 小时 1 次连续 3 次。糖皮质激素的不良反应:①孕妇血糖升高;②降低母、儿免疫力。多疗程应用可能对胎儿神经系统发育产生一定的影响,所以,不推荐产前反复和多疗程应用。

3.宫缩抑制剂

(1)应用条件:凡符合以下条件者,可应用宫缩抑制剂以延长妊娠数天,为糖皮质激素促胎肺成熟争取时间;或数周,使胎儿能继续在宫内发育生长,以降低新生儿死亡率及病率:①难免早产诊断明确;②除外明显胎儿畸形;③无继续妊娠的禁忌证;④子宫颈扩张≤3cm,产程尚处于潜伏期,或即将进入活跃期。

(2)药物的选择及作用机制:宫缩抑制剂能使孕周延长 2～7 天,但并不降低早产率,有助于将胎儿在宫内就能及时转运到有新生儿重症监护室设备的医疗中心,并能保证产前糖皮质激素应用。常用的宫缩抑制剂有硫酸镁、β 肾上腺素能受体激动剂、吲哚美辛、硝苯地平和缩宫素拮抗剂等。如不能阻止产程进展,应立即停用。

①钙拮抗剂:主要作用在于阻止钙离子进入细胞膜,阻止细胞内肌纤维膜释放钙及增加平滑肌中的钙逐出,使细胞质内钙含量降低,子宫肌因而松弛。这类药物中,药效最强的是硝苯地平(心痛定)。a.用法:首次负荷剂量 30mg 口服或 10mg 舌下含服,20 分钟 1 次,连续 4 次。90 分钟后改为 10～20mg/4～6h 口服,或 10mg/4～6h 舌下含服,应用不超过 3 天。舌下含服作用较快,可减弱宫缩的振幅及肌张力。b.不良反应:但可致外周血管扩张、房室传导减慢及随后的反射性心动过速、头痛、皮肤潮热以及降低子宫胎盘血流量。c.禁忌证:心脏病、低血压和肾

脏病。

②吲哚美辛(消炎痛):为非甾体类抗炎药,前列腺素(PG)合成酶抑制剂,有使PG水平下降、减少宫缩的作用,孕期用药属于 B/D 类。a.用法:150~300mg/d,首次负荷量为 100~200mg,直肠给药,吸收快;或 50~100mg 口服,以后 25~50mg/4~6h,限于妊娠 32 周前短期内应用。b.不良反应:孕妇:主要是消化道症状,恶心、呕吐和上腹部不适等,阴道出血时间延长,分娩时出血增加;胎儿:如果在妊娠 34 周后使用,PG 水平下降使动脉导管收缩狭窄,胎儿心脏衰竭和肢体水肿,肾脏血流减少,羊水过少等;c.禁忌证:消化道溃疡、吲哚美辛过敏者、凝血功能障碍及肝肾疾病。

③硫酸镁:镁离子可与钙离子竞争进入肌质网,并可直接作用于肌细胞,使肌细胞膜的电位差降低而不产生肌肉收缩,抑制作用与剂量有关。血清镁浓度为2~4mmol/L(4~8mEq/L)时,可完全抑制子宫肌的自然收缩和缩宫素引起的宫缩。孕期用药属于 B 类。a.用法:硫酸镁的首次剂量为 5g,半小时内静脉滴入,此后以静脉点滴 2g/h 的速度滴入,宫缩抑制后继续维持 4~6 小时后改为 1g/h,宫缩消失后继续点滴 12 小时,同时监测呼吸、心率、尿量、膝反射。有条件者监测血镁浓度。血镁浓度 1.5~2.5mmol/L 可抑制宫缩,但血镁浓度过高可抑制呼吸,严重者可使心跳停止。b.禁忌证:重症肌无力、肾功能不全、近期心肌梗死史和心脏病史。c.不良反应:孕妇:发热、潮红、头痛、恶心、呕吐、肌无力、低血压、运动反射减弱,严重者呼吸抑制、肺水肿、心跳停止;胎儿:无应激实验 NST 无反应型增加;新生儿:呼吸抑制、低 Apgar 评分、肠蠕动降低、腹胀。d.监测指标:孕妇尿量、呼吸、心率、膝反射,Mg^{2+} 浓度;应用硫酸镁时需准备 10% 葡萄糖酸钙 10mL 用于解毒备用。

④β_2-肾上腺素能受体兴奋剂:β_2-受体主要在子宫、血管、支气管及横膈平滑肌内。药物直接作用于平滑肌细胞膜上的受体,与相应受体结合后,激活腺苷环化酶而使平滑肌细胞中的环磷酸腺苷(cAMP)含量增加,抑制肌质网释放钙,细胞质内钙含量减少,使子宫肌松弛而抑制宫缩。目前用以治疗早产的有羟苄羟麻黄碱。孕期用药属于 B 类。a.用法:将利托君 100mg 溶于 500mL 葡萄糖液体中,开始时0.05mg/min 的速度静脉滴注,以后每隔 10~15 分钟增加0.05mg,直至 0.35mg/min,至宫缩停止。其后继续维持 12 小时,逐渐减量后改口服。如心率≥140 次/分应停药。b.绝对禁忌证:孕妇心脏病、肝功能异常、子痫前期、产前出血、未控制的糖尿病、心动过速、低血压、肺动脉高压、甲状腺功能亢进症、绒毛膜羊膜炎。c.相对禁忌证:糖尿病、偏头痛、偶发心动过速。d.不良反应:但该类药物有恶心、头晕头痛、致心率加快、心律失常、低血压等不良反应,并可引起高血糖、低血钾、低血钙、低血镁等。孕妇:心动过速、震颤、心悸、心肌缺血、焦虑、气短、头痛、恶心、呕吐、低血

钾、高血糖、肺水肿;胎儿:心动过速、心律失常、心肌缺血、高胰岛素血症;新生儿:心动过速、低血糖、低血钙、高胆红素血症、低血压、颅内出血。e.监测指标:心电图、血糖、血钾、心率、血压、肺部情况、用药前后动态监测心绞痛症状及尿量,总液体限制在 2400mL/24h。

⑤阿托西班:阿托西班为催产素类似物,分子式为 1-巯基丙酸-右旋酪氨酸(2-乙基)-4-苏氨酸-8-鸟氨酸催产素,在催产素分子结构上的 1、2、4、8 的位置进行了修正。阿托西班于 2001 年正式在欧洲上市,和其他药物相比,催产素受体拮抗剂对子宫具有更高特异性,对母体及胎儿的不良反应均较其他抗早产药物为少。目前认为可能的作用机制:a.阿托西班可直接与催产素竞争催产素受体,抑制催产素和催产素受体结合,从而直接抑制催产素作用于子宫,抑制子宫收缩;b.阿托西班可以抑制磷脂酰肌醇的水解作用,阻断第二信使的生成以及钙离子的活动,从而间接抑制了子宫对催产素的反应,使子宫收缩得到抑制。阿托西班的单药应用方法有以下三种:a.6.5mg 静推＋300ug/min 静脉滴注(持续三小时)＋100ug/min 静脉滴注(持续);b.2mg 静推＋100ug/min 静脉滴注(持续);c.300ug/min 静脉滴注(持续),并均在完全有效抑制宫缩后 4～5 小时停用。这三种方案均可有效的抑制子宫收缩,其中以第一种方案最为常用,治疗效果更值得肯定。阿托西班可以迅速有效的抑制子宫收缩,延迟分娩 48 小时有效率达 88.1%,延迟分娩七天有效率可达 79.7%。其有效性和目前最常用的利托君类似,但临床不良反应较少,目前观察到的有:恶心,食欲减退,头痛,呕吐,以及长期注射后局部皮肤的硬结,但这些不良反应的程度均较轻,不影响患者的继续治疗,也不需要特殊处理。

4.抗生素

虽然早产的主要原因是感染所致,但研究显示,抗生素并不能延长孕周及降低早产率。

(1)对有早产史或其他早产高危孕妇,应结合病情个体化地应用抗生素。

(2)对胎膜早破的先兆早产孕妇建议常规应用抗生素预防感染。

(3)抗生素预防性应用防止胎膜未破性早产:亚临床和临床感染被认为是早产发生的病因之一。因此有人建议应对早产孕妇采用抗生素治疗,以减少早产的发生率。Cochrane 评价发现胎膜未破早产孕妇的抗生素治疗,使孕妇绒毛膜炎和子宫内膜炎感染减少,但没有减少早产或不良新生儿结局,对新生儿结局并无益处。相反,增加了新生儿发病风险。不推荐常规应用该治疗。

5.宫颈环扎术

(1)预防性宫颈环扎术:传统观念认为,宫颈外部存在明显的先天或后天缺陷,或有宫颈机能不全典型病史的患者可选择择期宫颈环扎术,但手术效果仍存在争议。预防性宫颈环扎术宜在妊娠 14～16 周实施,主要针对有因宫颈机能不全造成流产及早产的患者。4 项随机临床试验中 3 项研究表明因上述指征而接受宫颈环扎术者,妊娠结局无明显改善。医学研究会/皇家妇产科医师学会进行了大规模的国际性的随机干预治疗试验,将 1292 例有早产危险的单胎孕妇分为 6 个组:①1 次中期妊娠流产或早产史,无锥切活检或宫颈切除术史;②2 次中期妊娠流产或早产史,无锥切活检或宫颈切除术史;③≥3 次中期妊娠流产或早产史,无锥切活检或宫颈切除术史;④有锥切活检或宫颈切除术史;⑤早期妊娠自然流产史,检查发现子宫或宫颈畸形,或有终止妊娠史;⑥双胎妊娠。第三组 107 例,宫颈环扎术仅对降低这组患者孕 33 周前的早产率有显著性意义(环扎组 15%,对照组 32%,$P \leqslant$ 0.05)。另外 5 组中,宫颈环扎术既不能改善新生儿结局也不能降低早产率。

一项 61 例的随机研究比较孕 16 周~24 周超声证实有宫颈内口扩张,接受 McDonald 环扎者($n=31$)与未接受环扎者($n=30$),在随机分组前,所有患者都行羊膜腔穿刺术取羊水、泌尿生殖道分泌物细菌培养,同时吲哚美辛和抗生素治疗。两组的分娩孕龄和围产儿结局差异无显著性。多个宫颈机能不全预防性环扎随机试验(CIPRACT)的最终结果各不相同。35 例患者的研究显示,16 例单纯卧床休息的患者中,7 例(44%)孕 34 周前发生早产;19 例接受 McDonald 环扎加卧床休息者,无 1 例孕 34 周前发生早产($P=0.002$)。另外,单纯卧床休息组的新生儿发病率(8/16)显著高于环扎加卧床休息组(1/19,$P=0.005$)。但由于样本量小,限制了这些研究的可信性。另外,由于合理设计的紧急宫颈环扎术随机研究的数量有限,超声发现宫颈缩短或宫颈内口漏斗型改变患者的处理仍值得推敲,宫颈环扎手术的决定应该谨慎。

对于预防性宫颈环扎术,任何一种术式都能取得良好效果。然而 Shirodkar 手术在操作上有一定的难度,McDonald 手术操作起来较容易,当羊膜囊膨出宫颈外口并脱入阴道时首选 McDonald 手术。与原始的 Shirodkar 手术相比,改良的 Shirodkar 手术具有创伤小、出血少的优点,尤其在宫颈条件不具备 McDonald 手术,施行改良的 Shirodkar 手术是很有必要的。当羊膜囊膨出宫颈外口,抬高臀部、充盈膀胱或经腹行羊水穿刺降低宫内压,有助于羊膜囊还纳环扎术的实施。必要时 1 周后在第一结扎线的上方再行 McDonald 手术(double McDonald 手术)。

(2)急症(补救性)宫颈环扎术:是针对 28 周前无宫缩而宫颈扩张或宫颈管展退(伴有或不伴有胎膜膨出)的患者,有报道其成功率(50%~59%)较预防性环扎术的成功率(81%~86%)明显降低,胎儿存活率 22%~100%,是否优于期待治疗仍不清楚。未临产或无胎盘早剥而出现进行性宫颈扩张,是急诊宫颈环扎的指征。尚未经随机研究证实。尽管有大量的回顾性研究,但是由于选择偏倚,样本量不足,选择标准不一致,研究结果可信性有限。

(3)环扎术的并发症:宫颈环扎术的并发症往往随孕周的增加及宫颈的扩张而

增多,近期并发症(48 小时之内)主要是胎膜早破、出血多、流产。远期并发症(48 小时以后)主要是宫颈管裂伤(3%～4%)、绒毛膜羊膜炎(4%)、宫颈管狭窄(1%)等。

第五节　过期妊娠

平时月经周期规律,妊娠达到或超过 42 周(≥294 天)尚未分娩者,称为过期妊娠。发生率占妊娠总数的 3%～15%。过期妊娠使胎儿窘迫、胎粪吸入综合征、过熟综合征、新生儿窒息、围生儿死亡、巨大儿及难产等不良结局发生率增高,并随妊娠期延长而增加。

一、病因

1.雌孕激素比例失调

内源性前列腺素和雌二醇分泌不足而孕酮水平增高,导致孕激素优势,抑制前列腺素和缩宫素的作用,延迟分娩发动,导致过期妊娠。

2.头盆不称

部分过期妊娠胎儿较大,导致头盆不称和胎位异常,使胎儿先露不能紧贴子宫下段和宫颈内口,反射性子宫收缩减少,容易发生过期妊娠。

3.胎儿畸形

如无脑儿,由于无下丘脑,垂体肾上腺轴发育不良或缺如,促肾上腺皮质激素产生不足,胎儿肾上腺皮质萎缩,使雌激素的前身物质 16α-羟基硫酸脱氢表雄酮不足,从而雌激素分泌减少;或小而不规则的胎儿不能紧贴子宫下段及宫颈内口诱发宫缩,导致过期妊娠。

4.遗传因素

某家族或某个体常反复发生过期妊娠,如胎盘硫酸酯酶缺乏症属罕见的伴性隐性遗传病,可导致过期妊娠。

二、过期妊娠对母儿的影响

1.胎儿窘迫

胎盘功能减退、胎儿供氧不足是过期妊娠时的主要病理变化,同时胎儿越成熟,对缺氧的耐受能力越差,故当临产子宫收缩较强时,过期胎儿就容易发生窘迫,甚至在子宫内死亡。过期妊娠时胎儿宫内窘迫的发生率为 13.1%～40.5%,为足月妊娠的 1.5～10 倍。1979～1986 年间在柏林国立妇产医院的 62804 次分娩,由过期妊娠导致的围产死亡中近四分之三与产时窒息和胎粪吸入有关。新生儿早期癫痫发作的发生率为 5.4‰,而足月产新生儿为 0.9‰。

2.羊水量减少

妊娠 38 周后,羊水量开始减少,妊娠足月羊水量约为 800mL,后随妊娠延长羊水量逐渐减少。妊娠 42 周后约 30% 减少至 300mL 以下;羊水胎盘粪染率明显增高,是足月妊娠的 2~3 倍,若同时伴有羊水过少,羊水粪染率增加。

3.分娩困难及损伤

过期妊娠使巨大儿的发生率增加,达 6.4%~15%;胎儿过熟,头颅硬、可塑性小,因此过期妊娠分娩时易发生困难,使手术产的机会增加。

三、诊断

1.核实预产期

(1)认真核实末次月经。

(2)月经不规则者,可根据孕前基础体温上升的排卵期来推算预产期;或根据早孕反应及胎动出现日期推算,或早孕期妇科检查子宫大小情况,综合分析判断。

(3)B 超检查:早期或孕中期的超声检查协助明确预产期。

(4)临床检查子宫符合足月孕大小,孕妇体重不再增加,或稍减轻,宫颈成熟,羊水逐渐减少,均应考虑过期妊娠。

2.判断胎盘功能

判断胎盘功能的方法包括:①胎动计数;②hPL 测定;③尿 E_3 比值测定;④B 超检查,包括双顶径、胎盘功能分级、羊水量等;⑤羊膜镜检查;⑥NST、OCT 试验等。现分别阐述:

(1)胎动计数:是孕妇自我监护胎儿情况的一种简易的手段,每个孕妇自感的胎动数差异很大,孕妇18~20周开始自感有胎动,夜间尤为明显,孕 29~38 周为胎动最频繁时期,接近足月略为减少。如胎动异常应警惕胎儿宫内窘迫。缺氧早期胎儿躁动不安,表现为胎动明显增加,当缺氧严重时,胎动减少减弱甚至消失,胎动消失后胎心一般在 24~48 小时内消失。每天早、中、晚固定时间各数 1 小时,每小时大于 3 次,反映胎儿情况良好。也可将早、中、晚三次胎动次数的和乘4,即为12 小时的胎动次数。如 12 小时胎动达 30 次以上,反映胎儿情况良好;如果胎动少于 10 次,则提示胎儿宫内缺氧。

(2)尿雌三醇(E_3)及雌三醇/肌酐(E/C)比值测定:如 24 小时尿雌三醇的总量 <10mg,或尿 E/C 比值<10 时,为子宫胎盘功能减退。

(3)无负荷试验(NST)及宫缩负荷试验(CST)

①NST 反应型:a.每 20 分钟内有两次及以上伴胎心率加速的胎动;b.加速幅度 15 次/分以上,持续 15 秒以上;c.胎心率长期变异正常,3~6 周期/分,变异幅度

6～25 次/分。

②NST 无反应型:a.监测 40 分钟无胎动或胎动时无胎心率加速反应;b.伴胎心率基线长期变异减弱或消失。

③NST 可疑型:a.每 20 分钟内仅一次伴胎心加速的胎动;b.胎心加速幅度小于 15 次/分,持续小于 15 秒;c.基线长期变异幅度小于 6 次/分;d.胎心率基线水平异常,大于 160 或小于 120 次/分;e.存在自发性变异减速。符合以上任何一条即列为 NST 可疑型。

(4)胎儿超声生物物理相的观察:评价胎儿宫内生理状态采用五项胎儿生物物理指标(BPS)。BPS 最先由 Manning 提出,五项指标包括:①无负荷试验(NST);②胎儿呼吸样运动(FBM);③胎动(FM);④胎儿肌张力(FT);⑤羊水量。

胎儿生物物理活动受中枢神经系统支配,中枢神经的各个部位对缺氧的敏感性存在差异。胎儿缺氧时首先 NST 为无反应型,FBM 消失;缺氧进一步加重,FM 消失,最后为 FT 消失。参照此顺序可了解胎儿缺氧的程度,估计其预后,也可减少监测中的假阳性率与假阴性率。

四、治疗

过预产期应更严密地监护宫内胎儿的情况,每周应进行两次产前检查。凡妊娠过期尚不能确定,胎盘功能又无异常的表现,胎儿在宫内的情况良好,宫颈尚未成熟,可在严密观察下待其自然临产。妊娠确已过期,并有下列任何一种情况时,应立即终止妊娠。①宫颈已成熟;②胎儿体重>4000g;③每 12 小时内的胎动计数<10 次;④羊水中有胎粪或羊水过少;⑤有其他并发症者;⑥妊娠已达 43 周。

根据宫颈成熟情况和胎盘功能以及胎儿的情况来决定终止妊娠的方法。如宫颈已成熟者,可采用人工破膜;破膜时羊水多而清,可在严密监护下经阴道分娩。宫颈未成熟者可普贝生引产。如胎盘功能不良或胎儿情况紧急,应及时行剖宫产。

目前促宫颈成熟的药物有:PGE_2 制剂,如阴道内栓剂(可控释地诺前列酮栓,商品名:普贝生);PGE_1 类制剂,如米索前列醇。而米索前列醇被广泛用于促宫颈成熟,证明合理使用是安全有效的,2003 年美国 FDA 已将米索前列醇禁用于晚期妊娠的条文删除。其他促宫颈成熟的方法:包括低位水囊、Foley 导尿管、昆布条、海藻棒等,需要在阴道无感染及胎膜完整时才能使用。但是有潜在感染、胎膜早破、宫颈损伤的可能。

1.前列腺素制剂

常用的促宫颈成熟的药物主要是前列腺素制剂。PG 促宫颈成熟的主要机制,一是通过改变宫颈细胞外基质成分,软化宫颈,如激活胶原酶,使胶原纤维溶解和基质增加;二是影响宫颈和子宫平滑肌,使宫颈平滑肌松弛,宫颈扩张,宫体平滑肌收缩,牵拉宫颈;三是促进子宫平滑肌细胞间缝隙连接的形成。

目前临床使用的前列腺素制剂有:

(1)PGE$_2$制剂:如阴道内栓剂(可控释地诺前列酮栓,商品名:普贝生);是一种可控制释放的前列腺素 E$_2$ 制剂,含有 10mg 地诺前列酮,以 0.3mg/h 的速度缓慢释放,低温保存。外阴消毒后将可控释地诺前列酮栓置于阴道后穹窿深处,在药物置入后,嘱孕妇平卧位 20～30 分钟以利于吸水膨胀。2 小时后复查,仍在原位后可活动。可以控制药物释放,在出现宫缩过强或过频时能方便取出。出现以下情况时应及时取出:①临产;②放置 12 小时后;③如出现过强和过频宫缩、过敏反应或胎心律异常时;④如取出后宫缩过强、过频仍不缓解,可使用宫缩抑制剂。

(2)PGE$_1$类制剂:米索前列醇是一种人工合成的前列腺素 E$_1$ 类似物,有100μg 和 200μg 两种片剂,主要用于防治消化道溃疡,大量临床研究证实其可用于妊娠晚期促宫颈成熟。米索前列醇促宫颈成熟具有价格低、性质稳定易于保存、作用时间长等优点,尤其适合基层医疗机构应用,美国妇产科学会(ACOG)2003 年和 2009 年又重申对米索前列醇在产科领域使用的规范:新指南提出的多项建议中最重要的是:将 25μg 作为促宫颈成熟和诱导分娩的米索前列醇初始剂量,频率不宜超过每 3～6 小时给药 1 次;有关大剂量米索前列醇(每 6 小时给药 50μg)安全性的资料有限且不明确,所以对大剂量米索前列醇仅定为 B 级证据建议。参考ACOG 2003 的规范标准并结合我国米索前列醇临床应用经验,中华医学会妇产科学分会产科学组成员与相关专家经过多次讨论,制定我国米索前列醇在妊娠晚期促宫颈成熟的应用常规:①用于妊娠晚期需要引产而宫颈条件不成熟的孕妇。②每次阴道内放药剂量为 25μg,放药时不要将药物压成碎片。如 6 小时后仍无宫缩,在重复使用米索前列醇前应作阴道检查,重新评估宫颈成熟度,了解原放置的药物是否溶化、吸收。如未溶化和吸收者则不宜再放。每日总量不得超过 50μg,以免药物吸收过多。③如需加用缩宫素,应该在最后一次放置米索前列醇 4 小时以上,并阴道检查证实药物已经吸收。④使用米索前列醇者应在产房观察,监测宫缩和胎心率,一旦出现宫缩过强或过频,应立即进行阴道检查,并取出残留药物。⑤有剖宫产史者或子宫手术史者禁用。

2.缩宫素

小剂量静脉滴注缩宫素为安全常用的引产方法,但在宫颈不成熟时,引产效果不好。其特点是:可随时调整用药剂量,保持生理水平的有效宫缩,一旦发生异常可随时停药,缩宫素作用时间短,半衰期约为 5～12 分钟。静脉滴注缩宫素推荐使用低剂量,最好使用输液泵,起始剂量为 2.5mU/min 开始,根据宫缩调整滴速,一般每隔 30 分钟调整一次,直至出现有效宫缩。有效宫缩的判定标准为 10 分钟内出现 3 次宫缩,每次宫缩持续 30～60 秒。最大滴速一般不得超过 10mU/min,如达到最大滴速,仍不出现有效宫缩可增加缩宫素浓度。增加浓度的方法是以 5％ 葡萄糖 500mL 中加 5U 缩宫素即 1％缩宫素浓度,相当于每毫升液体含 10mU 缩宫素,先将滴速减半,再根据宫缩情况进行调整,增加浓度后,最大增至 20mU/min,原则上不再增加滴速和浓度。

3.人工破膜术

用人工的方法使胎膜破裂,引起前列腺素和缩宫素释放,诱发宫缩。适用于宫颈成熟的孕妇。缺点是有可能引起脐带脱垂或受压、母婴感染、前置血管破裂和胎儿损伤。不适用于胎头浮的孕妇。破膜前要排除阴道感染。应在宫缩间歇期破膜,以避免羊水急速流出引起脐带脱垂或胎盘早剥。破膜前后要听胎心、破膜后观察羊水性状和胎心变化情况。单纯应用人工破膜术效果不好时,可加用缩宫素静脉滴注。

4.其他

其他促宫颈成熟的方法主要是机械性扩张,种类很多,包括低位水囊、Foley 导尿管、昆布条、海藻棒等,需要在阴道无感染及胎膜完整时才能使用。主要是通过机械刺激宫颈管,促进宫颈局部内源性前列腺素合成与释放而促进宫颈管软化成熟。其缺点是有潜在感染、胎膜早破、宫颈损伤的可能。

5.产时处理

临产后应严密观察产程进展和胎心监测,如发现胎心律异常,产程进展缓慢,或羊水混有胎粪时,应即行剖宫产。产程中应充分给氧。胎儿娩出前做好一切抢救准备,当胎头娩出后即应清除鼻腔及鼻咽部黏液和胎粪。过期产儿病率及死亡率高,应加强其护理和治疗。

第六节　妊娠剧吐

妊娠剧吐(HG)指妊娠早期孕妇出现严重持续的恶心、呕吐,并引起脱水、酮症甚至酸中毒,需要住院治疗者。有恶心呕吐的孕妇中通常只有 0.3％～1.0％发展为妊娠剧吐。

一、病因

(1)内分泌因素

①绒毛膜促性腺激素(hCG)水平升高:鉴于早孕反应出现与消失的时间与孕妇血 hCG 水平上升与下降的时间一致,加之葡萄胎、多胎妊娠孕妇血 hCG 水平明显升高,剧烈呕吐发生率也高,提示妊娠剧吐可能与 hCG 水平升高有关。

②甲状腺功能改变：60％的 HG 患者可伴发短暂的甲状腺功能亢进，呕吐的严重程度与游离甲状腺激素显著相关。

（2）精神过度紧张、焦虑、忧虑及生活环境和经济状况较差的孕妇易发生妊娠剧吐。

二、临床表现

1.恶心、呕吐

多见于初孕妇，常于停经 6 周左右出现。首先出现恶心、呕吐等早孕反应，以后症状逐渐加剧，直至不能进食，呕吐物中有胆汁和咖啡渣样物。

2.水、电解质紊乱

严重呕吐和不能进食可导致脱水及电解质紊乱，使氢、钠、钾离子大量丢失；患者明显消瘦，神疲乏力，皮肤黏膜干燥，口唇干裂，眼球内陷，脉搏增快，尿量减少，尿比重增加并出现酮体。

3.酸、碱平衡失调

可出现饥饿性酸中毒，呕吐物中盐酸的丢失可致碱中毒和低钾血症。

4.脏器功能损伤

若呕吐严重，不能进食，可出现脏器功能损伤。若肝功能受损，则出现血转氨酶和胆红素增高；若肾功能受损，则血尿素氮、肌酐升高，尿中可出现蛋白和管型；眼底检查可有视网膜出血。严重并发症如 Wemicke-Korsakoff 综合征主要是由于维生素 B_1 缺乏导致的脑病，主要表现为中枢神经系统症状：眼球震颤、视力障碍、步态及站立姿势异常、食管破裂和气胸极少发生，病情继续发展，可致患者意识模糊，陷入昏迷状态。

三、诊断与鉴别诊断

根据病史、临床表现、妇科检查及辅助检查，诊断并不困难。但必须进行 B 型超声检查以排除葡萄胎。此外，尚需进行必要的检查以与可致呕吐的消化系统疾病如急性病毒性肝炎、胃肠炎、胰腺炎、胆道疾病、脑膜炎及脑肿瘤等鉴别。确诊妊娠剧吐后，为判断病情轻重，尚需进行以下检查：

1.血液检查

测定血红细胞计数、血红蛋白、血细胞比容、全血及血浆黏度，以了解有无血液浓缩及其程度；测定二氧化碳结合力，或作血气分析，以了解血液 pH 值、碱储备及酸碱平衡情况；测定血钾、钠、氯，以了解有无电解质紊乱。监测肝肾功能以了解其有无受损。

2.尿液检查

记 24 小时尿量,监测尿比重、酮体情况,检查有无尿蛋白及管型。

3.心电图

以及时发现有无低钾血症引起的心肌受损情况。

4.眼底检查

了解有无视网膜出血。

5.MRI

一旦出现神经系统症状,需要采用 MRI 头颅检查,排除其他的神经系统病变。同时,Wemicke-Korsakoff 综合征可有特征性的表现:对称性第三、四脑室,中脑导水管周围,乳头体、四叠体、丘脑等为主要受累部位;MRI 上可见上述部位病变呈稍长 T_1 长 T_2 信号,FILAIR 序列呈现高信号,DWI 序列病变急性期为高信号,亚急性期为低信号,急性期由于血脑屏障破坏病变可强化。

四、治疗

首先排除其他疾病引起的呕吐,根据酮体的情况了解疾病的严重程度,决定治疗方案。治疗原则:心理支持,纠正水、电解质紊乱及酸碱失衡,补充营养,防治并发症。

1.心理支持及饮食指导

了解患者的精神状态、思想顾虑,解除其思想负担,缓解其压力,多加鼓励。指导饮食,一般首先禁食 2~3 日,待患者精神好转,略有食欲后,再逐渐改为半流质,宜进食清淡、易消化的食物,避免油腻、甜品及刺激性食物,避免"有气味"的食物,"少食多餐"避免过饱。

2.补液及纠正电解质紊乱

对于病情严重至脱水、酸中毒、电解质紊乱者需禁食、补液治疗及营养支持。根据尿量补液,每日静脉滴注葡萄糖、林格液共 3000mL,维持每日尿量≥1000mL。对低钾者,静脉补充钾离子;对代谢性酸中毒者,适当补充碳酸氢钠;对营养不良者,可予必需氨基酸及脂肪乳等营养液。

3.药物治疗

可在上述补液中加入维生素 B_6 每日及维生素 C,肌内注射维生素 B_1,每日 100mg。对病情较重者,可用止吐药如丙氯拉嗪及氯丙嗪减轻恶心和呕吐。经过以上治疗 2~3 日,一般病情大多迅速好转,症状缓解,若治疗效果不佳,则可用氢化可的松 200~300mg 加入 5% 葡萄糖液 500mL 中静脉滴注;

4.其他

食用姜有益于止吐,结合指压按摩和针灸也可能有益处。

5.终止妊娠

若经治疗后病情不能缓解,反而有加重趋势,出现以下情况应考虑终止妊娠:①体温持续高于38℃;②脉搏>120次/分;③持续黄疸或蛋白尿;④多发性神经炎及神经性体征;⑤Wernicke-Korsakoff综合征。

第七节 异位妊娠

受精卵在子宫体腔以外的部位着床称为异位妊娠,亦称宫外孕。根据受精卵种植部位的不同,异位妊娠分为输卵管妊娠、宫颈妊娠、卵巢妊娠、腹腔妊娠、阔韧带妊娠等,其中以输卵管妊娠最为常见,占90%～95%。异位妊娠是妇产科较为常见的急腹症,发病率约2%,是早期妊娠阶段引起妇女死亡最常见的因素,在发达国家(北美、欧洲、新西兰、日本)因异位妊娠而死亡的女性占妊娠总死亡人数的4.9%,国内尚缺乏这方面的流行病学资料。异位妊娠病史是患者再发此病的主要高危因素之一,研究提示,发生异位妊娠患者,再次发生此病的风险上升了7～13倍。患者下次妊娠为宫内妊娠的概率为50%～80%,发生输卵管妊娠的概率为10%～25%,其余的患者为不孕。

一、输卵管妊娠

输卵管妊娠多发生在壶腹部(75%～80%),其次为峡部(12%)、伞部(11%)及间质部妊娠少见(2%～3%)。

(一)病因

可能与下列因素有关。

1.输卵管异常

输卵管黏膜炎和输卵管周围炎均为输卵管妊娠的常见病因。输卵管黏膜炎严重者可引起管腔完全堵塞而致不孕,轻者管腔未全堵塞,但黏膜皱褶发生粘连使管腔变窄,或纤毛缺损影响受精卵在输卵管内正常运行,中途受阻而在该处着床。输卵管周围炎病变主要在输卵管的浆膜层或浆肌层,常造成输卵管周围粘连,输卵管扭曲,管腔狭窄,管壁肌蠕动减弱,影响受精卵的运行。淋菌及沙眼衣原体所致的输卵管炎常累及黏膜,而流产或分娩后感染往往引起输卵管周围炎。结核性输卵管炎病变重,治愈后多造成不孕,偶尔妊娠,约1/3为输卵管妊娠。结节性输卵管峡部炎是一种特殊类型的输卵管炎。该病变系由于输卵管黏膜上皮呈憩室样向峡部肌壁内伸展,肌壁发生结节性增生,使输卵管近端肌层肥厚,影响其蠕动功能,导致受精卵运行受阻,容易发生输卵管妊娠。另外,输卵管发育不良,表现为输卵管过长、肌层发育差、黏膜纤毛缺乏,其他还有双输卵管、憩室或有副伞等,均可成为输卵管妊娠的原因。输卵管功能(包括蠕动、纤毛活动以及上皮细胞的分泌)受雌、孕激素的调节。若调节失败,影响受精卵的正常运行。此外,精神因素可引起输卵管痉挛和蠕动异常,干扰受精卵的运送。曾患过输卵管妊娠的妇女,再次发生输卵管妊娠的可能性较大。由于原有的输卵管病变或手术操作的影响,不论何种手术后再次输卵管妊娠的发生率为 10%～25%。输卵管绝育术后若形成输卵管瘘管或再通,均有导致输卵管妊娠的可能。因不孕经接受过输卵管分离粘连术,输卵管成形术(如输卵管吻合术、输卵管开口术等)使不孕患者有机会获得妊娠,同时也有发生输卵管妊娠的可能。

2.放置宫内节育器(IUD)与异位妊娠发生的关系

随着 IUD 的广泛应用,异位妊娠发生率增高,其原因可能是由于使用 IUD 后的输卵管炎所致。其实 IUD 本身并不增加异位妊娠的发生率,但若避孕失败而受孕时,则发生异位妊娠的机会较大,约为 3%～4%。传统观点认为含铜或含孕激素的宫内节育器均与异位妊娠发生有关,然而事实上仅含孕激素的宫内节育器与异位妊娠发生有关。

3.受精卵游走

卵子在一侧输卵管受精,受精卵经宫腔或腹腔进入对侧输卵管称受精卵游走。移行时间过长,受精卵发育增大,即可在对侧输卵管内着床形成输卵管妊娠。此病因,可以解释为何 IVF-ET 后,也能导致宫外孕发病率增加。

4.其他

输卵管因周围肿瘤如子宫肌瘤或卵巢肿瘤的压迫,有时影响输卵管管腔通畅,使受精卵运行受阻。子宫内膜异位症可增加受精卵着床于输卵管的可能性。

(二)病理

1.受精卵着床在输卵管内的发育特点

受精卵着床后,输卵管壁出现蜕膜反应,但由于输卵管腔狭小,管壁较薄,缺乏黏膜下层,蜕膜形成较差,不利于胚胎发育,往往较早发生输卵管妊娠流产;输卵管血管分布不利于受精卵着床发育,胚胎滋养细胞往往迅速穿过输卵管上皮组织,穿破输卵管小动脉,小动脉压力较绒毛血管高,故血液自破口流入绒毛间;同时,输卵管肌层不如子宫肌层厚而坚韧,滋养细胞容易侵入,甚至穿透输卵管壁而引起输卵管破裂。

2.输卵管妊娠的变化与结局

(1)输卵管妊娠流产:发生概率取决于胚胎种植部位,多发生在 8～12 周内的输卵管壶腹部妊娠。囊胚向管腔内生长,出血时可导致囊胚与管腔分离;若整个囊胚剥离落入管腔并经输卵管逆蠕动排出到腹腔,即形成输卵管妊娠完全流产,出血一般不多;若囊胚剥离不完整,则为输卵管妊娠不全流产,部分组织滞留管腔,滋养细胞可继续侵蚀输卵管导致反复出血,形成输卵管血肿或输卵管周围血肿,血液积聚在直肠子宫陷凹而形成盆腔积血,血量多时可流向腹腔。

(2)输卵管妊娠破裂:多见于输卵管峡部妊娠,破裂常发生在妊娠6周左右。囊胚生长时绒毛向管壁方向侵蚀肌层及浆膜引起输卵管妊娠破裂,妊娠物流入腹腔,也可破入阔韧带形成阔韧带妊娠。破裂所致的出血远较输卵管妊娠流产剧烈,短期内即可发生大量腹腔内出血使患者休克;亦可反复出血,在盆腔内与腹腔内形成血肿。输卵管间质部妊娠很少,一旦发生后果严重,几乎全为输卵管妊娠破裂。输卵管间质部为通入子宫角的肌壁部分,管腔周围子宫肌层较厚,因此可维持妊娠到3~4个月左右发生破裂,短时间内导致失血性休克。

(3)继发性腹腔妊娠:输卵管妊娠流产或破裂后,囊胚从输卵管排出到腹腔或阔韧带内多已死亡,偶有存活者,若其绒毛组织排至腹腔后重新种植而获得营养,可继续生长发育形成继发性腹腔妊娠。输卵管妊娠流产或破裂后,出血逐渐停止,胚胎死亡后被血块包裹形成盆腔血肿,血肿不消散,随后机化并与周围组织粘连,临床上称陈旧性宫外孕。

(4)持续性异位妊娠(PEP):随着临床医生对异位妊娠的早期诊断的重视,早期未破裂的异位妊娠患者要求保留患侧输卵管比例逐渐增多,保守性手术机会增加,若术中未完全清除胚囊或残留有存活的滋养细胞而继续生长,导致术后血β-hCG不降或反而上升,称为持续性异位妊娠。所以,实施了输卵管保守手术的患者,术后仍需严密随访β-hCG,必要时可联合应用MTX化疗,如术后随访期间出现腹腔内出血征象,应仔细分析临床指征,必要时需再次手术探查。

3.子宫及内膜的变化

异位妊娠的子宫常增大变软,月经停止来潮,这是因为滋养细胞产生的hCG维持黄体生长,使甾体激素分泌增加,血供增加所致,子宫内膜出现蜕膜反应,但蜕膜下的海绵层及血管系统发育较差。若胚胎受损或死亡,滋养细胞活力下降或消失,蜕膜自宫壁剥离而发生阴道流血。内膜除呈蜕膜改变外,也可因为胚胎死亡、绒毛及黄体分泌的激素下降、新的卵泡发育,而呈增生期或分泌期变化改变。而有时可见Arias-Stell(A-S)反应,为子宫内膜过度增生和分泌的反应,是因甾体激素过度刺激引起,对诊断有一定价值。

(三)临床表现

典型异位妊娠的三联症是停经、腹痛及不规则阴道出血。随着临床医生对异位妊娠的逐渐重视,特别是B超联合血hCG的连续监测,被早期诊断的异位妊娠越来越多。

1.症状

(1)停经:需要注意的是有25%的异位妊娠患者无明显停经史。当月经延迟几天即出现阴道流血时,常被误认为是月经异常改变。所以,医生应详细询问平素月经状况,末次月经及本次不规则出血的情况,是否同既往月经比较有所改变。若存在不规则阴道流血伴或不伴腹痛的生育期妇女,即使无停经史也不能除外异位妊娠。通常输卵管壶腹部或峡部妊娠可有6~8周停经史,间质部可达三个月。

(2)阴道流血:常表现为短暂停经后不规则阴道流血,一般量少,呈点滴状暗红或深褐色。也有部分患者量多,似月经量,约5%表现为大量阴道流血,但大量阴道流血更接近不完全流产的临床表现。胚胎受损或死亡导致hCG下降,卵巢黄体分泌的激素难以维持蜕膜生长而发生剥离出血,5%~10%的患者可排出子宫蜕膜管型,排出时的绞痛如同自然流产时的绞痛。

(3)腹痛:95%以上的患者以腹痛为主诉。未破裂时,增大的胚胎使膨胀的输卵管痉挛或逆行蠕动,可致患侧出现隐痛或胀痛;破裂时可致突发患侧下腹部撕裂样剧痛甚至全腹疼痛;血液积聚在直肠子宫陷凹可出现里急后重感;膈肌受到血液刺激可以引起胸痛及肩部疼痛(Danforth征)。

(4)其他:部分患者因为急性出血及剧烈腹痛而处于休克状态,面苍、脉细、肢冷、血压下降等。体温一般正常,休克时略低,积血吸收时略高,<10%的患者有低烧。另外,80%的患者有胃肠道症状,58%的患者有晕眩或轻微头痛。

2.体征

患侧下腹有明显压痛及反跳痛,轻度肌紧张;出血多时可见腹部膨隆,全腹压痛和反跳痛,但压痛仍以输卵管处为甚,移动性浊音阳性。25%的患者子宫在异位妊娠胚胎和卵巢激素的刺激下轻度生长增大。阴道检查时可有剧烈的触痛,75%的患者有宫颈举痛。40%的患者直肠子宫陷凹可触及包块,子宫后方或患侧附件区扪及压痛性包块。

(四)诊断

根据症状和体征,典型的异位妊娠较容易诊断。对于不典型的异位妊娠患者,临床不易诊断,需要我们科学合理地应用各种辅助诊断方法。

1.B型超声检查

对于可疑异位妊娠患者,选择经阴道作为首要检查手段是最合理的。其敏感性和特异性均高于腹部超声,误诊率为10%。输卵管妊娠的典型超声图像:子宫内不见孕囊,若异位妊娠胚胎未受损,蜕膜未剥离则内膜可以增厚,但若已有阴道流血,子宫内膜并不一定增厚;附件区见边界不清,回声不均匀混合性包块,有时可见附件区孕囊,胚芽及心管搏动,此为输卵管妊娠的直接证据;直肠子宫陷凹处有积液。

2.妊娠试验

胚胎存活或滋养细胞尚有活力时,β-hCG呈阳性,但是β-hCG若为阴性也不能完全排除异位妊娠,有陈旧性异位妊娠的可能性,需要结合其他辅助检查。

(1)尿 hCG:这种定性试验在 hCG 25mIU/mL 水平及以上能测出阳性结果,对妊娠的敏感性和特异性是 99%,提供经济、快速有用的结果。需要注意的是异位妊娠因为胚胎发育差,时常出现弱阳性的结果,需要与宫内妊娠流产鉴别。

(2)血清人绒毛膜促性腺激素(β-hCG):异位妊娠、宫内孕的各种流产及少部分正常宫内孕的患者三者血 hCG 水平有交差重叠,因此单次测定仅能肯定是否妊娠,不能区别是正常妊娠或病理妊娠。动态观察很有意义,正常早期宫内孕 6 周时血 β-hCG 的倍增时间为 1.4～2.1 天。异位妊娠时由于着床部位的血供不良,血 β-hCG 一般较正常宫内妊娠低,倍增时间可达 3～8 天,48 小时不足 66%。需要注意的是每 48 小时测定血 β-hCG 值,约 85% 的正常宫内妊娠呈正常倍增,另外的 15% 增加值不足 66%,而约有 13% 的异位妊娠患者的 β-hCG 在 48 小时内可上升 66%。若每 48 小时 β-hCG 升高小于 53%～66%,24 小时小于 24% 或 β-hCG 持平或下降,均应考虑异常宫内妊娠或异位妊娠,可考虑手术介入包括诊断性刮宫或行腹腔镜检查以排除异位妊娠。若血清 β-hCG 未能达到上述最小增加量且超声未见宫内妊娠物,那么应高度怀疑异位妊娠。现已将血清 β-hCG 水平达到 1500～1800IU/L 称为经阴道超声分辨阈值(经腹部超声为 6000～6500IU/L),若血清 β-hCG 水平达到上述阈值但经阴道超声未能见宫内妊娠,那么几乎可以百分之百排除正常宫内妊娠,需高度怀疑病理性妊娠,包括异位妊娠或是宫内妊娠流产。若 β-hCG 水平未达到该阈值,经阴道超声也未见宫内孕囊,则宫内早孕仍有可能,随后需每两天随访 β-hCG 水平,一旦达到阈值须结合超声复查。需要注意的是,血 β-hCG 的半衰期为 37 小时,随访中的 β-hCG 波动水平可提示滋养细胞的活力,如果 48 小时内的下降水平小于 20% 或 7 天内下降小于 60%,那么基本可排除完全流产,而需要考虑不完全流产或异位妊娠。另外,多胎妊娠时血清 β-hCG 水平可能需要达到 2300IU/L,经阴道超声才能分辨宫内妊娠。

3.血清孕酮值

虽然单次孕酮水平不能诊断是否异位妊娠,但能预测是否异常妊娠(宫内孕流产或异位妊娠)。血清孕酮水平≥25ng/mL 的妇女中 97.5% 为正常的宫内孕,但须注意使用辅助生育技术而妊娠妇女,她们的血清孕酮水平通常较高。<2% 异位妊娠和<4% 异常宫内妊娠血清孕激素水平≥25ng/mL。仅存在0.3% 的正常妊娠的孕酮值低于 5ng/mL。≤5ng/mL 作为异常妊娠的预测值,其敏感性为 100%。因此较低的孕酮值可提示宫内妊娠流产或异位妊娠。

4.后穹窿穿刺

是诊断有无盆腹腔出血的技术,穿刺得到暗红不凝血者为阳性,异位妊娠破裂的可能性很大。对早期未破裂型异位妊娠腹腔出血不多,后穹窿穿刺协助诊断意义不大,甚至宫内妊娠有时也会出现阳性结果。其他的腹腔内出血情况还有黄体出血、腹腔其他脏器的破裂、滤泡出血、经血倒流等。但当有血肿形成或粘连时,抽不出血液也不能否定异位妊娠的存在。以前有输卵管炎和盆腔炎的患者可由于子宫直肠陷凹消失使后穹窿穿刺不满意。另外,后穹窿穿出脓性液体则提示感染相关疾病,如输卵管炎、阑尾炎。

5.诊断性刮宫

是帮助诊断早期未破裂型异位妊娠的一个很重要的方法,可以弥补血清学检查以及超声检查的不足。其主要目的在于发现宫内孕,尤其是滋养细胞发育较差、β-hCG 分泌较少以及超声检查未发现明显孕囊的先兆流产或难免流产等异常妊娠。此类妊娠和异位妊娠临床表现很相似,容易误诊为异位妊娠。所以,对可疑患者可行刮宫术,刮出物肉眼检查后送病理检查,若找到绒毛组织,即可确定为宫内妊娠,无须再处理。若刮出物未见绒毛组织,刮宫术次日测定血 β-hCG 水平无明显下降或继续上升则诊断为异位妊娠。诊刮后 12 小时血 hCG 下降＜15％,异位妊娠不能除外。

6.腹腔镜诊断

是异位妊娠诊断的金标准,诊断准确性可达 99％。适用于输卵管妊娠未流产或未破裂时的早期诊断及治疗。但腹腔镜诊断毕竟是一种有创性检查,费用也较贵,不宜作为诊断异位妊娠的首选方案,而且对于极早期异位妊娠,由于腹腔镜诊断过于积极,胚胎较小,着床部位输卵管尚未膨大时可能导致漏诊。

7.其他

血红蛋白和血球比积连续测定是有帮助的,在观察的最初数小时血红蛋白和血球比积下降较最初读数更重要。白细胞计数:50％的异位妊娠患者白细胞计数正常,但也有升高。

(五)鉴别诊断

1.黄体破裂

无停经史,在黄体期突发一侧下腹剧痛,可伴肛门坠胀,无阴道流血。子宫正常大小,质地中等,一侧附件压痛,后穹窿穿刺可抽出不凝血,hCG 阴性。

2.流产

停经,阴道流血与异位妊娠相似,但腹痛位于下腹正中,腹痛呈阵发性胀痛,一般无宫颈举痛,有时可见绒毛排出。子宫增大变软,宫口松弛,若存在卵巢黄体囊肿可能混淆诊断,B 超可见宫内孕囊。

3.卵巢囊肿蒂扭转

常有卵巢囊肿病史,突发一侧下腹剧痛,可伴恶心呕吐,无阴道流血及肛门坠胀感。子宫大小正常,患侧附件区及触痛性包块,hCG 阴性,B 超可见患侧附件肿块。

4.卵巢子宫内膜异位囊肿破裂

有内膜异位症病史,突发一侧下腹痛,伴肛门坠胀感,无阴道流血。宫骶韧带可触及痛性结节。B 超可见后穹窿积液,穿刺出巧克力样液体。

5.急性阑尾炎

无阴道流血,典型表现为转移性右下腹痛,伴恶心、呕吐,WBC 升高。麦氏点压痛,反跳痛明显。

6.盆腔炎症

可能有不洁性生活史,表现为发热、下腹部持续性疼痛、白细胞计数升高。下腹有压痛,有肌紧张及反跳痛,阴道灼热感,可有宫颈举痛。附件增厚感或有包块,后穹窿可抽出脓液。一般无阴道出血,hCG 阴性。

7.其他

还需与功血、胃肠炎、尿路感染、痛经等鉴别。

(六)治疗

输卵管妊娠根据病情缓急,采取相应处理。

1.非手术治疗

随着辅助检查技术的提高和应用,越来越多的异位妊娠患者可以在未破裂前得到诊断,早期诊断为非手术治疗创造了条件和时机。

(1)期待疗法:期待治疗较早期的异位妊娠具有自限性,可以发生输卵管妊娠流产或者重吸收,使得期待治疗成为可能。国内选择期待治疗的指征为:①患者病情稳定,无明显症状或症状轻微;②B 超检查包块直径小于 3cm,无胎心搏动;③腹腔内无出血或出血少于 100mL;④血 β-hCG 小于 1000IU/L 且滴度 48 小时下降大于 15%。

期待治疗在不明部位妊娠的治疗中具有重要意义,避免了可疑异位妊娠的"过度治疗"问题,排除了药物治疗以及手术操作对盆腹腔正常组织结构的干扰。

严格筛选的异位妊娠患者,经期待治疗后成功率约为 70%。但即使 β-hCG 初值较低,有下降趋势,仍有发生异位妊娠破裂、中转开腹的风险,需引起医生和患者的注意。观察中,若发现患者血 β-hCG 水平下降不明显或又升高者,或患者出现内出血症状应及时改行药物治疗或手术治疗。期待疗法是供临床选择的一种方法,但约 1/3 的患者引起输卵管阻塞,输卵管周围的粘连,影响以后生育功能,对要求生育的患者可能不是最佳方法。

(2)药物治疗:前列腺素、米非司酮、氯化钾、高渗葡萄糖及中药天花粉等都曾用于异位妊娠的治疗,但得到广泛认可和普遍应用的还是甲氨蝶呤(MTX)。可以全身或局部给药。MTX 为叶酸拮抗剂,能抑制四氢叶酸生成而干扰 DNA 合成,使滋养细胞分裂受阻,胚胎发育停止而死亡,是治疗早期输卵管妊娠安全可靠的方法。MTX 药物不良反应包括恶心、呕吐、腹泻、口腔炎、胃部不适、头晕等。罕见的严重不良反应包括骨髓抑制、皮炎、胸膜炎、肺炎、脱发。MTX 的治疗效应包括:腹痛加重(约有 2/3 的患者出现此症状),用药后的前 1～3 天可出现 hCG 一过性增高以及阴道点滴状流血。

①适应证:国内曾将血 β-hCG＜2000IU/L,盆腔包块直径＜3cm 作为 MTX 治疗的绝对指征。但临床实践表明,即使明显超出上述指征范围进行的治疗仍然取得了良好的疗效。综合国内选择药物治疗常用标准为:a.患者生命体征平稳,无明显腹痛及活动性腹腔内出血征象;b.诊断为未破裂或者未流产型的早期输卵管妊娠;c.血 β-hCG＜5000IU/L 连续两次测血 β-hCG 呈上升趋势者或 48 小时下降小于 15%;d.异位妊娠包块最大直径＜3.5～4cm;e.某些输卵管妊娠保守性手术后,可疑绒毛残留;f.其他部位的异位妊娠(宫颈、卵巢、间质或宫角妊娠);g.血红细胞、白细胞、血小板计数正常,肝肾功能正常。在使用 MTX 前须行血常规、肝肾功能、血型(包括 Rh 血型)的检查(Rh 阴性患者需要接受 Rh 免疫球蛋白治疗),若有肺部疾病病史,则需行胸片检查。

国际上对于宫外孕的保守治疗,美国 ACOG 和 ASRM 分别于 2008 年颁布了异位妊娠药物治疗指南,大体原则相同,其中细节略有不同,现分别介绍如下:

美国妇产科医师学会(ACOG)颁布了异位妊娠的药物治疗方案,推荐的药物为 MTX。使用的适宜人群为确诊或者高度怀疑宫外孕的患者,血液动力状态稳定,而且异位妊娠包块未破。指南没有对 hCG 值和附件包块大小作出明确规定,但是从相对反指征推测看,包块最好小于 3.5cm。

②禁忌证:2008 年美国生殖医学学会(ASRM)公布了药物治疗的绝对禁忌证和相对禁忌证。宫内妊娠、免疫缺陷、中到重度贫血、白细胞或者血小板减少症、MTX 过敏、活动性肺部疾病、活动性消化性溃疡、肝肾功能不全、哺乳期及酗酒的患者是药物治疗的绝对禁忌。相对禁忌有经阴道超声发现心管搏动、β-hCG 初始数值＞5000IU/L、经阴道超声发现妊娠包块＞4cm、拒绝接受输血和不能定期随访的患者。

③用药方法

a.肌内注射单次给药:MTX 50mg/m^2 单次肌内注射[体表面积计算公式,许文生公式,即体表面积(m^2)＝0.0061×身高(cm)＋0.0128×体重(kg)−0.1529,或女性体表面积计算公式,即体表面积(m^2)＝0.0073×身高＋0.0127×体重−0.2106],用药后 4～7 天复查 β-hCG,若下降＜15% 或继续升高,第 7 天给予第二次 MTX 肌内注射(50mg/m^2),无须用四氢叶酸解毒。

b.多次给药：MTX-CF 方案：MTX 1mg/kg 肌内注射,隔日一次,第 1、3、5、7 天;同时使用 CF(甲酰四氢叶酸)0.1mg/kg 肌内注射,以减少不良反应,隔日一次,第 2、4、6、8 天。给药后 48 小时如果 β-hCG 下降大于 15%,可以停药观察,否则继续用药;MTX 小剂量分次肌内注射方案:0.4mg/(kg·d)肌内注射,5 天为一疗程,如 1 个疗程后 β-hCG 无明显下降,可间隔 1 周后再次给第二个疗程。

使用多剂量方案的患者,通常约有 50% 不需要完成 8 日全部治疗即可停止使用 MTX 进入监测阶段。

多数患者在初次肌内注射 MTX 后的 2～3 天内可出现腹痛加重,这可能是有由于妊娠物与种植部位分离而引起。通常腹痛轻缓,持续 24～48 小时,不伴随急腹症及休克症状,需与异位妊娠破裂鉴别。

不论使用何种方案,一旦 hCG 降至监测标准,就必须每三日定期监测 hCG 水平是否平稳下降,两周后可每周监测一次直到正常,连续三次阴性,症状缓解或消失,包块缩小为有效。通常在使用 MTX 治疗后 2～3 周可彻底治愈,但若初始 hCG 水平较高,也可能需要 6～8 周或更长的时间。如果下降中的 hCG 水平再次升高,那么需考虑持续性异位妊娠的诊断。若在使用 MXT 4～7 天后,hCG 水平不降反升、与初始值持平或下降幅度小于 15%,均提示治疗失败。此时,可在重新评估患者情况后再次予以 MTX 治疗,或直接手术治疗。

使用 MTX 治疗期间,患者应注意禁止性生活和酒精、叶酸、非甾体类抗炎药的摄入,避免阳光照射防止 MTX 皮炎,监测 hCG 期间避免盆腔检查及超声检查。MTX 的总体成功率约为 89%。

c.静脉注射：多采用 1mg/kg 体重或 50mg/m² 体表面积的剂量单次给药,不需用解毒药物。但由于不良反应大,现极少应用。

d.局部用药：MTX 局部用药临床应用较少,多用于非输卵管部位妊娠,如宫颈妊娠、宫角妊娠、宫内外同时妊娠。在超声引导下向孕囊或胎儿内注射 KCI,治疗异位妊娠安全有效,在去除了异位妊娠的同时,保存了正常的宫内妊娠和完整的子宫。腹腔镜直视下穿刺输卵管妊娠囊,吸出部分囊液后,将药物注入;MTX 经阴道或腹部超声引导下局部注射;宫颈妊娠患者可全身加局部治疗,用半量 MTX 肌内注射,另经阴道超声引导下在宫颈妊娠囊内抽出羊水后局部注射 MTX;经宫颈输卵管插管在孕卵种植部位注入 MTX 或经子宫动脉插管注入 MTX 有治疗成功的报道。

2.手术治疗

手术方式取决于有无生育要求、输卵管妊娠部位、包块大小、内出血程度及输卵管损害程度、对侧输卵管状况、术者技术水平及手术措施等综合因素决定。

(1)根治性手术：输卵管切除术为最基本最常用的术式。对已不能控制的出血,有子女、对侧输卵管正常、妊娠输卵管广泛损害或在同条输卵管的复发的异位妊娠以及想要绝育的患者,可行此术,以间质部妊娠及严重内出血休克者尤为适合。从输卵管峡部近端,逐渐电凝并切断输卵管系膜,直至伞端,即可自子宫上切除输卵管。也可行输卵管部分切除术,可以减轻手术对卵巢的影响。输卵管切除术主要用于破裂口大、出血多、无法保留的输卵管异位妊娠。虽彻底清除了病灶,但同时切断了输卵管系膜及卵巢之间的血液循环,使卵巢的血液供应受到影响,其影响程度的大小,还有待于临床的进一步研究。而输卵管部分切除术是在包含妊娠物的输卵管的近远两端,自对系膜缘向系膜逐渐充分电凝并切除该部分的病变输卵管,并将下方的输卵管系膜一并切除。此术式在清除病灶的同时,还保留了输卵管、系膜与卵巢之间的血液循环,对卵巢的血液供应影响较小。若剩余的输卵管足够长也可行二期吻合术。

(2)保守性手术:凡输卵管早期妊娠未破裂或破裂口直径≤3cm,术后输卵管长≥5cm,妊娠病灶<5cm,对侧输卵管缺如或阻塞(粘连、积水、堵塞)及要求保留生功能者均可考虑行此术。但能否施行保守性手术还取决于孕卵植入部位(输卵管间质部妊娠一般不选择保守性手术)、输卵管破损程度和以前输卵管存在的病变。如输卵管有明显癌变或解剖学改变,切除病灶后残留段不足5cm,陈旧性输卵管妊娠部位有血肿形成或积血,严重失血性休克者列为禁忌。

①剖腹手术

a.输卵管线形切开取胚术:当妊娠物种植于输卵管壶腹部者更适于此术式。在输卵管系膜的对侧,自妊娠物种植处,沿输卵管长轴表面最肿胀薄弱处纵向线形切开各层组织,长度约2cm,充分暴露妊娠物,用冲洗器在妊娠物与输卵管之间反复正压冲洗分离,待妊娠物大部分剥离后取净妊娠物,勿搔刮、挤压妊娠组织。若输卵管破裂,出血活跃时亦可先电凝输卵管系膜内血管,再取妊娠物。可用3/4个0肠线间断缝合管腔2～3针止血。也可不缝合,管腔或切缘出血处以双极电凝止血待其自然愈合,称为开窗术。

b.输卵管伞端妊娠囊挤出术:主要适用于妊娠囊位于输卵管伞端或近输卵管伞端。沿输卵管走行,轻轻挤压输卵管,将妊娠物自输卵管伞端挤出,用水冲洗创面看清出血点,双极电凝止血。此术式有时因残留而导致手术失败。

c.部分输卵管切除＋端端吻合术:此术式较少应用。具体操作步骤为:分离输卵管系膜,将妊娠物种植处的部分输卵管切除,然后通过显微手术,行端端吻合术。

②腹腔镜下手术:腹腔镜手术微创,恢复快,术后输卵管再通率及宫内妊娠率高,目前是异位妊娠的首选手术方式。手术方式主要包括以下两种:

a.输卵管线性造口/切开术:适用于未破裂的输卵管壶腹部妊娠。于输卵管对系膜缘,自妊娠物种植处,沿输卵管长轴表面最肿胀薄弱处,纵行作"内凝"形成一约 2～3cm 长的"内凝带",已破裂的输卵管妊娠,则从破口处向两端纵行延长切开,切口的长度略短于肿块的长度。应先凝固后切开,以免出血影响手术野的清晰。输卵管一旦切开妊娠产物会自动向切口外突出或自动滑出。钳夹输卵管肿块两端轻轻挤压,妊娠产物会自然排出,有时需要借助钳夹或水分离加压灌洗来取出妊娠物。抓钳清除妊娠产物及血块,冲洗切口及输卵管腔,应将管腔内的血凝块清除以免绒毛组织残留。凝固切缘出血点止血,切口不缝合。操作中应当避免用抓钳反复搔抓输卵管腔,这样会损伤输卵管黏膜和导致止血困难;还应避免对管腔内的黏膜进行过多的凝固止血操作,这样会导致输卵管的功能丧失。输卵管峡部妊娠时输卵管内膜通常受损较重,行输卵管线性造口/切开术效果欠佳,术后再次发生异位妊娠的概率高,故线性造口/切开术不是输卵管峡部妊娠的首选手术方式,可选择输卵管部分切除或全切术。

b.输卵管伞部吸出术/挤压术或切开术:若孕囊位于输卵管伞端,可考虑应用此术式。用负压吸管自伞端口吸出妊娠组织,或夹持输卵管壶腹部顺次向伞部重复挤压数次,将妊娠产物及血凝块从伞部挤出,然后冲洗输卵管伞部将血凝块清除,此术式操作简单,但可引起出血,输卵管损伤,持续性输卵管妊娠,术后再次发生异位妊娠的可能性高。对于 hCG<200IU/L 的陈旧性输卵管伞部妊娠,采用此术式是可行的。对 hCG>500IU/L 的患者,术中或术后应给予 MTX 等化学药物治疗。伞部妊娠的腹腔镜保守治疗更多的是采用伞部切开术。用无损伤钳固定输卵管伞部,将电凝剪刀的一叶从伞部伸入输卵管内,于输卵管系膜的对侧缘剪开输卵管,切口的长度以妊娠着床部位暴露为限。钳夹清除妊娠产物及血凝块,电凝切缘止血。冲洗输卵管伞及黏膜,切开的伞部不缝合。

无论采取何种式式,术中均应将腹腔内的出血洗净、吸出,不要残留凝血块及妊娠胚胎组织。在手术进行过程中,用生理盐水边冲洗边操作,既利于手术又有预防粘连的作用。必要时予病灶处局部注射 MTX。为减少术中出血,可将 20 单位垂体后叶素以等渗盐水稀释至 20mL 注射于异位妊娠部位下方的输卵管系膜,误入血管可致急性动脉高压和心动过缓,故回抽无血方可注射。

术后可给予米非司酮 25mg,2 次/天,口服 3～5 天,防止持续性异位妊娠(PEP)。PEP 是输卵管妊娠保守性手术后一个严重的并发症,应引起高度重视。PEP 的发病率在经腹手术为 3%～5%,而在腹腔镜下为 3%～20%。

(3)术后随访:手术切除异位妊娠物后,需每周检测 hCG 水平直到正常。这对接受保守性手术的患者尤为重要。一般术后 2～3 周 hCG 水平可恢复至正常,但部分比例可长达 6 周。术后 72 小时 hCG 水平下降少于 20% 提示可能存在组织残留,手术未能彻底治疗。大多数情况为滋养细胞组织残留,极少数情况下亦可能是存在未被发现的多部位的异位妊娠。初始 hCG 水平小于 3000IU/L 的患者术后发生持续性异位妊娠的可能性很小。若存在输卵管积血直径大于 6cm,hCG 水平高于 20 000IU/L,腹腔积血超过 2L,则术后发生持续性异位妊娠的可能性很大。

二、其他部位妊娠

(一)卵巢妊娠

卵巢妊娠指受精卵在卵巢着床和发育,发病率为 1/7000～1/50 000。卵巢妊娠的诊断标准为:①患侧输卵管完整;②异位妊娠位于卵巢组织内;③异位妊娠以卵巢固有韧带与子宫相连;④绒毛组织中有卵巢组织。

卵巢妊娠的临床表现与输卵管妊娠极相似,主要症状为停经、腹痛及阴道流血。卵巢妊娠绝大多数在早期破裂,有报道极少数可妊娠至足月,甚至胎儿存活。破裂后可引起腹腔内大量出血,甚至休克。因此,术前往往诊断为输卵管妊娠或误诊为卵巢黄体破裂。术中经仔细探查方能明确诊断,因此切除组织必须常规进行病理检查。

治疗方法为手术治疗,手术应根据病灶范围作卵巢部分切除、卵巢楔形切除、卵巢切除术或患侧附件切除术。

(二)腹腔妊娠

腹腔妊娠指胚胎或胎儿位于输卵管、卵巢及阔韧带以外的腹腔内,发病率为 1/10 000～1/25 000,母体死亡率约为 5%,胎儿存活率仅为 1‰。

腹腔妊娠分为原发性和继发性两类。原发性腹腔妊娠指受精卵直接种植于腹膜、肠系膜、大网膜等处,极少见。原发性腹腔妊娠的诊断标准为:①两侧输卵管和卵巢正常,无近期妊娠的证据;②无子宫腹膜瘘形成;③妊娠只存在于腹腔内,无输卵管妊娠等的可能性。促使受精卵原发着床于腹膜的因素可能为腹膜有子宫内膜异位灶。继发性腹腔妊娠往往发生于输卵管妊娠流产或破裂后,偶可继发于卵巢妊娠或子宫内妊娠而子宫存在缺陷(如瘢痕子宫裂开或子宫腹膜瘘)破裂后。胚胎落入腹腔,部分绒毛组织仍附着于原着床部位,并继续向外生长,附着于盆腔腹膜及邻近脏器表面。腹腔妊娠胎盘附着异常,血液供应不足,胎儿不易存活至足月。

患者有停经及早孕反应,且病史中多有输卵管妊娠流产或破裂症状,或妊娠早期出现不明原因的短期贫血症状,伴有腹痛及阴道流血,以后逐渐缓解。随后阴道流血停止,腹部逐渐增大。胎动时,孕妇常感腹部疼痛,随着胎儿长大,症状逐渐加重。腹部检查发现子宫轮廓不清,但胎儿肢体极易触及,胎位异常,肩先露或臀先露,先露高浮,胎心异常清晰,胎盘杂音响亮。妇科检查发现宫颈位置上移,子宫比妊娠月份小并偏于一侧,但有时不易触及,胎儿位于子宫另一侧。近预产期时可有阵缩样假分娩发动,但宫口不扩张,经宫颈不易触及胎先露部。若胎儿死亡,妊娠征象消失,月经恢复来潮,粘连的脏器和大网膜包裹死胎,胎儿逐渐缩小,日久者干尸化或成为石胎。若继发感染,形成脓肿,可向母体肠管、阴道、膀胱或腹壁穿通,排出胎儿骨骼。超声检查发现宫腔内空虚,胎儿与子宫分离;在胎儿与膀胱间未见子宫肌壁层;胎儿与子宫关系异常或胎位异常;子宫外可见胎盘组织。磁共振、CT对诊断也有一定帮助。

腹腔妊娠确诊后,应即行剖腹手术取出胎儿。术前评估和准备非常重要,包括术前血管造影栓塞术、子宫动脉插管、输尿管插管、肠道准备、充分备血及多专科抢救团队等。胎盘的处理要特别慎重,任意剥离将引起大量出血。胎盘的处理应根据其附着部位、胎儿存活及死亡时间决定。胎盘附着于子宫、输卵管或阔韧带者,可将胎盘连同附着器官一并切除。胎盘附着于腹膜或肠系膜等处,胎儿存活或死亡不久(未达到4周),则不能触动胎盘,在紧靠胎盘处结扎脐带,将胎盘留在腹腔内,约需半年逐渐吸收,若未吸收而发生感染者,应再度剖腹酌情切除或引流;若胎儿死亡已久,则可试行剥离胎盘,有困难时仍宜将胎盘留于腹腔内,一般不作胎盘部分切除。术后需用抗生素预防感染。将胎盘留于腹腔内者,应定期通过超声检查及血 hCG 测定了解胎盘退化吸收程度。

(三)宫颈妊娠

受精卵着床和发育在宫颈管内者称为宫颈妊娠,极罕见。发病率为 $1/8600 \sim 1/12\,400$,近年辅助生殖技术的大量应用,宫颈妊娠的发病率有所增高。多见于经产妇,有停经及早孕反应,由于受精卵着床于以纤维组织为主的宫颈部,故妊娠一般很少维持至 20 周。主要症状为无痛性阴道流血或血性分泌物,流血量一般由少到多,也可为间歇性阴道大量流血。检查发现宫颈显著膨大呈桶状,变软变蓝,宫颈外口扩张边缘很薄,内口紧闭,子宫体大小正常或稍大。宫颈妊娠的诊断标准:①妇科检查发现在膨大的宫颈上方为正常大小的子宫;②妊娠产物完全在宫颈管内;③分段刮宫,宫腔内未发现任何妊娠产物。

本病易误诊为难免流产,若能提高警惕,发现宫颈特异改变,有可能明确诊断。超声检查对诊断有帮助,显示宫腔空虚,妊娠产物位于膨大的宫颈管内。彩色多普勒超声可明确胎盘种植范围。

确诊后可行宫颈管搔刮术或行宫颈管吸刮术,术前应做好输血准备或于术前行子宫动脉栓塞术以减少术中出血;术后用纱布条填塞宫颈管创面,或应用小水囊压迫止血,若流血不止,可行双侧髂内动脉结扎。若效果不佳,应及时行全子宫切除术,以挽救生命。

为减少刮宫时出血并避免切除子宫,可于术前给予 MTX 治疗。MTX 每日肌内注射 20mg,共 5 日,或 MTX 单次肌内注射 $50mg/m^2$;或将 MTX 50mg 直接注入妊娠囊内。如已有胎心搏动,也可先注入 10% KCl 2mL 到孕囊内。经 MTX 治疗后,胚胎死亡,其周围绒毛组织坏死,刮宫时出血量明显减少。

第八节　前置胎盘

妊娠 28 周以后,胎盘位置低于胎先露部,附着在子宫下段、下缘达到或覆盖宫颈内口称为前置胎盘。为妊娠晚期阴道流血最常见的原因,也是妊娠期严重并发症之一。国外发病率为 0.3％～0.5％,国内报道为 0.24％～1.57％。

一、病因

高危因素包括多次流产史、宫腔操作史、产褥感染史、高龄、剖宫产史、多孕产次、孕妇不良生活习惯(吸烟或吸毒妇女)、双胎妊娠、辅助生殖技术受孕、子宫形态异常、妊娠 28 周前超声检查提示胎盘前置状态等。

病因尚不清楚,可能与下述因素有关:

1.胎盘异常

形态和胎盘大小异常。胎盘位置正常而副胎盘位于子宫下段接近宫颈内口;胎盘面积过大和膜状胎盘大而薄延伸至子宫下段;双胎较单胎妊娠前置胎盘的发生率高 1 倍。

2.子宫内膜病变或损伤

剖宫产、子宫手术史、多次流产刮宫史、产褥感染、盆腔炎等可引起子宫内膜炎或萎缩性病变。受精卵植入受损的子宫内膜,子宫蜕膜血管形成不良造成胎盘血供不足,为了摄取足够营养胎盘延伸到子宫下段以增大面积。前次剖宫产手术瘢痕妨碍胎盘于妊娠晚期随着子宫峡部的伸展而上移等。

3.受精卵滋养层发育迟缓

滋养层尚未发育到可以着床的阶段时,受精卵已达子宫腔,继续下移,着床于子宫下段进而发育成前置胎盘。

4.辅助生殖技术

使用的促排卵药物,改变了体内性激素水平,由于受精卵的体外培养和人工植入,造成子宫内膜与胚胎发育不同步,人工植入时可诱发宫缩,导致其着床于子宫下段。

二、临床分类

按胎盘下缘与宫颈内口的关系,分为 3 种类型。

1.完全性前置胎盘

或称为中央性前置胎盘,宫颈内口全被胎盘组织覆盖。

2.部分性前置胎盘

宫颈内口部分被胎盘组织覆盖。

3.边缘性前置胎盘

胎盘下缘附着于子宫下段,但未超越宫颈内口。

胎盘下缘与宫颈内口的关系随子宫下段的逐渐伸展、宫颈管的逐渐消失、宫颈口的逐渐扩张而改变。因此。前置胎盘的分类可随妊娠的继续、产程的进展而发生变化。临产前的完全性前置胎盘可因临产后宫颈口扩张而变为部分性前置胎盘。故诊断时期不同,分类也可不同,目前均以处理前最后一次检查来确定其分类。

三、临床表现

特点为妊娠晚期无痛性反复性阴道流血,可伴有因出血多所致的相应症状。出血可发生于中期妊娠的晚期和晚期妊娠的早期,发生出血较早者,往往由于出血过多而流产。

1.无痛性阴道出血

妊娠晚期或临产时。突发性无诱因、无痛性阴道流血是前置胎盘的典型症状。妊娠晚期子宫峡部逐渐拉长形成子宫下段,而临产后的宫缩又使宫颈管消失而成为产道的一部分。但附着于子宫下段及宫颈内口的胎盘不能相应的伸展。与其附着处错位而发生剥离,致血窦破裂而出血。初次出血一般不多。但也可初次即发生致命性大出血。随着子宫下段的逐渐拉长。可反复出血。完全性前置胎盘初次出血时间较早,多发生在妊娠28周左右,出血频繁。出血量也较多;边缘性前置胎盘初次出血时间较晚,往往发生在妊娠37~40周或临产后,出血量较少;部分性前置胎盘的初次出血时间及出血量则介于以上两者之间。部分性及边缘性前置胎盘患者胎膜破裂后。若胎先露部很快下降,压迫胎盘可使出血减少或停止。

2.贫血、休克

反复出血可致患者贫血,其程度与阴道流血量及流血持续时间呈正比。有时,一次大量出血可致孕妇休克、胎儿发生窘迫甚至死亡。有时,少量、持续的阴道流血也可导致严重后果。

3.胎位异常

常见胎头高浮,约1/3患者出现胎位异常,其中以臀位和横位为多见。

四、诊断

孕28周后胎盘附着于子宫下段,其下缘甚至达到或覆盖宫颈内口,其位置低于胎先露部,可诊断为前置胎盘,但其临床类型随诊断时期不同,分类可有差别,目前均以处理前最后一次检查来确定其分类。临床上,对任何可疑前置胎盘患者,在没有备血或输液情况下,不能做肛门或阴道检查,以免引起出血,甚至是致命性出血。

1.病史

妊娠晚期或临产后突发无痛性阴道流血,应考虑前置胎盘;了解每次出血量以及出血的总量。但也有许多前置胎盘无产前出血,通过超声检查才能获得诊断,同时应询问有无多次刮宫或多次分娩史。

2.体征

反复出血者可有贫血貌,严重时出现面色苍白、四肢发冷、脉搏细弱、血压下降等休克表现。

(1)腹部体征:子宫大小与停经月份相符,子宫无压痛,但可扪及阵发性宫缩,间歇期能完全放松。可有胎头高浮、臀先露或胎头跨耻征阳性,出血多时可出现胎心异常,甚至胎心消失;胎盘附着子宫前壁时可在耻骨联合上方闻及胎盘血流杂音。

(2)宫颈局部变化:一般不做阴道检查,如果反复阴道出血,怀疑宫颈阴道疾病,需明确诊断,则在备血、输液、输血或可立即手术的条件下进行阴道窥诊,严格消毒外阴后,用阴道窥器观察阴道壁有无静脉曲张、宫颈糜烂或息肉等病变引起的出血,不作阴道指检,以防附着于宫颈内口处的胎盘剥离而发生大出血。如发现宫颈口已经扩张,估计短时间可经阴道分娩,可行阴道检查,首先以一手食、中两指轻轻行阴道穹窿部扪诊,如感觉手指与胎先露部之间有较厚的软组织,应考虑前置胎盘,如清楚感觉为胎先露,则可排除前置胎盘;然后,可轻轻触摸宫颈内有无胎盘组织,确定胎盘下缘与宫颈内口的关系,如为血块则易碎,若触及胎膜并决定阴道分娩时,可刺破胎膜,使羊水流出,胎先露部下降压迫胎盘而减少出血。

3.辅助检查方法

(1)B型超声检查:可清楚显示子宫壁、宫颈、胎先露部及胎盘的关系,为目前诊断前置胎盘最有效的方法,准确率在95%以上,超声诊断前置胎盘还要考虑孕龄,中期妊娠时胎盘占据宫壁一半面积,邻近或覆盖宫颈内口的机会较多,故有半数胎盘位置较低。晚期妊娠后,子宫下段形成及向上扩展成宫腔的一部分,大部分胎盘上移而成为正常位置胎盘。附着于子宫后壁的前置胎盘容易漏诊,因为胎先露遮挡或腹部超声探测深度不够,经阴道彩色多普勒检查可以减少漏诊,而且安全、准确,但应注意避免因操作不当引起出血。

(2)磁共振检查(MRI):可用于确诊前置胎盘,但价格昂贵,国内已开展应用。

(3)产后检查胎盘胎膜:产后应检查胎盘有无形态异常,有无副胎盘。胎盘边缘见陈旧性紫黑色血块附着处即为胎盘前置部分;胎膜破口距胎盘边缘在7cm以内则为边缘性或部分性前置胎盘。

五、鉴别诊断

应与胎盘早剥、帆状胎盘前置血管破裂、胎盘边缘血窦破裂鉴别。诊断时应排除阴道壁病变、宫颈癌、宫颈糜烂及息肉引起的出血。

六、对孕妇、胎儿的影响

1.产时、产后出血

附着于子宫前壁的前置胎盘行剖宫产时,如子宫切口无法避开胎盘,则出血明显增多。胎儿分娩后,子宫下段肌肉收缩力较差,附着的胎盘不易剥离,即使剥离后因开放的血窦不易关闭而常发生产后出血。

2.植入性胎盘

前置胎盘偶可合并胎盘植入,由于子宫下段蜕膜发育不良,胎盘绒毛可植入子宫下段肌层,使胎盘剥离不全而发生大出血,有时需切除子宫而挽救产妇生命。

3.贫血及感染

产妇出血,贫血而体弱,加上胎盘剥离面又靠近宫颈内口,容易发生感染。

4.围生儿预后不良

出血量多可致胎儿缺氧或宫内窘迫。有时因大出血而须提前终止妊娠,新生儿死亡率高。

七、治疗

治疗原则是抑制宫缩、控制出血、纠正贫血及预防感染,正确选择结束分娩的时间和方法。根据出血量、有无休克及程度、妊娠周数、胎儿是否存活而采取相应的处理。

1.期待疗法

适用于出血不多或无产前出血者、生命体征平稳、胎儿存活、胎龄＜36周、胎儿体重不足2300g的孕妇。原则是在确保孕妇安全的前提下,继续延长胎龄,以期提高围生儿的存活率。若无阴道流血,在妊娠34周前可以不必住院,但要定期超声检查,了解胎盘与宫颈内口的关系;一旦出现阴道流血,就要住院治疗。期待疗法应在备血、有急诊手术条件下进行,一旦出血增多,应立即终止妊娠。期待疗法具体如下:

(1)绝对卧床休息:左侧卧位,定时吸氧(每日吸氧3次,每次20～30分钟)、禁止性生活、阴道检查、肛门检查、灌肠及任何刺激,保持孕妇良好情绪,可应用镇静剂地西泮5mg,口服,每日3次。

(2)抑制宫缩:是期待治疗成功与否的重要措施,子宫收缩可致胎盘剥离而引起出血增多,可用硫酸镁、利托君、沙丁胺醇、硝苯地平等药物抑制宫缩。首选硫酸镁,首次负荷剂量4g,稀释于5％葡萄糖液100mL中快速静脉滴注,再用10g稀释于5％葡萄糖液1000mL中以1.5～2.0g/h速度静脉滴注,每日用量10～15g。

(3)纠正贫血:视贫血严重程度补充铁剂,或少量多次输血。

(4)预防感染:可用广谱抗生素预防感染。

(5)促胎儿生长及肺成熟:密切监护胎儿宫内生长情况,由于贫血及胎盘位置不利于胎儿生长,故可适当使用能量等支持药物促胎儿宫内生长,大于32孕周妊娠者,可给予地塞米松10mg静脉或肌内注射,每日1～2次。连用2～3日,以促进胎儿肺成熟,急需时可羊膜腔内一次性注射。

(6)终止时机:严密观察病情,期待治疗一般至36周,各项指标提示胎儿已成熟者,可适时终止妊娠,避免在出现危险时再处理及急诊终止妊娠。对无反复出血者可延长至足月。

2.终止妊娠

(1)剖宫产:可在短时间内娩出胎儿,结束分娩,对母儿相对安全,是处理前置胎盘的主要手段。完全性前置胎盘必须以剖宫产终止妊娠。近年来对部分性及边缘性前置胎盘亦倾向剖宫产分娩。

(2)阴道分娩:适用于边缘性前置胎盘、出血不多、头先露、无头盆不称及胎位异常,且宫颈口已开大、估计短时间内分娩者。可在备血、输液条件下人工破膜,并加强宫缩促使胎头下降压迫胎盘而止血。一旦产程停滞或阴道流血增多,应立即剖宫产结束分娩。

(3)紧急转送:如无输血、手术等抢救条件时,应立即在消毒下阴道填塞纱布、腹部加压包扎、开通静脉输液通路后,由医务人员亲自护送至附近有条件的医院治疗。

第九节　胎盘早剥

妊娠20周后或分娩期,正常位置的胎盘在胎儿娩出前部分或全部从子宫壁剥离称为胎盘早剥。胎盘早剥是妊娠晚期出血的重要原因之一,是妊娠期严重并发症,往往起病急、发展快,若不及时处理,可威胁母儿生命。国内报道的发生率为4.6‰～21‰,国外为5.1‰～23.3‰。发病率的高低与诊断水平有密切关系,亦与分娩后是否检查胎盘,以及胎盘剥离程度有关。

一、病因及发病机制

胎盘早剥的发病机制尚不十分清楚,其发病可能与下列因素有关。

1.母体高血压及其血管病变

如妊娠期高血压疾病、妊娠合并慢性高血压、慢性肾炎、糖尿病等有全身血管病变者易发生胎盘早剥,约50％的重型胎盘早剥与高血压有关。因其子宫底蜕膜螺旋小动脉痉挛或粥样硬化,引起远端毛细血管缺血、坏死,以致破裂出血,血液流至底蜕膜层与胎盘之间并形成血肿,血肿逐渐扩大而使胎盘与子宫壁剥离。

2.脐带过短或相对过短及外伤

脐带长度<30cm,或脐带正常长度,因绕颈、绕身或绕肢体使其为相对过短,在分娩过程中,胎先露随着产程进展而逐渐下降,使过短的脐带更为过短而牵拉胎盘,致胎盘与宫壁分离。腹部直接受撞击或外伤挤压,如摔跌腹部着地,妊娠期性交等使子宫底蜕膜层出血,而致胎盘剥离。

3.医源因素

胎位不正行外倒转术纠正胎位时由于操作不慎,或母体已有血管病变的基础上行外倒转术可诱发胎盘剥离。无论任何原因需行羊膜腔穿刺时,有可能刺伤前壁附着的胎盘而引起出血,致底蜕膜层血肿使胎盘剥离。在B超下避开胎盘行穿刺可以防止刺伤胎盘,预防胎盘早剥。

4.宫腔内压力骤减

羊水过多者,自然破膜或人工破膜时羊水流出过快;或双胎妊娠的第一胎儿娩出过快,使宫腔内压突然降低,子宫突然收缩,可致胎盘与附着处的子宫壁发生错位而剥离。

5.子宫静脉压突然升高

妊娠晚期或临产后,孕妇长期仰卧位或半卧位时,妊娠子宫压迫下腔静脉,使下肢静脉回流障碍,回心血流减少而子宫静脉淤血,静脉压升高,可致蜕膜层静脉淤血、破裂而形成血肿,引起胎盘部分或全部剥离。

6.吸烟及毒品影响

吸烟可抑制前列腺素产生,尼古丁使胎盘血管发生退行性变,血管痉挛缺血发生胎盘早剥,每天吸烟10~19支发病率高。可卡因可致血管痉挛引起胎盘早剥,发病率为不吸毒者的2倍。

7.其他

胎膜早破,绒毛膜羊膜炎,黏膜下子宫肌瘤合并妊娠,孕妇年龄大于35岁都是胎盘早剥的危险因素。有报道,胎膜早破的胎盘早剥发生率是未破膜孕妇的3倍。伴有绒毛膜羊膜炎的胎盘因羊膜感染,白细胞浸润,导致底蜕膜与子宫壁分离。黏膜下子宫肌瘤合并妊娠时,胎盘附着部位在突出于黏膜的肌瘤部位易发生早剥。Goddjjn-Wessel等报道84例胎盘早剥病例,有31％是高半胱氨酸血症,可能与叶酸缺乏有关。

二、临床表现及分类

国内外对胎盘早剥的分类不同。国外分为Ⅰ、Ⅱ、Ⅲ度,国内则分为轻、重两型,我国的轻型相当于 SherⅠ度,重型则包括 SherⅡ、SherⅢ度。

1.国外胎盘早剥的 Sher 分度

(1)Ⅰ度:多见于分娩期,胎盘剥离面积小,患者常无腹痛或腹痛轻微,贫血体征不明显。腹部检查:子宫软,子宫大小与妊娠周数相符,胎位清楚,胎心多正常,产后检查胎盘母体面时发现有凝血块及压迹即可胎盘早剥。

(2)Ⅱ度:胎盘剥离 1/3 左右,主要症状为突然发生的持续性腹痛、腰酸或腰背痛,疼痛程度与胎盘后积血多少成正比。无阴道流血或仅有少量阴道流血,贫血程度与外出血量不符。腹部检查:子宫大于妊娠周数,宫底随胎盘后血肿增大而升高。胎盘附着处压痛明显,宫缩有间歇,胎位可扪及,胎儿存活。

(3)Ⅲ度:胎盘剥离超过胎盘面积 1/2,临床表现较Ⅱ度加重。患者可出现恶心、呕吐、面色苍白、四肢湿冷、脉搏细数、血压下降等休克症状。腹部检查见:子宫硬如板状,宫缩间歇期不能放松,胎位触不清,胎心消失。

Ⅲa:患者无凝血功能障碍

Ⅲb:患者有凝血功能障碍

2.国内胎盘早剥的分型

(1)轻型:以外出血为主。胎盘剥离面不超过胎盘面积的 1/3,体征不明显,主要症状为较多量的阴道流血,色暗红,无腹痛或伴轻微腹痛,贫血体征不明显。检查:子宫软,无压痛或胎盘剥离处有轻压痛,宫缩有间歇。子宫大小与妊娠月份相符,胎位清楚,胎心率多正常。部分病例仅靠产后检查胎盘,发现胎盘母体面有陈旧凝血块及压迹而得以确诊。

(2)重型:常为内出血或混合性出血,胎盘剥离面一般超过胎盘面积的 1/3,伴有较大的胎盘后血肿,多见于子痫前期、子痫,主要症状为突发的持续性腹痛,腰酸及腰背痛。疼痛程度与胎盘后积血多少呈正相关,严重时可出现恶心、呕吐、出汗、面色苍白、脉搏细弱、血压下降等休克征象。临床表现的严重程度与阴道流血量不相符。检查:子宫硬如板状,压痛,尤以胎盘剥离处最明显,但子宫后壁胎盘早剥时压痛可不明显。子宫往往大于妊娠月份,宫底随胎盘后血肿的增大而增高,子宫多处于高张状态,如有宫缩则间歇期不能放松,故胎位触不清楚。如剥离面超过胎盘面积的 1/2,由于缺氧,常常胎心消失,胎儿死亡。重型患者病情凶险,可很快出现严重休克、肾功能异常及凝血功能障碍。

三、辅助检查

1.B 型超声检查

可协助了解胎盘附着部位及胎盘早剥的程度,并可明确胎儿大小及存活情况,超声声像图显示胎盘与子宫壁间有边缘不清楚的液性暗区即为胎盘后血肿,血块机化时,暗区内可见光点反射。如胎盘绒毛膜板凸入羊膜腔,表明血肿较大。有作者认为超声诊断胎盘早剥的敏感性仅 15% 左右,即使阴性也不能排除胎盘早剥,但可排除前置胎盘。

2.实验室检查

了解贫血程度及凝血功能,可行血常规、尿常规及肝、肾功能等检查。重症患者应作以下试验:

(1)DIC 筛选试验:血小板计数、血浆凝血酶原时间、血浆纤维蛋白原定量。

(2)纤溶确诊试验:凝血酶时间、副凝试验和优球蛋白溶解时间。

(3)情况紧急时,可行血小板计数,并用全血凝块试验监测凝血功能,可粗略估计血纤维蛋白原含量。

四、诊断与鉴别诊断

结合病史、临床症状及体征可作出临床诊断。轻型患者临床表现不典型时,可结合 B 型超声检查判断。重型患者出现典型临床表现时诊断较容易。关键应了解病情严重程度,了解有无肝、肾功能异常及凝血功能障碍,并与以下晚期妊娠出血性疾病进行鉴别。

1.前置胎盘

往往为无痛性阴道流血,阴道流血量与贫血程度呈正比,通过 B 型超声检查可以鉴别。

2.先兆子宫破裂

应与重型胎盘早剥相鉴别。可有子宫瘢痕史,常发生在产程中,由于头盆不称、梗阻性难产等使产程延长或停滞,子宫先兆破裂时,患者宫缩强烈,下腹疼痛拒按,胎心异常。可有少量阴道流血,腹部可见子宫病理缩复环,伴血尿。

五、并发症

1.弥散性血管内凝血(DIC)

重型胎盘早剥特别是胎死宫内的患者可能发生 DIC,可表现为皮肤、黏膜出血,以及咯血、呕血、血尿及产后出血。

2.出血性休克

无论显性及隐性出血,量多时可致休克;子宫胎盘卒中者产后因宫缩乏力可致严重的产后出血;凝血功能障碍也是导致出血的重要原因。大量出血使全身重要器官缺血缺氧导致心、肝、肾衰竭,脑垂体及肾上腺皮质坏死。

3.羊水栓塞

胎盘早剥时,剥离面子宫血管开放,破膜后羊水可沿开放的血管进入母体血循环导致羊水栓塞。

4.急性肾衰竭

重型胎盘早剥常由严重妊娠期高血压疾病等引起。子痫前期或子痫时,肾内小动脉痉挛,肾小球前小动脉极度狭窄,导致肾脏缺血。而胎盘早剥出血、休克及DIC 等,可在其基础上更加减少肾血流量,导致肾皮质或肾小管缺血坏死,出现急性肾衰竭。

5.胎儿宫内死亡

如胎盘早剥面积大,出血多,胎儿可因缺血缺氧而死亡。

六、治疗

1.纠正休克

当患者出血较多,胎心音听不到,面色苍白、休克时应立即面罩给氧,建立静脉输血通道,快速输新鲜血和血浆补充血容量及凝血因子,以保持血细胞比容不小于0.30,尿量>30mL/h。

2.及时终止妊娠

快速了解胎儿宫内安危状态、胎儿是否存活,母儿的预后与处理的早晚有直接关系。胎盘早剥后,由于胎儿未娩出,剥离面继续扩大,出血可继续加重,并发肾衰竭及 DIC 的危险性也更大,严重危及母儿的生命,因此,确诊后应立即终止妊娠,娩出胎儿以控制疾病进展。

3.早期预防及识别凝血功能异常及脏器功能损害

胎盘早剥时剥离处的胎盘绒毛及蜕膜释放大量组织凝血活酶,易导致弥散性血管内凝血(DIC),并在肺、肾等器官内形成微血栓,引起器官缺血缺氧及功能障碍。同时在产前出血的同时易发生产后出血,产后应密切观察子宫收缩、宫底高度、阴道流血量及全身情况,并监测主要脏器的功能情况,避免造成急性损害而危及生命或形成永久损害。

第十节　胎膜病变

一、胎膜早破

(一)概述

胎膜早破(PROM)是指胎膜在临产前发生自发性破裂,依据发生的孕周分为足月 PROM 和未足月 PROM(PPROM)。PPROM 是早产的主要原因之一。中华医学会妇产科学分会产科学组 2015 年 1 月发布了"胎膜早破的诊断与处理指南",是胎膜早破临床处理的重要参考依据。

(二)临床表现

1.症状和体征

孕妇主诉突然出现阴道流液或无控制的"漏尿",少数孕妇仅感觉到外阴较平时湿润,窥阴器检查见混有胎脂的羊水自子宫颈口流出,即可做出诊断。如未见羊水自子宫颈口流出,肛查上推胎先露时,可见液体从阴道流出。

2.辅助检查

(1)阴道酸碱度测定:胎膜破裂后,阴道液 pH 升高(pH≥6.5)。pH 通常采用硝嗪或石蕊试纸测定,如果后穹窿有液池,且试纸变蓝可以明确诊断。但子宫颈炎、阴道炎、血液、肥皂、尿液、精液或防腐剂可能会造成 pH 试纸测定的假阳性。

(2)阴道液涂片:取阴道液涂于玻片上,干燥后显微镜下观察,出现羊齿状结晶提示为羊水。精液和宫颈黏液可造成假阳性。

(3)宫颈-阴道分泌液生化标志物测定:对于上述检查方法仍难确定的可疑 PROM 孕妇,可采用生化指标检测。临床应用最多是针对胰岛素样生长因子结合蛋白-1(IGFBP-1),胎盘 α 微球蛋白-1(PAMG-1)。

(4)超声检查:对于可疑 PROM 孕妇,超声检测羊水量可能有一定帮助,如果超声提示羊水量明显减少,同时孕妇还有过阴道排液的病史,在排除其他原因导致的羊水过少的前提下,应高度怀疑 PROM,可以结合上述生化指标检测手段诊断 PROM。

(三)诊断要点

1.胎膜早破的鉴别诊断

(1)应与阴道炎、尿失禁等鉴别。

(2)所有的辅助检查存在一定的假阳性和假阴性。

2.绒毛膜羊膜炎的诊断

绒毛膜羊膜炎是 PROM 的常见并发症。急性临床绒毛膜羊膜炎的主要表现为孕妇体温升高(体温≥37.8℃)、脉搏增快(≥100次/分)、胎心率增快(≥160次/分)、宫底有压痛、阴道分泌物异味、外周血白细胞计数升高(≥15×10⁹/L或核左移)。孕妇体温升高的同时伴有上述2个或以上的症状或体征可以诊断为临床绒毛膜羊膜炎。

3.绒毛膜羊膜炎的鉴别诊断

(1)糖皮质激素引起的白细胞计数升高。

(2)某些药物如β受体兴奋剂导致的孕妇脉搏及胎心率增快。

(3)产程中硬膜外阻滞的无痛分娩引起的发热等。

(四)治疗

1.足月PROM的处理

(1)如无明确剖宫产指征,则宜在破膜后2~12小时内积极引产。

(2)良好的规律宫缩引产至少12~18小时,如仍在潜伏期阶段才可考虑诊断"引产失败"行剖宫产分娩。

(3)对于拒绝引产者应充分告知期待治疗可能会增加母儿感染风险。

(4)引产方法:应遵循中华医学会妇产科分会产科学组"妊娠晚期促子宫颈成熟与引产指南"进行。

对于子宫颈条件成熟的足月PROM孕妇,行缩宫素静脉滴注是首选的引产方法。对子宫颈条件不成熟同时无促宫颈成熟及阴道分娩禁忌证者,可应用前列腺素制剂以促进子宫颈成熟。

2.PPROM的评估和处理

根据孕周大小可将PPROM分为无生机的PPROM(<24孕周),远离足月的PPROM(孕24~31⁺⁶周),近足月的PPROM(孕32~36⁺⁶周)。远离足月的PPROM(孕24~31⁺⁶周),按照我国情况可以分为孕24~27⁺⁶周和28~31⁺⁶周,近足月的PPROM又分为孕32~33⁺⁶周和孕34~36⁺⁶周。

(1)PPROM处理原则

①全面评估母胎状况:a.准确核对孕周:依据末次月经时间、早中孕期超声测量数据、受孕时间等。b.评估有无感染。c.评估胎儿状况:胎儿大小、胎方位、羊水指数、有无胎儿窘迫;有无胎儿畸形。d.评估母体状况:有无其他合并症或并发症,如胎盘早剥等。e.及时转诊:务必综合孕周和当地NICU的水平,特别是远离足月的PPROM,不宜在基层医院进行期待治疗或分娩,应及时宫内转运到NICU水平较高的上级医院。

②确定处理方案:依据孕周、母胎状况、当地的医疗水平及孕妇和家属意愿4个方面进行决策:终止妊娠、期待保胎治疗、放弃胎儿。如果终止妊娠的益处大于期待延长孕周,则积极引产或有指征时剖宫产术分娩。a.终止妊娠的指征:孕34~

36^{+6}周;无论任何孕周,明确诊断的宫内感染、明确诊断的胎儿窘迫、胎盘早剥、持续羊水过少等不宜继续妊娠者。b.期待保胎的指征:孕$24\sim27^{+6}$周符合保胎条件同时孕妇及家人要求保胎者。但是这类 PPROM 不宜在基层医院进行期待治疗;孕$28\sim33^{+6}$周无继续妊娠禁忌,应保胎、延长孕周至 34 周。c.放弃胎儿的指征:孕周<24 周;孕$24\sim27^{+6}$周者要求引产放弃胎儿者。

(2)期待保胎过程中的处理

①促胎肺成熟:按照中华医学会妇产科分会产科学组"早产的临床诊断与治疗指南"进行。a.指征:<34 孕周无期待保胎治疗禁忌证者,均应给予糖皮质激素治疗。鉴于我国当前围产医学状况和最近中华医学会妇产科分会产科学组制定的早产指南,建议对孕 $34\sim34^{+6}$周的 PPROM 孕妇,依据其个体情况和当地的医疗水平来决定是否给予促胎肺成熟的处理,但如果孕妇合并妊娠期糖尿病,给予促胎肺成熟处理。b.具体用法:地塞米松 6mg 孕妇肌内注射(国内常用剂量为 5mg),每 12 小时 1 次,共 4 次;或倍他米松 12mg 孕妇肌内注射,每天 1 次,共 2 次。

②抗生素的应用:具体方法:氨苄青霉素 2g＋红霉素 250mg,每 6 小时 1 次静脉点滴 48 小时;阿莫西林 250mg 联合肠溶红霉素 333mg,每 8 小时 1 次口服连续 5 天。青霉素过敏的孕妇,可单独口服红霉素 10 天。

③宫缩抑制剂的使用:a.有规律宫缩,建议应用宫缩抑制剂 48 小时,完成糖皮质激素促胎肺成熟的处理,减少新生儿 RDS 的发生,或及时转诊至有新生儿 ICU 的医院;b.如有明确感染或已经进入产程不宜再继续保胎,应停止使用宫缩抑制剂;c.孕周<32 周的 PPROM 孕妇,有随时分娩风险者可考虑应用硫酸镁保护胎儿神经系统;d.常用的宫缩抑制剂:有 β 受体兴奋剂、前列腺素合成酶抑制剂、钙离子拮抗剂、缩宫素受体拮抗剂等。

④期待过程中的监测:a.高臀位卧床休息;b.避免不必要的肛查和阴道检查;c.动态监测羊水量、胎儿情况、有无胎盘早剥;d.严密监测绒毛膜羊膜炎;e.注意监测临产的征象;f.期待治疗过程中出现感染、胎儿窘迫、胎盘早剥、羊水持续过少时,应考虑终止妊娠,而病情稳定者可期待至孕≥34 周后终止妊娠。

(3)分娩方式

①PPROM 选择何种分娩方式,需综合考虑孕周、早产儿存活率、是否存在羊水过少或绒毛膜羊膜炎、胎儿能否耐受宫缩、胎方位等因素。

②PPROM 不是剖宫产指征,分娩方式应遵循标准的产科常规,在无明确的剖宫产指征时应选择阴道试产。

③阴道分娩时不必常规会阴切开,亦不主张预防性产钳助产。

(4)羊水过少的处理

①监测羊水量:采用羊水最大平面垂直深度来监测 PPROM 的羊水量。羊水

最大平面垂直深度＜2cm 为羊水过少。

②羊水过少对胎儿的影响：孕 26 周前羊水过少可以导致胎儿肺发育不良；胎儿变形如 POTTER 面容、肢体挛缩、骨骼变形、绒毛膜羊膜炎和胎儿窘迫等。

③处理原则：持续羊水过少，应适时终止妊娠。

(5)绒毛膜羊膜炎的监测和处理

①监测：a.每 4～8 小时监测孕妇的体温、脉搏；b.按常规和个体情况行血常规的检测和胎心率监测及行胎儿电子监护；c.严密观察羊水性状、子宫有无压痛等。

②处理：a.应用抗生素；b.尽快终止妊娠；c.不能短时间内阴道分娩者应选择剖宫产术终止妊娠；d.有条件者行新生儿耳拭子和宫腔分泌物培养及胎盘胎膜送病理检查。

(6)预防 B 族溶血性链球菌上行性感染

①PROM 是 B 族溶血性链球菌(GBS)上行性感染的高危因素，对 PPROM 孕妇有条件时应行阴道下 1/3 及肛周分泌物的 GBS 培养。

②预防 GBS 感染的抗生素用法

a.青霉素 G 首次剂量 480 万单位静脉滴注，然后 240 万单位/4 小时直至分娩；或氨苄青霉素，负荷量 2g 静脉滴注，然后每 4 小时 1g 的剂量静脉滴注直至分娩。b.对青霉素过敏者则选用头孢唑林，以 2g 作为起始剂量静脉滴注，然后每 8 小时 1g 直至分娩。c.对头孢菌素类过敏者则用红霉素 500mg，每 6 小时 1 次静脉滴注；或克林霉素 900mg 静脉滴注，每 8 小时 1 次。

二、绒毛膜羊膜炎

胎膜的炎症是一种宫内感染的表现，常伴有胎膜早破和分娩延长。当显微镜下发现单核细胞及多核细胞浸润绒毛时称为绒毛膜羊膜炎。如果单核细胞及多核细胞在羊水中发现时即为羊膜炎。脐带的炎症称为脐带炎，胎盘感染称为胎盘绒毛炎。绒毛膜羊膜炎是宫内感染的主要表现，是导致胎膜早破和(或)早产的主要原因，同时与胎儿的和新生儿的损伤和死亡密切有关。

(一)病因

研究证实阴道和(或)宫颈部位的细菌通过完整或破裂的胎膜上行性感染羊膜腔是导致绒毛膜羊膜炎的主要原因。20 多年前已经发现阴道直肠的 B 族链球菌与宫内感染密切相关。妊娠期直肠和肛门菌群异常可以导致阴道和宫颈部位菌群异常。妊娠期尿路感染可以引起异常的阴道病原体从而引起宫内感染，这种现象在未治疗的与 B 族链球菌相关无症状性菌尿病患者中得到证实。细菌性阴道病被认为与早产、胎膜早破、绒毛膜羊膜炎，以及长期的胎膜破裂、胎膜牙周炎、A 型或 O 型血、酗酒、贫血、肥胖等有关。

宫颈功能不全导致宿主的防御功能下降,从而为上行性感染创造条件。

(二)对母儿的影响

1.对孕妇的影响

20 世纪 70 年代宫内感染是产妇死亡的主要原因。到 20 世纪 90 年代由于感染的严重并发症十分罕见,由宫内感染导致的孕产妇死亡率明显下降。但由宫内感染导致的并发症仍较普遍,因为宫内感染可以导致晚期流产和胎儿宫内死亡。胎膜早破与宫内感染密切相关。目前宫内感染已公认是早产的主要原因。宫内感染还可导致难产并导致产褥感染。

2.对胎儿、婴儿的影响

宫内感染对胎儿和新生儿的影响远较对孕产妇的影响大。胎儿感染是宫内感染的最后阶段。胎儿炎症反应综合征(FIRS)是胎儿微生物入侵或其他损伤导致一系列炎症反应,继而发展为多器官衰竭、中毒性休克和死亡。另外胎儿感染或炎症的远期影响还包括脑瘫,肺支气管发育不良,围产儿死亡的并发症明显增加。

(三)临床表现

绒毛膜羊膜炎的临床症状和体征主要包括:①产时母亲发热,体温＞37.8℃;②母亲明显的心跳过速(＞120 次/分);③胎心过速(＞160bpm);④羊水或阴道分泌物有脓性或有恶臭味;⑤宫体触痛;⑥母亲白细胞增多(全血白细胞计数＞15×10^9～18×10^9/L)。

在以上标准中,产时母亲发热是最常见和最重要的指标,但是必须排除其他原因,包括脱水或同时有尿路和其他器官系统的感染。白细胞升高非常重要,但是作为单独指标诊断意义不大。

体检非常重要,可以发现未表现出症状和体征的绒毛膜羊膜炎孕妇,可能发现的体征包括:①发热;②心动过速(＞120bpm);③低血压;④出冷汗;⑤皮肤湿冷;⑥宫体触痛;⑦阴道分泌物异常或恶臭。

另外还有胎心过速(＞160～180bpm),应用超声检查生物物理评分低于正常。超声检查羊水的透声异常可能也有一定的诊断价值。

(四)诊断

根据临床症状及体征诊断并不困难。但常需采用下列辅助检查,估计羊水量及羊水过多的原因。在产时,绒毛膜羊膜炎的诊断通常以临床标准作为依据,尤其是足月妊娠时。

1.羊水或生殖泌尿系统液体的细菌培养

对寻找病原体可能是有诊断价值的方法。有学者提出获取宫颈液培养时可能会增加早期羊水感染的危险性,无论此时胎膜有否破裂。隐性绒毛膜羊膜炎被认为是早产的重要诱因。

2.羊水、母血、母尿或综合多项实验检查

无症状的早产或胎膜早破的产妇需要进行一些检查来排除有否隐性绒毛膜羊膜炎。临床医生往往进行一些实验室检查包括羊水、母血、母尿或综合多项实验检查来诊断是否有隐性或显性的羊膜炎或绒毛膜羊膜炎的存在。

3.羊水或生殖泌尿系统液体的实验室检查

它包括以下几项：

(1)通过羊膜穿刺获得的羊水,可进行白细胞计数、革兰氏染色、pH 值测定、葡萄糖定量,以及内毒素、乳铁蛋白、细胞因子(如白细胞介素 6)等的测定。

(2)羊水或血液中的细胞因子定量测定通常包括 IL-6、肿瘤坏死因子-α、IL-1 以及 IL-8。尽管在文献中 IL-6 是最常被提的,但目前尚无一致的意见能表明哪种细胞因子具有最高的敏感性或特异性,以及阳性或阴性的预测性。脐带血或羊水中 IL-6 水平的升高与婴儿有长期的神经系统损伤有关。这些都不是常规的实验室检查,在社区医院中也没有这些辅助检查。

(3)PCR 作为一种辅助检查得到了迅速发展。它被用来检测羊水中或其他体液中的微生物如 HIV 病毒、巨细胞病毒、单纯疱疹病毒、细小病毒、弓形体病毒以及细菌 DNA。PCR 检测法被用来诊断由细菌体病原体引起的羊水感染,但只有大学或学院机构才能提供此类检测方法。

(4)羊膜穿刺术可引起胎膜早破。正因为如此,有人提出检测宫颈阴道分泌物来诊断绒毛膜羊膜炎。可能提示有宫颈或绒毛膜感染存在的宫颈阴道分泌物含有胎儿纤连蛋白、胰岛素样生长因子粘连蛋白-1 以及唾液酶。羊膜炎与 IL-6 水平、胎儿纤连蛋白有密切关系。然而,孕中期胎儿纤连蛋白的测定与分娩时的急性胎盘炎无关。羊水的蛋白组织学检测能诊断宫内炎症和或宫内感染,并预测继发的新生儿败血症。但读者谨记这些检测并不是大多数医院能做的。

(5)产前过筛检查表明:B 族链球菌增殖可增加发生绒毛膜羊膜炎的风险,而产时抗生素的应用能减少新生儿 B 族链球菌感染的发生率。在产时应用快速 B 族链球菌检测能较其他试验发现更多处于高危状态的新生儿。快速 B 族链球菌检测法的应用使一些采用化学药物预防产时感染的母亲同时也能节约花费于新生儿感染的费用大约差不多 12 000 美元。近年来更多来自欧洲的报道也提到了 B 族链球菌检测和产时化学药物预防疗法的效果,但同时也提出 PCR 检测如何能更好改进 B 族链球菌检测的建议。

4.母血检测

(1)当产妇有发热时,白细胞计数或母血中 C 反应蛋白的水平用来预测绒毛膜羊膜炎的发生。但不同的报道支持或反对以 C 反应蛋白水平来诊断绒毛膜羊膜炎。但 C 反应蛋白水平较外周血白细胞计数能更好地预测绒毛膜羊膜炎,尤其是如果产妇应用了皮质醇激素类药物,她们外周血中的白细胞可能会增高。

(2)另一些学者提示母血中的 α_1 水解蛋白酶抑制复合物能较 C 反应蛋白或白细胞计数更好地预测羊水感染羊水中的粒细胞计数看来较 C 反应蛋白或白细胞计数能更好预测羊水感染。事实上,羊水中白细胞增多和较低的葡萄糖定量就高度提示绒毛膜羊膜炎的发生,在这种情况下也是最有价值的信息。分析母体血清中的 IL-6 或铁蛋白水平也是有助于诊断的,因为这些因子水平的增高也和母体或新生儿感染有关。在母体血清中的 IL-6 水平较 C 反应蛋白可能更有预测价值。母血中的 α_1 水解蛋白酶抑制复合物、细胞因子以及铁蛋白没有作为广泛应用的急性绒毛膜羊膜炎标记物。

(五)治疗

它包括两部分的内容,第一部分是对于怀疑绒毛膜羊膜炎孕妇的干预和防止胎儿的感染;第二部分是包括对绒毛膜羊膜炎的病因、诊断方法,以及可疑孕妇分娩的胎儿及时和适合的治疗。

1.孕妇治疗

一旦绒毛膜羊膜炎诊断明确应该即刻终止妊娠。一旦出现胎儿窘迫应紧急终止妊娠。目前建议在没有获得病原体培养结果前可以给予广谱抗生素或依据经验给予抗生治疗,可以明显降低孕产妇和新生儿的病死率。

早产和胎膜早破的处理:早产或胎膜早破的孕妇即使没有绒毛膜羊膜炎的症状和体征,建议给予预防性应用抗生素治疗,对于小于 36 周早产或胎膜早破的孕妇,明确应预防性应用抗生素。足月分娩的孕妇有 GBS 感染风险的应预防性应用抗生素。一些产科医生发现在 32 周后应用糖皮质激素在促胎儿肺成熟的作用有限。而应用糖皮质激素是否会增加胎儿感染的风险性现在还没有明确的依据,应用不增加风险。

2.新生儿的治疗

儿科医生与产科医生之间信息的交流对于及时发现新生的感染非常有意义。及时和早期发现母亲的绒毛膜羊膜炎可有效降低新生儿的患病率和死亡率。

第十一节　胎盘植入

胎盘植入指胎盘组织不同程度地侵入子宫肌层的一组疾病。根据胎盘绒毛侵入子宫肌层深度分为:①胎盘粘连:胎盘绒毛黏附于子宫肌层表面;②胎盘植入:胎盘绒毛深入子宫肌壁间;③穿透性胎盘植入:胎盘绒毛穿过子宫肌层到达或超过子宫浆膜面。也可根据植入面积可以分成完全性和部分性胎盘植入。

胎盘植入在临床上可出现严重产后出血、休克,以致子宫切除,严重者甚至患者死亡,其产褥期感染的概率也相应增高。常见的高危因素为前置胎盘、剖宫产史、子宫肌瘤剔除术史、子宫穿孔史、胎盘植入史、多次流产史、高龄妊娠等。

一、临床表现与诊断

无典型临床表现与体征。临床诊断主要依据高危因素结合超声和(或)磁共振检查,确诊需根据手术中或分娩时所见或分娩后的病理学诊断。

1.临床表现

主要表现为胎儿娩出后超过 30 分钟,胎盘仍不能自行剥离,伴或不伴阴道流血,行徒手取胎盘时剥离困难或发现胎盘与子宫壁粘连紧密无缝隙;或行剖宫产时发现胎盘植入,甚至穿透子宫肌层。

2.影像学预测

彩色多普勒超声检查是判断胎盘位置、预测胎盘植入最常用的方法。磁共振多用于评估子宫后壁的胎盘植入、胎盘侵入子宫肌层的深度、宫旁组织和膀胱受累程度以及临床上高度疑诊,但超声不能确诊者。

二、治疗

胎盘植入易发生严重的产科出血,需在有抢救条件的医疗机构、由有胎盘植入处置经验的产科医师、麻醉科医师及有早产儿处置经验的儿科医师组成的救治团队处理。

1.阴道分娩

非前置胎盘的患者无剖宫产指征均可经阴道试产。

2.剖宫产

适用于合并前置胎盘或其他剖宫产指征者。术前充分做好产后出血的防治措施,包括血液制品、药物、手术人员等准备;子宫切口依胎盘附着位置而定,原则上应避开胎盘或胎盘主体部分,术中可采用多样化止血措施;术后需预防性应用抗生素。

第十二节　母儿血型不合

母儿血型不合是孕妇与胎儿之间因血型不合而产生的同种血型免疫性疾病,发生在胎儿期和新生儿早期,是胎儿新生儿溶血性疾病中重要的病因。胎儿的基因,一半来自母亲,一半来自父亲。从父亲遗传来的红细胞血型抗原为其母亲所缺乏时,此抗原在某种情况下可通过胎盘进入母体刺激产生相应的免疫抗体。再次妊娠时,抗体可通过胎盘进入胎儿体内,与胎儿红细胞上相应的抗原结合发生凝集、破坏,出现胎儿溶血,导致流产、死胎或新生儿发生不同程度的溶血性贫血或核黄疸后遗症,造成智能低下、神经系统及运动障碍等后遗症。母儿血型不合主要有 ABO 型和 Rh 型两大类:ABO 血型不合较为多见,危害轻,常被忽视;Rh 血型不合在我国少见,但病情重。

一、发病机制

1.胎儿红细胞进入母体

血型抗原、抗体反应包括初次反应、再次反应及回忆反应。抗原初次进入机体后,需经一定的潜伏期后产生抗体,但量不多,持续时间也短。一般是先出现 IgM,约数周至数月消失,继 IgM 之后出现 IgG,当 IgM 接近消失时 IgG 达到高峰,在血中维持时间长,可达数年。IgA 最晚出现,一般在 IgM、IgG 出现后 2~8 周方可检出,持续时间长;相同抗原与抗体第二次接触后,先出现原有抗体量的降低,然后 IgG 迅速大量产生,可比初次反应时多几倍到几十倍,维持时间长,IgM 则很少增加;抗体经过一段时间后逐渐消失,如再次接触抗原,可使已消失的抗体快速增加。

母胎间血循环不直接相通,中间存在胎盘屏障,但这种屏障作用是不完善的,在妊娠期微量的胎儿红细胞持续不断的进入母体血液循环中,且这种运输随着孕期而增加,Cohen 等对 16 例妊娠全过程追踪观察:妊娠早、中、晚期母血中有胎儿红细胞发生率分别为 6.7%、15.9%、28.9%。足月妊娠时如母儿 ABO 血型不合者,在母血中存在胎儿红细胞者占 20%,而 ABO 相合者可达 50%。大多数孕妇血中的胎儿血是很少的,仅 0.1~3.0mL,如反复多次小量胎儿血液进入母体,则可使母体致敏。早期妊娠流产的致敏危险是 1%,人工流产的致敏危险是 20%~25%,在超声引导下进行羊水穿刺的致敏危险是 2%,绒毛取样的危险性可能高于 50%。

2.ABO 血型不合

99%发生在 O 型血孕妇,自然界广泛存在与 A(B)抗原相似的物质(植物、寄生虫、接种疫苗),接触后也可产生抗 A(B)IgG 抗体,故新生儿溶血病有 50%发生在第一胎。另外,A(B)抗原的抗原性较弱,胎儿红细胞表面反应点比成人少,故胎儿红细胞与相应抗体结合也少。孕妇血清中即使有较高的抗 A(B)IgG 滴定度,新生儿溶血病病情却较轻。

3.Rh 血型不合

Rh 系统分为 3 组:Cc、Dd 和 Ee,有无 D 抗原决定是阳性还是阴性。孕妇为 Rh 阴性,配偶为 Rh 阳性,再次妊娠时有可能发生新生儿 Rh 溶血病。Rh 抗原特异性强,只存在 Rh 阳性的红细胞上,正常妊娠时胎儿血液经胎盘到母血循环中大多数不足 0.1mL,虽引起母体免疫,但产生的抗 Rh 抗体很少,第一胎常因抗体不足而极少发病。随着妊娠次数的增加,母体不断产生抗体而引起胎儿溶血的聚会越多,甚至屡次发生流产或死胎,但如果母亲在妊娠前输过 Rh(+)血,则体内已有 Rh 抗体,在第一胎妊娠时即可发病,尤其是妊娠期接受 Rh(+)输血,对母子的危害更大。虽然不知道引起 Rh 阴性母体同种免疫所需的 Rh 阳性细胞确切数,但临床及实验均已证明 0.03~0.07mL 的胎儿血就可以使孕妇致敏而产生抗 Rh 抗体。致敏后,再次妊娠时极少量的胎儿血液渗漏都会使孕妇抗 Rh 抗体急剧上升。

4.ABO 血型对 Rh 母儿血型不合的影响

Levin 曾首次观察到胎儿血型为 Rh(+)A 或 B 型与 Rh(-)O 型母亲出现 ABO 血型不合时,则 Rh 免疫作用发生率降低。其机制不清楚,有人认为由于母体中含有抗 A 或抗 B 自然抗体,因而进入母体的胎儿红细胞与这些抗体发生凝集,并迅速破坏,从而防止 Rh 抗原对母体刺激,保护胎儿以免发生溶血。

二、诊断

1.病史

凡过去有不明原因的死胎、死产或新生儿溶血病史孕妇,可能发生血型不合。

2.辅助检查

(1)血型检查:孕妇血型为 O 型,配偶血型为 A、B 或 AB 型,母儿有 ABO 血型不合可能;孕妇为 Rh 阴性,配偶为 Rh 阳性,母儿有 Rh 血型不合可能。

(2)孕妇血液 ABO 和 Rh 抗体效价测定:孕妇血清学检查阳性,应定期测定效价。孕 28~32 周,每 2 周测定一次,32 周后每周测定一次。如孕妇 Rh 血型不合,效价在 1:32 以上,ABO 血型不合,抗体效价在 1:512 以上,提示病情严重,结合过去有不良分娩史,要考虑终止妊娠;但是 ABO 母儿血型不合孕妇效价的高低并不与新生儿预后明显相关。

(3)羊水中胆红素测定:用分光光度计做羊水胆红素吸光度分析,吸光度值差($\Delta 94\ A_{450}$)大于 0.06 为危险值,0.03~0.06 为警戒值,小于 0.03 为安全值。

(4)B 超检查:在 Rh 血型不合的患者,需要定期随访胎儿超声,严重胎儿贫血患儿可见羊水过多、胎儿皮肤水肿、胸腹腔积液、心脏扩大、心胸比例增加、肝脾肿大及胎盘增厚等。胎儿大脑中动脉血流速度的收缩期的峰值(PSV)升高可判断胎儿贫血的严重程度。

三、治疗

1.妊娠期治疗

(1)孕妇被动免疫:在 RhD(-)的孕妇应用抗 D 的免疫球蛋白主要的目的是预防下一胎发生溶血。指征:在流产或分娩后 72 小时内注射抗 D 免疫球蛋

白 $300\mu g$。

（2）血浆置换法：Rh 血型不合孕妇，在妊娠中期（24～26 周）胎儿水肿未出现时，可进行血浆置换术，300mL 血浆可降低一个比数的滴定度，此法比直接胎儿宫内输血，或新生儿换血安全，但需要的血量较多，疗效相对较差。

（3）口服中药：如三黄汤或茵陈蒿汤。如果抗体效价下降缓慢或不下降，可一直服用至分娩。但目前中药治疗母儿血型不合的疗效缺乏循证依据。

（4）胎儿输血：死胎和胎儿水肿的主要原因是重度贫血，宫内输血的目的在于纠正胎儿的贫血，常用于 Rh 血型不合的患者。宫内输血的指征：根据胎儿超声检查发现胎儿有严重的贫血可能，主要表现为胎儿大脑中动脉的血流峰值升高，胎儿水肿、羊水过多等；输血前还需要脐带穿刺检查胎儿血红蛋白进一步确定胎儿 Hb $<12g/L$。输血的方法有脐静脉输血和胎儿腹腔内输血两种方式。所用血液满足以下条件：不含相应母亲抗体的抗原；血细胞比容为 80%；一般用 Rh（－）O 型新鲜血。在 B 型超声指导下进行，经腹壁在胎儿腹腔内注入 Rh 阴性并与孕妇血不凝集的浓缩新鲜血每次 20～110mL，不超过 20mL/kg。腹腔内输血量可按下列公式计算：（孕周－20）×10mL。输血后需要密切监测抗体滴度和胎儿超声，可反复多次宫内输血。

（5）引产：妊娠近足月抗体产生越多，对胎儿威胁也越大，故于 36 周以后，遇下列情况可考虑引产：①抗体效价：Rh 血型不合，抗体效价达 1：32 以上；而对于 ABO 母儿血型不合一般不考虑提前终止妊娠；考虑效价高低以外，还要结合其他产科情况，综合决定。②死胎史，特别是前一胎死因是溶血症者。③各种监测手段提示胎儿宫内不安全，如胎动改变、胎心监护图形异常，听诊胎心改变。④羊膜腔穿刺：羊水深黄色或胆红素含量升高。

2.分娩期治疗

（1）争取自然分娩，避免用麻醉药、镇静剂，减少新生儿窒息的机会。

（2）分娩时做好抢救新生儿的准备，如气管插管、加压给氧，以及换血准备。

（3）娩出后立即断脐，减少抗体进入婴儿体内。

（4）胎盘端留脐血送血型、胆红素，抗人球蛋白试验及特殊抗体测定。并查红细胞、血红蛋白，有核红细胞与网织红细胞计数。

3.新生儿处理

多数 ABO 血型不合的患儿可以自愈，严重的患者可出现病理性黄疸、核黄疸等。黄疸明显者，根据血胆红素情况予以：蓝光疗法每天 12 小时，分 2 次照射；口服苯巴比妥 5～8mg/(kg·d)；血胆红素高者予以人血白蛋白静脉注射 1g/(kg·d)，使与游离胆红素结合，以减少核黄疸的发生；25% 的葡萄糖液注射；严重贫血者及时输血或换血治疗。

第十三节 羊水异常

正常妊娠时羊水的产生与吸收处于动态平衡中,正常情况下,羊水量从孕 16 周时的 200mL 逐渐增加至 34～35 周时 980mL,以后羊水量又逐渐减少,至孕 40 周时约为 800mL。到妊娠 42 周时减少为 540mL。任何引起羊水产生与吸收失衡的因素均可造成羊水过多或过少的病理状态。

一、羊水过多

妊娠期间,羊水量超过 2000mL 者称羊水过多,发生率为 0.9%～1.7%。

羊水过多可分为急性和慢性两种,孕妇在妊娠中晚期时羊水量超过 2000mL,但羊水量增加缓慢,数周内形成羊水过多,往往症状轻微,称慢性羊水过多;若羊水在数日内迅速增加而使子宫明显膨胀,并且压迫症状严重,称为急性羊水过多。

(一)病因

羊水过多的病因复杂,部分羊水过多发生的原因是可以解释的,但是大部分病因尚不明了,根据 Hill 等报道,约有 2/3 羊水过多为特发性,已知病因多可能与胎儿畸形及妊娠合并症、并发症有关。

1.胎儿畸形

是引起羊水过多的主要原因。羊水过多孕妇中,18%～40%合并胎儿畸形。羊水过多伴有以下高危因素时,胎儿畸形率明显升高:①胎儿发育迟缓;②早产;③发病早,特别是发生在 32 周之前;④无法用其他高危因素解释。

(1)神经管畸形:最常见,约占羊水过多畸形的 50%,其中主要为开放性神经管畸形。当无脑儿、显性脊柱裂时,脑脊膜暴露,脉络膜组织增生,渗出增加,以及中枢性吞咽障碍加上抗利尿激素缺乏等,使羊水形成过多,回流减少导致羊水过多。

(2)消化系统畸形:主要是消化道闭锁,如食管、十二指肠闭锁,使胎儿吞咽羊水障碍,引起羊水过多。

(3)腹壁缺损:腹壁缺损导致的脐膨出、内脏外翻,使腹腔与羊膜腔之间仅有菲薄的腹膜,导致胎儿体液外渗,从而发生羊水过多。

(4)膈疝:膈肌缺损导致腹腔内容物进入胸腔使肺和食道发育受阻,胎儿吞咽和吸入羊水减少,导致羊水过多。

(5)遗传性假性低醛固酮症(PHA):这是一种先天性低钠综合征,胎儿对醛固酮的敏感性降低,导致低钠血症、高钾血症、脱水、胎尿增加、胎儿发育迟缓等症状,往往伴有羊水过多。

（6）VATER先天缺陷：VATER是一组先天缺陷，包括脊椎缺陷，肛门闭锁、气管食管瘘及桡骨远端发育不良，常常同时伴有羊水过多。

2.胎儿染色体异常

18-三体、21-三体、13-三体胎儿可出现胎儿吞咽羊水障碍，引起羊水过多。

3.双胎异常

约10%的双胎妊娠合并羊水过多，是单胎妊娠的10倍以上。单卵单绒毛膜双羊膜囊时，两个胎盘动静脉吻合，易并发双胎输血综合征，受血儿循环血量增多、胎儿尿量增加，引起羊水过多。另外双胎妊娠中一胎为无心脏畸形者必有羊水过多。

4.妊娠期糖尿病或糖尿病合并妊娠

羊水过多中合并糖尿病者较多，占10%～25%，母体高血糖致胎儿血糖增高，产生渗透性利尿，以及胎盘胎膜渗出增加均可导致羊水过多。

5.胎儿水肿

羊水过多与胎儿免疫性水肿（母儿血型不合溶血）及非免疫性水肿（多由宫内感染引起）有关。

6.胎盘因素

胎盘增大，胎盘催乳素（HPL）分泌增加，可能导致羊水量增加。胎盘绒毛血管瘤是胎盘常见的良性肿瘤，往往也伴有羊水过多。

7.特发性羊水过多

约占30%，不合并孕妇、胎儿及胎盘异常，原因不明。

（二）对母儿的影响

1.对孕妇的影响

急性羊水过多引起明显的压迫症状，妊娠期高血压疾病的发病风险明显增加，是正常妊娠的3倍。由于子宫肌纤维伸展过度，可致宫缩乏力、产程延长及产后出血增加；若突然破膜可使宫腔内压力骤然降低。导致胎盘早剥、休克。此外，并发胎膜早破、早产的可能性增加。

2.对胎儿的影响

常并发胎位异常、脐带脱垂、胎儿窘迫及因早产引起的新生儿发育不成熟，加上羊水过多常合并胎儿畸形，故羊水过多者围生儿病死率明显增高，约为正常妊娠的7倍。

（三）临床表现

临床症状与羊水过多有关，主要是增大的子宫压迫邻近的脏器产生的压迫症状，羊水越多，症状越明显。

1.急性羊水过多

多在妊娠20～24周发病，羊水骤然增多，数日内子宫明显增大，产生一系列压迫症状。患者感腹部胀痛、腰酸、行动不便，因横膈抬高引起呼吸困难，甚至发绀，不能平卧。子宫压迫下腔静脉,血液回流受阻,下腹部、外阴、下肢严重水肿。检查可见腹部高度膨隆、皮肤张力大、变薄,腹壁下静脉扩张,可伴外阴部静脉曲张及水肿;子宫大于妊娠月份、张力大,胎位检查不清、胎心音遥远或听不清。

2.慢性羊水过多

常发生在妊娠 28～32 周。羊水在数周内缓慢增多,出现较轻微的压迫症状或无症状,仅腹部增大较快。检查见子宫张力大、子宫大小超过停经月份,液体震颤感明显,胎位尚可查清或不清、胎心音较遥远或听不清。

(四)诊断

根据临床症状及体征诊断并不困难。但常需采用下列辅助检查,估计羊水量及羊水过多的原因。

1.B 型超声检查

为羊水过多的主要辅助检查方法。目前临床广泛应用的有两种标准:一种是以脐横线与腹白线为标志,将腹部分为四个象限,各象限最大羊水暗区垂直径之和为羊水指数(AFI);另一种是以羊水最大深度(MVP 或 AFV)为诊断标准。国外 Phelan JP 等以羊水指数>18cm 诊断为羊水过多;Schrimmer DB 等以羊水最大深度为诊断标准,目前均已得到国内外的公认。MVP 8～11cm 为轻度羊水过多,12～15cm 为中度羊水过多,≥16cm 为重度羊水过多。B 型超声检查还可了解胎儿结构畸形如无脑儿、显性脊柱裂、胎儿水肿及双胎等。

2.其他

(1)羊水甲胎蛋白测定(AFP):开放性神经管缺陷时,羊水中 AFP 明显增高,超过同期正常妊娠平均值加 3 个标准差以上。

(2)孕妇血糖检查:尤其慢性羊水过多者,应排除糖尿病。

(3)孕妇血型检查:如胎儿水肿者应检查孕妇 Rh、ABO 血型,排除母儿血型不合溶血引起的胎儿水肿。

(4)胎儿染色体检查:羊水细胞培养或采集胎儿血培养作染色体核型分析,或应用染色体探针对羊水或胎儿血间期细胞真核直接原位杂交,了解染色体数目、结构异常。

(五)治疗

主要根据胎儿有无畸形、孕周及孕妇压迫症状的严重程度而定。

1.羊水过多合并胎儿畸形

一旦确诊胎儿畸形、染色体异常,应及时终止妊娠,通常采用人工破膜引产。破膜时需注意:

(1)高位破膜,即以管状的高位破膜器沿宫颈管与胎膜之间上送 15cm,刺破胎膜,使羊水缓慢流出,宫腔内压逐渐降低,在流出适量羊水后,取出高位破膜器然后静脉滴注缩宫素引产。若无高位破膜器或为安全亦可经腹穿刺放液,待宫腔内压降低后再行依沙吖啶引产。亦可选用各种前列腺素制剂引产,一般在24～48小时内娩出。尽量让羊水缓慢流出,避免宫腔内压突然降低而引起胎盘早剥。

(2)羊水流出后腹部置沙袋维持腹压,以防休克。

(3)手术操作过程中,需严密监测孕妇血压、心率变化。

(4)注意阴道流血及宫高变化,以及早发现胎盘早剥。

2.羊水过多合并正常胎儿

对孕周不足37周,胎肺不成熟者,应尽可能延长孕周。

(1)一般治疗:低盐饮食、减少孕妇饮水量。卧床休息,取左侧卧位,改善子宫胎盘循环,预防早产。每周复查羊水指数及胎儿生长情况。

(2)羊膜穿刺减压:对压迫症状严重,孕周小、胎肺不成熟者,可考虑经腹羊膜穿刺放液,以缓解症状,延长孕周。放液时注意:①避开胎盘部位穿刺;②放液速度应缓慢,每小时不超过500mL,一次放液不超过1500mL,以孕妇症状缓解为度,放出羊水过多可引起早产;③有条件应在B型超声监测下进行;④密切注意孕妇血压、心率、呼吸变化;⑤严格消毒,防止感染,酌情用镇静药预防早产;⑥放液后3～4周如压迫症状重,可重复放液以减低宫腔内压力。

(3)前列腺素合成酶抑制剂治疗:常用吲哚美辛,其作用机制是抑制利尿作用,期望能抑制胎儿排尿减少羊水量。常用剂量为:吲哚美辛2.2～2.4mg/(kg·d),分3次口服。应用过程中应密切随访羊水量(每周2次测AFI)、胎儿超声心动图(用药后24小时一次,此后每周一次),吲哚美辛的最大问题是可使动脉导管狭窄或提前关闭,主要发生在32周以后,所以应限于应用在32周以前,同时加强超声多普勒检测。一旦出现动脉导管狭窄立即停药。

(4)病因治疗:若为妊娠期糖尿病或糖尿病合并妊娠,需控制孕妇过高的血糖;母儿血型不合溶血,胎儿尚未成熟,而B型超声检查发现胎儿水肿,或脐血显示Hb<60g/L,应考虑胎儿宫内输血。

(5)分娩期处理:自然临产后,应尽早人工破膜,除前述注意事项外,还应注意防止脐带脱垂。若破膜后宫缩仍乏力,可给予低浓度缩宫素静脉滴注,增强宫缩,密切观察产程进展。胎儿娩出后应及时应用宫缩剂,预防产后出血。

二、羊水过少

(一)定义

羊水过少是指足月时羊水量少于300mL。目前,对于羊水过少的着重点已经不仅仅局限在接近足月时期的晚发型,有学者采用羊水指数小于相应孕龄的第5

百分位数来诊断羊水过少。目前被国际上普遍采纳的标准是羊水指数（AFI）≤ 5cm 或最大羊水暗区垂直深度（AFV）≤3cm。羊水指数≤8cm 是临床警示指标和进行监测及干预的指标。也有诊断标准采用最大羊水暗区垂直深度≤2cm 或≤ 1cm，即中度和重度羊水过少。

（二）病因

目前研究显示羊水过少的病因大致有胎儿因素、胎盘因素、母体因素和药物因素。

1.胎儿因素

胎儿畸形与发育不全是除胎膜早破外导致早中期妊娠羊水过少的常见原因，常常与不良结局有关，多见于染色体异常、胎儿畸形及胎儿生长受限等。在胎儿畸形中以泌尿生殖系统畸形和发育不良最为多见，包括肾缺如、肾发育不全、输尿管或尿道狭窄、膀胱出口梗阻等，也有胎儿多囊肾致羊水过少的报道。

2.胎盘因素

近年对于发生在中晚期的单纯型羊水过少更偏重于胎盘因素方面的研究，胎盘微血栓形成可以导致胎盘灌注不良，包括绒毛间血栓、绒毛间纤维蛋白样物质沉积等。

3.母体因素

妊娠期高血压疾病、过期妊娠等存在胎盘功能障碍的病理妊娠均可致羊水过少。母体低血容量也是发生羊水过少原因之一。

4.药物因素

母体妊娠期药物暴露发生的羊水过少越来越受到关注。吲哚美辛为前列腺素合成酶抑制药，其导致的羊水过少已引起人们的重视。其他，如布洛芬、尼氟酸、尼美舒利及血管紧张素转化酶抑制药，如卡托普利和依那普利也有发生羊水过少的报道。

（三）诊断

1.临床表现

孕妇经常因胎动而有感疼痛，腹围及子宫底高度均小于妊娠月份，胎儿活动受限，自然回转不易，故臀先露多见。妊娠时间延长，常超过预产期 2～3 周，分娩过程中常出现原发性宫缩乏力或不协调性宫缩，宫口扩张缓慢.易发生第一产程延长。羊水极少，黏稠，多呈黄绿色，导致胎儿缺氧。由于羊水缺乏造成种种发育畸形，如羊水过少发生于妊娠早期，部分胎儿体表可与羊膜粘连或形成羊膜带，使手指或肢体离断；如羊水过少发生于妊娠晚期，则胎儿皮肤干燥，如羊皮纸状。因羊水少，胎儿在子宫内处于强制性体位，易受压迫而引起特殊的肌肉骨骼畸形。

2.辅助检查

根据病情选择做血、尿、粪常规检查及生化、肝肾功能检查。

3.影像学检查

(1)B超检查是诊断羊水过少的主要方法,包括定性诊断和半定量诊断。B超下发现羊水量明显减少、羊水和胎儿界面不清、胎儿肢体明显聚集重叠,即可以做出羊水过少的定性诊断。定性诊断后通过进一步测量羊水池的深度,可对羊水过少做出半定量诊断。妊娠 28～40 周,B超测定最大羊水池径线稳定在(5.1±2.0)cm范围。

(2)磁共振成像技术是近些年发展起来的一项可以于产科应用的新的影像学技术,磁共振成像技术除可以准确判断羊水池的深度外,还可以利用三维成像技术和体积计算技术对羊水总量进行估计,是诊断羊水过少的重要方法。

对于羊水过少患者,通过影像学技术判断羊水量固然重要,影像学技术更大的作用是对胎儿畸形的诊断,明确有无胎儿畸形是制订治疗方案的关键。对于宫内诊断胎儿畸形,B超技术已经是一个里程碑,与新兴的磁共振成像技术比较,B超技术有更大的优点。

(四)鉴别诊断

羊水过少时,子宫低高度及腹围均小于同期妊娠月份,应与下列疾病相鉴别。

1.胎儿生长受限

子宫高度小于同孕周正常高度的第 10 百分数,妊娠 36 周前 B 超测胎头双顶径小于同孕周的第 5 百分数,检查子宫内羊水振波感一般较明显,无羊水过少的"实感",B超检查羊水量在正常范围,破膜时羊水量＞300mL,足月分娩时新生儿体重＜2500g。羊水过少者子宫紧裹胎体,B超检查测羊水暗区＜2cm,甚至＜1cm,足月新生儿体重往往＞2500g,但胎儿生长受限常合并羊水过少。

2.早产

子宫底高度虽小,符合孕周。子宫内羊水振波感明显,子宫不紧裹胎体。B超检查羊水量在正常范围内,胎头双顶径值符合孕周,破膜时水量＞300mL。出生新生儿体重及特征均符合早产儿。

(五)治疗

羊水过少的处理应包括致病因素探查、母儿影响程度和严重性评估、治疗措施实施及监测和反应评估。涉及产前诊断内容的是胎儿染色体检查和结构检查、胎盘脐带检查和母体因素的探查。针对性干预是处理羊水过少的原则,系统监测并施以妥善处理是改善结局、提高出生人口素质的关键。

1.早发羊水过少的处理

早发羊水过少多由于胎儿因素,首先应通过超声检查排除胎儿畸形,必要时进行羊水细胞染色体核型分析或胎儿血染色体核型分析。磁共振成像作为超声以外的非侵入性检查手段越来越受到关注,被用于超声检查有局限的胎儿泌尿系统和肺发育的检查。当发现羊水过少合并有胎儿畸形时,须征得家属同意(除发现于较晚期的妊娠阶段、生育不易和儿外科有救治可能者)考虑终止妊娠。宫内治疗在我国尚不普遍,但必要时可请儿外科协助进行出生后救治评估。

2.孕中期羊水过少的处理

对于胎盘功能障碍引发的晚期羊水过少已经引起临床的普遍重视,但不能忽视胎盘循环障碍引发的中晚期羊水过少。对于中晚期单纯羊水过少者(已经排除胎儿畸形和感染因素存在)进行血脂水平、凝血功能状况及抗心磷脂抗体等实验室检查,超声检查胎盘回声、厚度、大小和脐血流。对于存在血脂水平异常、凝血异常、抗心磷脂抗体阳性和(或)高凝状态的病例可考虑低分子肝素注射、阿司匹林口服和静脉滴注等治疗及羊膜腔灌注。

3.晚期羊水过少的处理

对于晚期羊水过少的临床研究报道不少,治疗目的主要是避免胎儿窘迫,减少围生儿并发症和降低剖宫产率。对于晚发型或已经足月的羊水过少病例,5cm<羊水指数≤8cm可以考虑严密监测下进行引产,此时不能忽视胎心动态监测、产程进展及羊水性状等指标的综合评估;羊水指数≤5cm大多数考虑剖宫产终止妊娠或进行人工破膜了解羊水量和性状,存在羊水污染者考虑剖宫产终止妊娠,无羊水污染可在严密监护下进行阴道试产,一旦存在危险征象立即剖宫产终止妊娠。

第五章 胎儿相关疾病及多胎妊娠

第一节 巨大胎儿

出生体重高于第 90 百分位体重的新生儿或胎儿被称为大于孕龄儿（LGA）。巨大胎儿指任何孕周胎儿体重超过 4000g。还有一组以胎儿过度生长发育为特征的遗传综合征，称发育过度综合征，该类患儿出生后持续过度生长。近年来，营养过剩的孕妇有逐渐增多趋势，导致巨大胎儿的发生率增加较快，国内发生率约 7%，国外发生率为 15.1%，男胎多于女胎。

一、高危因素

巨大胎儿是多种因素综合作用的结果，很难用单一的因素解释。临床资料表明仅有 40% 的巨大胎儿存在各种高危因素，其他 60% 的巨大胎儿无明显的高危因素存在。根据 Williams 产科学的描述，巨大胎儿常见的因素有糖尿病、父母肥胖（尤其是母亲肥胖）、经产妇、过期妊娠、孕妇年龄、男胎、上胎巨大胎儿、种族和环境等。

1.孕妇糖尿病

包括妊娠合并糖尿病和妊娠期糖尿病，甚至糖耐量受损，巨大胎儿的发病率均明显升高。在胎盘功能正常的情况下，孕妇血糖升高，通过胎盘进入胎儿血循环，使胎儿的血糖浓度升高，刺激胎儿胰岛 B 细胞增生，导致胎儿胰岛素分泌反应性升高，胎儿高糖血症和高胰岛素血症，促进糖原、脂肪和蛋白质合成，使胎儿脂肪堆积，脏器增大，体重增加，故胎儿巨大。糖尿病孕妇巨大胎儿的发病率可达 26%，而正常孕妇中巨大胎儿的发生率仅为 5%。但是，并不是所有糖尿病孕妇的巨大胎儿的发病率升高。当糖尿病合并妊娠的 White 分级在 B 级以上时，由于胎盘血管的硬化，胎盘功能降低，反而使胎儿生长受限的发病率升高。

2.孕前肥胖及孕期体重增加过快

当孕前体重指数 $>30kg/m^2$、孕期营养过剩、孕期体重增加过快时，巨大胎儿发生率均明显升高。Johnson 等对 588 例体重 $>113.4kg$（250 磅）及 588 例体重 $<90.7kg$（200 磅）妇女的妊娠并发症比较，发现前者的妊娠期糖尿病、巨大胎儿以及

肩难产的发病率分别为 10%、24% 和 5%，明显高于后者的 0.7%、7% 和 0.6%。当孕妇体重>136kg(300 磅)时，巨大胎儿的发生率高达 30%。可见孕妇肥胖与妊娠期糖尿病、巨大胎儿和肩难产等均有密切的相关性。这可能与能量摄入大于能量消耗导致孕妇和胎儿内分泌代谢平衡失调有关。

3.经产妇

有资料报道胎儿体重随分娩次数增加而增加，妊娠 5 次以上者胎儿平均体重增加80～120g。

4.过期妊娠

与巨大胎儿有明显的相关性。孕晚期是胎儿生长发育最快时期，过期妊娠而胎盘功能正常者，子宫胎盘血供良好，持续供给胎儿营养物质和氧气，胎儿不断生长，以至孕期越长，胎儿体重越大，过期妊娠巨大胎儿的发生率是足月儿的 3～7 倍，肩难产的发生率比足月儿增加 2 倍。Stotland 等报道>41 周巨大胎儿的发生率是 33.3%。Langer 报道孕 40～42 周时，巨大胎儿的发生率是 20%，而孕 42～42 周末时发生率升高到 43%。

5.孕妇年龄

高龄孕妇并发肥胖和糖尿病的机会增多，因此分娩巨大胎儿的可能性增大。Stotland 等报道孕妇 30～39 岁巨大儿发生率最高，为 15.3%；而 20 岁以下发生率最低，为 8.4%。

6.上胎巨大胎儿

曾经分娩过超过 4000g 新生儿的妇女与无此病史的妇女相比，再次分娩超过4500g 新生儿的概率增加 5～10 倍。

7.羊水过多

巨大胎儿往往与羊水过多同时存在，两者的因果关系尚不清楚。

8.遗传因素

遗传基因是决定胎儿生长的前提条件，它控制细胞的生长和组织分化。但详细机制还不清楚。遗传因素包括胎儿性别、种族及民族等。在所有有关巨大胎儿的资料中都有男性胎儿发生率增加的报道，通常占 60%～65%。这是因为在妊娠晚期的每一孕周男性胎儿的体重比相应的女性胎儿重 150g。身材高大的父母其子女为巨大胎儿的发生率高；不同种族、不同民族巨大胎儿的发生率各不相同。Rodrigues 等报道排除其他因素的影响，原为加拿大民族的巨大胎儿发生率明显高于加拿大籍的外民族人群的发生率。Stotland 等报道美国白种人巨大胎儿发生率为 16%，而非白种人(包括黑色人种、西班牙裔和亚裔)为 11%。

9.环境因素

高原地区由于空气中氧分压低，巨大胎儿的发生率较平原地区低。

二、对母儿的影响

分娩困难是巨大胎儿主要的并发症。由于胎儿体积的增大,胎头和胎肩是分娩困难主要部位。难产率明显增高,带来母儿的一系列并发症。

1.对母体的影响

Stodand 等报道新生儿体重>3500g 母体并发症开始增加,且随出生体重增加而增加,在新生儿体重 4000g 时肩难产和剖宫产率明显增加,4500g 时再次增加。

(1)产程延长或停滞:由于巨大胎儿的胎头较大,造成孕妇的骨盆相对狭窄,头盆不称的发生率增加。在胎头双顶径较大者,直至临产后胎头始终不入盆,若胎头搁置在骨盆入口平面以上,称为骑跨征阳性,表现为第一产程延长;若双顶径相对小于胸腹径,胎头下降受阻,易发生活跃期延长、停滞或第二产程延长。由于产程延长易导致继发性宫缩乏力;同时巨大胎儿的子宫容积较大,子宫肌纤维的张力较高,肌纤维的过度牵拉,易发生原发性宫缩乏力;宫缩乏力反过来又导致胎位异常、产程延长。巨大胎儿双肩径大于双顶径,尤其是糖尿病孕妇的胎儿。若经阴道分娩,易发生肩难产。

(2)手术产发生率增加:巨大儿头盆不称的发生率增加,容易产程异常,因此手术产概率增加,剖宫产率增加。

(3)软产道损伤:由于胎儿大,胎儿通过软产道时可造成宫颈、阴道、会阴裂伤,严重者可裂至阴道穹窿、子宫下段甚至盆壁,形成腹膜后血肿或阔韧带内血肿。如果梗阻性难产未及时发现和处理,可以导致子宫破裂。

(4)尾骨骨折:由于胎儿大、头硬,当通过骨盆出口时,为克服阻力或阴道助产时可能发生尾骨骨折。

(5)产后出血及感染:巨大胎儿子宫肌纤维过度牵拉,易发生产后宫缩乏力,或因软产道损伤引起产后出血,甚至出血性休克。上述各种因素造成产褥感染率增加。

(6)生殖道瘘:由于产程长甚至滞产,胎儿头长时间压于阴道前壁、膀胱、尿道和耻骨联合之间,导致局部组织缺血坏死形成尿瘘,或直肠受压坏死形成粪瘘;或因手术助产直接损伤所致。

(7)盆腔器官脱垂:产后可因分娩时盆底组织过度伸长或裂伤,发生子宫脱垂或阴道前后壁膨出。

2.对新生儿的影响

(1)新生儿产伤:巨大胎儿肩难产率增高,据统计肩难产的发生率为 0.15%~0.60%,体重≥4000g 巨大儿肩难产的发生为 3%~12%,≥4500g 者为 8.4%~22.6%。Acker 等报道当出生体重>4000g,肩难产发生率为 13%。加上巨大儿手术产发生率增加,新生儿产伤发生率高。如臂丛神经损伤及麻痹、颅内出血、锁骨骨折、胸锁乳突肌血肿等。

(2)胎儿窘迫、新生儿窒息:胎头娩出后胎肩以下部分嵌顿在阴道内,胎儿不能自主呼吸导致胎儿窘迫、新生儿窒息,如脐带停止搏动或胎盘早剥可引起死胎。

三、诊断

1.病史及临床表现

多有巨大胎儿分娩史、糖尿病史。产次较多的经产妇。在妊娠后期出现呼吸困难,自觉腹部沉重及两胁部胀痛。

2.腹部检查

视诊腹部明显膨隆,宫高＞35cm。触诊胎体大,先露部高浮,胎心正常但位置稍高,当子宫高加腹围≥140cm 时,巨大胎儿的可能性较大。

3.B 型超声检查

胎头双顶径长＞98～100mm,股骨长≥78～80mm,腹围＞330mm,应考虑巨大胎儿,同时排除双胎、羊水过多及胎儿畸形。

四、治疗

1.妊娠期

检查发现胎儿大或既往分娩巨大儿者,应检查孕妇有无糖尿病。若为糖尿病孕妇,应积极治疗,必要时予以胰岛素治疗控制胎儿的体重增长,并于妊娠 36 周后,根据胎儿成熟度、胎盘功能检查及糖尿病控制情况,择期引产或剖宫产。不管是否存在妊娠期糖尿病,有巨大胎儿可能的孕妇均要进行营养咨询合理调节膳食结构,每天摄入的总能量以 8790～9210kJ(2100～2200kcal)为宜,适当降低脂肪的摄入量。同时适当的运动可以降低巨大胎儿的发病率。

2.分娩期

估计非糖尿病孕妇胎儿体重≥4500g,糖尿病孕妇胎儿体重≥4000g,即使骨盆正常,为防止母儿产时损伤应行剖宫产。临产后,不宜试产过久。若产程延长,估计胎儿体重＞4000g,胎头停滞在中骨盆也应剖宫产。若胎头双顶径已达坐骨棘下3cm,宫口已开全者,应作较大的会阴后侧切开,予产钳助产,同时做好处理肩难产的准备工作。分娩后应行宫颈及阴道检查,了解有无软产道损伤,并预防产后出血。若胎儿已死,行穿颅术或碎胎术。

3.新生儿处理

新生儿应预防低血糖发生,生后 1～2 小时开始喂糖水,及早开奶;积极治疗高胆红素血症,多选用蓝光治疗;新生儿易发生低钙血症,多用 10% 葡萄糖酸钙1mL/kg 加入葡萄糖液中静脉滴注补充钙剂。

第二节　胎儿生长受限

胎儿生长受限(FGR)指胎儿体重低于其孕龄平均体重第10百分位数或低于其平均体重的2个标准差。

将新生儿的出生体重按孕龄列出百分位数,取10百分位数及90百分位数二根曲线,在10百分位以下者称小于胎龄儿(SGA),在90百分位以上称大于胎龄儿(LGA),在90和10百分位之间称适于胎龄儿(AGA)。20世纪60年代后上海地区将小于胎龄儿统称为小样儿,分为早产小样儿、足月小样儿及过期小样儿。但并不是出生体重低于第10百分位数的婴儿都是病理性生长受限,有些偏小是因为体质因素,仅仅是小个子。1992年Cardosi等认为,有25%～60%婴儿诊断为小于胎龄儿,但如果排除如母体的种族、孕产次及身高等影响出生体重的因素,这些婴儿实际上是适于胎龄儿。1969年Usher等提出胎儿生长的标准定义应基于正常范围平均值的±2标准差,与第10百分位数相比,此定义将SGA儿限定在3%,后一种定义更有临床意义,因为这部分婴儿中预后最差的是出生体重低于第3百分位数。国外报道宫内生长受限儿的发生率为全部活产的4.5%～10.0%,上海新华医院资料小样儿的发生率为3.1%。

一、病因学

胎儿生长受限的病因迄今尚未完全阐明。约有40%发生于正常妊娠,30%～40%发生于母体有各种妊娠并发症或合并症者,10%由于多胎妊娠,10%由于胎儿感染或畸形。下列各因素可能与胎儿生长受限的发生有关。

1.孕妇因素

(1)妊娠并发症和合并症:妊娠期高血压疾病、慢性肾炎、糖尿病血管病变的孕妇由于子宫胎盘灌注不够易引起胎儿生长受限。自身免疫性疾病、发绀型心脏病、严重遗传型贫血等均引起FGR。

(2)遗传因素:胎儿出生体重差异,40%来自父母的遗传基因,又以母亲的影响较大,如孕妇身高、孕前体重、妊娠时年龄以及孕产次等。

(3)营养不良:孕妇偏食、妊娠剧吐以及摄入蛋白质、维生素、微量元素和热量不足的,容易产生小样儿,胎儿出生体重与母体血糖水平呈正相关。

(4)烟、酒和某些药物的影响:吸烟、喝酒、麻醉剂及相关药品均与FGR相关。某些降压药由于降低动脉压,降低子宫胎盘的血流量,也影响胎儿宫内生长。

2.胎儿因素

(1)染色体异常:21、18或13-三体综合征、Turner综合征、猫叫综合征常伴发

FGR。超声没有发现明显畸形的 FGR 胎儿中，近 20% 可发现核型异常，当生长受限和胎儿畸形同时存在时，染色体异常的概率明显增加。21-三体综合征胎儿生长受限一般是轻度的，18-三体综合征胎儿常有明显的生长受限。

（2）胎儿畸形：如先天性成骨不全和各类软骨营养障碍等可伴发 FGR，严重畸形的婴儿有 1/4 伴随生长受限，畸形越严重，婴儿越可能是小于胎龄儿。许多遗传性综合征也与 FGR 有关。

（3）胎儿感染：在胎儿生长受限病例中，多达 10% 的人发生病毒、细菌、原虫和螺旋体感染。宫内感染如风疹病毒、巨细胞病毒、弓形虫、梅毒螺旋体等均可引起 FGR。

（4）多胎：与正常单胎相比，双胎或更多胎妊娠更容易发生其中一个或多个胎儿生长受限。

3.胎盘因素

胎盘结构和功能异常是发生 FGR 的病因，在 FGR 中孕 36 周后胎盘增长缓慢、胎盘绒毛膜面积和毛细血管面积均减少。慢性部分胎盘早剥、广泛性梗死或绒毛膜血管瘤均可造成胎儿生长受限。脐带帆状附着也可导致胎儿生长受限。

二、分类和临床表现

1.内因性均称型 FGR

少见，属于早发性胎儿生长受限，在受孕时或在胚胎早期，不良因素即发生作用，使胎儿生长、发育严重受限。其原因包括染色体异常、病毒感染、接触放射性物质及其他有毒物质。因胎儿在体重、头围和身长三方面均受限，头围与腹围均小，故称均称型。

特点：

（1）体重、身长、头径相称，但均小于该孕龄正常值。

（2）外表无营养不良表现，器官分化或成熟度与孕龄相符，但各器官的细胞数量均减少，脑重量轻，神经元功能不全和髓鞘形成迟缓。

（3）胎盘体积重量小，但组织结构无异常，胎儿无缺氧表现。

（4）胎儿出生缺陷发生率高，围生儿病死率高，预后不良。产后新生儿多有脑神经发育障碍，伴小儿智力障碍。

2.外因性不均称型 FGR

常见，属于继发性生长发育不良，胚胎发育早期正常，至妊娠中晚期受到有害因素的影响，常见于妊娠期高血压疾病、慢性高血压、糖尿病、过期妊娠，导致胎盘功能不全。

特点：

(1)新生儿外表呈营养不良或过熟儿状态,发育不均称,身长、头径与孕龄相符而体重偏低。

(2)胎儿常有宫内慢性缺氧及代谢障碍,各器官细胞数量正常,但细胞体积缩小,以肝脏为著。

(3)胎盘体积正常,但功能下降,伴有缺血缺氧的病理改变,常有梗死、钙化、胎膜黄染等。

(4)新生儿在出生以后躯体发育正常,易发生低血糖。

3.外因性均称型 FGR

为上述两型的混合型,其病因有母儿双方的因素,常因营养不良、缺乏叶酸和氨基酸等微量元素,或有害药物的影响所致。有害因素在整个妊娠期间均产生影响。

特点：

(1)新生儿身长、体重、头径均小于该孕龄正常值,外表有营养不良表现。

(2)各器官细胞数目减少,导致器官体积均缩小,肝脾严重受累,脑细胞数也明显减少。

(3)胎盘小,外观正常。胎儿少有宫内缺氧,但存在代谢不良。

(4)新生儿的生长与智力发育常受到影响。

三、诊断

1.产前检查

准确判断孕龄,详细询问孕产史及有无高血压、慢性肾病、严重贫血等疾病史,有无接触有毒有害物质及不良嗜好,判断是否存在导致 FGR 的高危因素。

2.宫高及体重的测量

根据宫高推测胎儿的大小和增长速度,确定末次月经和孕周后,产前检查测量子宫底高度,在孕 28 周后如连续 2 次宫底高度小于正常的第 10 百分位数时,则有 FGR 的可能。另外从孕 13 周起体重平均每周增加 350g 直至足月,孕 28 周后如孕妇体重连续 3 周未增加,要注意是否有胎儿生长受限。

3.定期 B 超监测

(1)头臀径:是孕早期胎儿生长发育的敏感指标。

(2)双顶径:对疑有胎儿生长受限者,应系统测量胎头双顶径,每 2 周 1 次观察胎头双顶径增长情况。正常胎儿在孕 36 周前其双顶径增长较快,如胎头双顶径每 2 周增长<2mm,则为胎儿生长受限,若增长>4mm,则可排除胎儿生长受限。

(3)腹围:胎儿腹围的测量是估计胎儿大小最可靠的指标。妊娠 36 周前腹围值小于头围值,36周时相等,以后腹围大于头围,计算腹围/头围,若比值小于同孕周第10百分位,有FGR可能。

4.多普勒测速

与胎儿生长受限密切相关的多普勒异常特征是脐动脉、子宫动脉舒张末期血流消失或反流,胎儿静脉导管反流等,说明脐血管阻力增加。

5.出生后诊断

(1)出生体重:胎儿出生后测量其出生体重,参照出生孕周,若低于该孕周应有的体重的第10百分位数,即可作出诊断。

(2)胎龄估计:对出生体重<2500g的新生儿进行胎龄判断非常重要。由于约15%的孕妇没有正确的月经史加上妊娠早期的阴道流血与月经混淆,FGR儿与早产儿的鉴别就很重要。外表观察对胎龄估计较为重要,对于胎龄未明的低体重儿可从神态、皮肤耳壳、乳腺跖纹、外生殖器等方面加以鉴定是FGR儿还是早产儿。临床上往往可以发现一些低体重儿肢体无水肿躯体缺毳毛,但耳壳软而不成形,乳房结节和大阴唇发育差的矛盾现象,则提示为早产FGR儿的可能。

四、治疗

1.寻找病因

对临床怀疑FGR孕妇应尽可能找出可能的致病原因。及早发现、监测有无合并妊娠期高血压疾病。行TORCH感染检查、抗磷脂抗体测定。吸烟孕妇戒烟。超声检查排除胎儿结构异常,必要时采用介入性产前诊断技术进行胎儿染色体核型分析、基因芯片、二代测序等细胞及分子遗传学检测。

2.治疗

FGR的治疗原则是:积极寻找病因、改善胎盘循环、加强胎儿监测、适时终止妊娠。

(1)一般治疗:目前缺乏充分的证据支持卧床休息、常规吸氧、增加饮食对治疗FGR有效。

(2)药物治疗:尚未证实补充孕激素、静脉补充营养和注射低分子肝素对治疗FGR有效。

(3)胎儿健康状况监测:FGR一经诊断即应开始严密监测。理想的FGR监测方案是综合应用超声多普勒血流、羊水量、胎心监护、生物物理评分和胎儿生长监测方法,全面评估监测FGR胎儿。监测应从确诊为FGR开始,每2~3周评估胎儿生长发育。在多普勒血流正常的胎儿中,只要监护结果可靠,监护的频率通常为每周1次。如果多普勒血流发现异常,需要更加严密监护,可考虑增加大脑中动脉及静脉导管血流监测,每周2次NST或BPP,随着胎盘功能减退,脐动脉多普勒血流可表现为 S/D 比值升高、舒张末期血流缺失或倒置。若出现舒张末期血流倒置和静脉导管反向"a"波,围产儿死亡率高,预后差。

3.产科处理

(1)继续妊娠指征:胎儿状况良好,胎盘功能正常,妊娠未足月、孕妇无合并症及并发症者,可以在密切监护下妊娠至 38～39 周,但不应超过预产期。

(2)终止妊娠指征:必须综合考虑 FGR 的病因、监测指标异常情况、孕周和新生儿重症监护的技术水平。

FGR 出现单次胎儿多普勒血流异常不宜立即终止妊娠,应严密随访。若出现脐动脉舒张末期血流消失,可期待至≥34 周终止妊娠;出现脐动脉舒张末期血流倒置,则考虑期待至≥32 周终止妊娠。若 32 周前出现脐动脉舒张末期血流缺失或倒置,合并静脉导管血流异常,综合考虑孕周、新生儿重症监护水平,完成促胎肺成熟后,可考虑终止妊娠。

孕周未达 32 周者,应使用硫酸镁保护胎儿神经系统。若孕周未达 35 周者,应促胎肺成熟后再终止妊娠,如果新生儿重症监护技术水平不足,应鼓励宫内转运。

(3)分娩方式选择:FGR 胎儿对缺氧耐受力差,胎儿胎盘贮备不足,难以耐受分娩过程中子宫收缩时的缺氧状态,应适当放宽剖宫产指征。①阴道分娩:FGR 孕妇自然临产后,应尽快入院,加强胎心监护。排除阴道分娩禁忌证,根据胎儿情况、宫颈成熟度及羊水量,决定是否引产及引产方式。②剖宫产:单纯的 FGR 并非剖宫产指征。胎儿病情危重,产道条件欠佳,或有其他剖宫产指征,应行剖宫产结束分娩。

4.预防

对于既往有 FGR 和子痫前期病史的孕妇,建议从孕 12～16 周开始应用低剂量阿司匹林至 36 周,可以降低再次发生 FGR 的风险。存在≥2 项高危因素的孕妇,也可建议于妊娠早期开始服用小剂量阿司匹林进行预防,其中高危因素包括:肥胖、年龄>40 岁、孕前高血压、孕前糖尿病(1 型或 2 型)、辅助生殖技术受孕史、多胎妊娠、胎盘早剥病史、胎盘梗死病史。因母体因素引起的 FGR,应积极治疗原发病,如戒除烟酒、毒品等,使 FGR 风险降到最低。

第三节　多胎妊娠

一、双胎和多胎妊娠

(一)概述

一次妊娠子宫腔内同时有两个或两个以上胎儿,称为多胎妊娠。多胎妊娠自

然的发生率为 $1：89^{(n-1)}$（n 代表一次妊娠的胎儿数）。多胎妊娠属于高危妊娠范畴，其中以双胎妊娠最多见。

(二)分类

双胎的分类包括卵性诊断及膜性诊断。其中,膜性诊断对孕期处理至关重要。应强调在早孕期通过超声确定双胎的膜性诊断。

1.双卵双胎(DZ)

由两个卵子分别受精形成两个受精卵,约占双胎妊娠的 75%。两个胎儿各有其遗传基因,两个受精卵分别着床,形成自己独立的胎盘及胎膜,两胎儿之间有两层绒毛膜及两层羊膜;有时两个胎盘可以紧邻融合在一起,但胎盘血循环互不相通。

2.单卵双胎(MZ)

由一个受精卵分裂而成的两个胎儿,约占双胎妊娠的 25%。由于两胎儿基因相同,其性别、血型、容貌等均相同。单卵双胎由于受精卵分裂的时间不同有如下四种形式:

(1)双绒毛膜双羊膜囊(DCDA):受精卵分裂发生在受精后 72 小时内(桑葚胚期),约占单卵双胎(MZ)的 18%～36%。

(2)单绒毛膜双羊膜囊(MCDA):在受精后 3～8 天内(囊胚期)发生分裂,在单卵双胎(MZ)中约占 70%。它们共同拥有一个胎盘及绒毛膜,其中隔有两层羊膜。

(3)单绒毛膜单羊膜囊(MCMA):分裂发生在受精后 8～13 天,羊膜腔形成后。两个胎儿共存于同一个羊膜腔内,之间无分隔,由于常常合并脐带缠绕打结,围产儿死亡率高。约占单卵双胎的 1%～2%。

(4)联体双胎:分裂发生在受精后的 13 天以后,可导致不同程度、不同形式的联体双胎,预后不良,是单绒毛膜单羊膜囊双胎的一种特殊形式。

(三)临床表现

1.病史

(1)自然受孕双胎妊娠多有家族史。

(2)部分患者应用促排卵药物或体外受精胚胎移植(IVF-ET)。

2.症状

(1)早孕反应往往较重,持续时间较长。

(2)中孕期后可以感觉两个或者多个胎儿胎动。

(3)妊娠晚期横膈升高,可出现呼吸困难、胃部饱满、下肢静脉曲张和水肿等压迫症状。

(4)双胎孕妇往往较早出现营养性贫血,有头晕、乏力、心悸等症状。

(5)双胎易并发妊娠期高血压疾病、羊水过多、胎儿畸形、前置胎盘、胎盘早剥、产后出血、早产、流产、胎儿生长受限、胎死宫内及胎位异常等。

3.体征

(1)查体子宫大于停经孕周。

(2)在妊娠中、晚期可于腹部触及多个肢体及两个或多个胎头。

(3)双胎妊娠的胎位多为纵产式,以头-头或头-臀多见。

(4)可在两个部位闻及两个胎心率,且两音相差 10bpm 或以上。

4.辅助检查

B 型超声检查是主要的确诊手段。在妊娠早期可以见到两个胎囊。妊娠中晚期依据胎儿颅骨及脊柱等声像图,B 型超声诊断符合率可达 100%。

(四)诊断要点

妊娠早期超声判断双胎绒毛膜性非常重要。

(1)停经 6~9 周根据孕囊及胎芽个数判断。

(2)停经 10~14 周,根据"λ"征或"T"征判断绒毛膜性,再根据两胎儿之间是否有胎膜分隔判断羊膜性。

(3)中孕期判断膜性准确率下降,如性别不同的双胎可明确为双绒毛膜双羊膜囊。

(五)治疗

1.妊娠期

(1)定期产前检查,一旦确诊双胎妊娠,应纳入高危妊娠保健和管理。

(2)加强营养,孕期注意补充蛋白质、铁剂、维生素、叶酸、钙剂等。适当休息,避免劳累。

(3)双绒毛膜双胎的超声监测同单胎妊娠,单绒毛膜双胎患者建议自 16 周起至少每 2 周复查 1 次超声,以早期发现复杂性双胎并转诊至胎儿医学中心以进一步诊治。

2.终止妊娠的指征

(1)DCDA 双胎已达 38 周尚未临产、MCDA 双胎孕 37 周尚未临产者可酌情终止妊娠。

(2)合并急性羊水过多,引起压迫症状,如呼吸困难等严重不适。

(3)其他指征同单胎,如胎盘功能减退、胎儿宫内窘迫或母体严重并发症等。

3.分娩方式选择

结合孕妇年龄、胎次、孕龄、胎先露、绒毛膜性及产科合并症/并发症等因素综合考虑,可适当放宽剖宫产指征。无合并症的单绒毛膜双羊膜囊双胎及双绒毛膜双羊膜囊双胎在双胎均为头先露或第一胎儿为头位、第二胎儿为臀位时可选择阴道试产。单绒毛膜单羊膜囊双胎因整个孕期包括围产期均可能因脐带缠绕而导致突发的胎死宫内,故建议行剖宫产终止妊娠。建议在二级以上医院分娩,做好输血、输液等抢救应急设备,熟练掌握新生儿复苏技术。

4.产程中处理

(1)第一个胎儿分娩产程中的处理同单胎妊娠。

(2)若出现宫缩乏力,可以给予低浓度的缩宫素缓慢点滴,警惕宫缩过强。

(3)第一个胎儿娩出后,助手在腹部将第2个胎儿固定成纵产式并听胎心。

(4)若无阴道出血,胎心正常,可等待自然分娩,若等待10分钟仍无宫缩,可以给予人工破膜或给予低浓度缩宫素点滴加强宫缩。

(5)若发现脐带脱垂或可疑胎盘早剥或胎心异常,立即用产钳或臀牵引,尽快娩出胎儿。

(6)注意防治产后出血,在第二胎儿娩出后立即给予缩宫素,产后严密观察子宫收缩及阴道出血量,酌情使用前列腺素制剂促进子宫收缩,必要时抗生素预防感染。

5.剖宫产指征

(1)异常胎先露,如第一胎儿为肩先露、臀先露。

(2)宫缩乏力导致产程延长,经处理效果不佳。

(3)胎儿窘迫短时间不能经阴道分娩者。

(4)严重并发症需要立即终止妊娠者,如重度子痫前期、胎盘早剥或脐带脱垂者等。

(5)联体双胎,孕周较大,无法经阴道分娩者。

(六)注意事项

1.妊娠期并发症监测

(1)贫血:贫血是双胎妊娠孕妇最常见的并发症,较单胎孕妇出现早,程度重,部分孕妇在16~20周即出现中度贫血。

(2)妊娠期高血压疾病:双胎妊娠并发妊娠期高血压疾病高达40%,往往发生时间早,病情较严重,更容易出现胎盘早剥及孕妇心力衰竭等并发症。

(3)早产:既往早产史是双胎早产的独立危险因素。宫缩抑制剂的应用并不能预防早产,但可以争取促胎肺成熟及宫内转运的时机,糖皮质激素促胎肺成熟治疗方法同单胎妊娠。

2.分娩期并发症预防

(1)合并羊水过多时,易发生胎膜早破及脐带脱垂。预防:胎膜破裂时脐带脱垂,立即侧卧,或抬高臀部;如果人工破膜,采用小孔缓慢让羊水流出。

(2)易发生胎位异常,第一个胎儿娩出后,而第二个胎儿活动范围大,容易转成横位。预防:第一胎儿娩出后,由助手扶住子宫,固定第二个胎儿胎方位。

（3）当第一个胎儿娩出后，宫腔容积突然缩小，胎盘附着面骤然减小，可能发生胎盘早剥。注意，阴道流血情况，如果可疑胎盘早剥，迅速娩出第二个胎儿。

（4）第一个胎儿为臀位，第二个胎儿为头位分娩时，第一个胎头尚未娩出，第二个胎头已降至骨盆腔内时，易发生两个胎头的颈部交锁而造成难产。尽可能早期发现，采用手术分娩。

因此，双胎孕妇计划阴道试产，无论何种胎方位，产科医师均需做好阴道助产及第二胎儿剖宫产术的准备，并南新生儿医师在场。

3.转诊时机

双胎妊娠属于高危妊娠，如发生母体并发症或者胎儿并发症（即复杂性双胎），建议及时转诊至有经验的医疗机构进一步咨询和处理。

二、复杂性双胎妊娠

双胎妊娠围产儿死亡率较高，与早产、胎儿生长受限、胎儿畸形以及脐带异常等因素有关。而单绒毛膜双胎妊娠具有发生特殊并发症的风险，如双胎输血综合征、双胎一胎死亡、双胎反向动脉灌注等围产儿结局不良，需要引起临床医师足够的重视。双胎之一畸形也属于复杂性双胎范畴，需根据其绒毛膜性个体化处理。

（一）双胎输血综合征

1.概述

双胎输血综合征（TTTS）是发生在单绒毛膜双羊膜双胎（MCDA）中的一种严重并发症，其发生率在单绒毛膜双胎中为15%，近年来有增高的趋势。其发病是由于85%～100%的单绒毛膜双胎胎盘之间存在吻合血管，包括动脉-动脉吻合、静脉-静脉吻合及动脉-静脉吻合。胎盘深层的动脉-静脉吻合在某种机制的触发下压力失衡，血液从一个胎儿流向另一个胎儿，导致TTTS的发生。

2.临床表现

（1）孕中期即腹胀明显，部分孕妇子宫增大明显，不能平卧。部分患者出现流产和早产。

（2）腹部查体子宫张力大、宫高腹围明显大于同孕周患者。可伴有下肢水肿。

（3）超声提示一胎儿羊水过多、心力衰竭，而另一胎儿羊水过少。

3.诊断要点

（1）膜性诊断明确，为单绒毛膜双胎妊娠。

（2）以双胎羊水过多-过少序列为基础，即一个胎儿出现羊水过多（孕20周前羊水最大深度>8cm，孕20周后羊水最大深度>10cm），同时另一个胎儿出现羊水过少（羊水最大深度<2cm）。

4.治疗

(1)MCDA 双胎妊娠建议每 2 周复查超声以早期发现 TTTS。

(2)TTTS Ⅰ 期患者可酌情期待治疗并密切监护,如腹胀明显可行羊水减量治疗。

(3)Ⅱ 期及以上的患者可选用胎儿镜激光治疗,也是治疗 TTTS 的最佳手段。治疗的最佳孕周为孕 16~26 周。

(4)部分病例也可以选择减胎术,但不能采用传统的 KCl 注射法,应选择胎儿镜手术或射频消融减胎术。

(二)双胎生长不一致和选择性胎儿生长受限

1.概述

双胎体重差异超过 25%,称为双胎生长不一致。如果同时伴有一个胎儿的体重过低(低于第 10 百分位数)称为双胎之一宫内生长受限,可以发生在双绒毛膜双胎,但更多地发生在单绒毛双胎,后者称为选择性宫内生长受限(sIUGR)。

2.临床特点

(1)双绒毛膜双胎妊娠,由于两胎儿之间无交通血管吻合,如仅有生长不一致而无其他异常,孕期一般无特殊处理。

(2)sIUGR 主要的特点是两胎儿之间体重相差大于 25%,且小胎儿体重低于相应孕周胎儿体重的第 10 百分位数,可以伴有或不伴有羊水量的减少。

(3)sIUGR 的小胎儿往往由于胎盘血供的不足,出现脐动脉的异常改变、脑保护效应的发生,胎死宫内。由于单绒毛膜双胎间胎盘的血管吻合,一胎胎死宫内后,另外一个胎儿也容易发生相继死亡和脑损伤等不良预后。

3.诊断要点

诊断 sIUGR 主要依据是胎儿的大小差异和小胎儿的脐带血流多普勒的改变。

Ⅰ型:小胎儿脐动脉舒张末期血流频谱正常。

Ⅱ型:小胎儿脐动脉舒张末期血流持续性的缺失或倒置。

Ⅲ型:小胎儿脐动脉舒张末期血流间歇性的缺失或倒置。

4.治疗

(1)目前对于 sIUGR 的治疗尚缺乏统一的标准,建议转诊至有经验的医疗机构咨询。

(2)脐血流异常者(sIUGRⅡ型及Ⅲ型)的早产率、早期新生儿死亡率均较高。

(3)发病早而且胎儿体重差异大者建议早期行减胎手术,有利于延长另一胎儿的孕龄,避免因吻合支所导致的低血容量性的脑损伤、胎死宫内。也有应用胎儿镜下激光阻断胎盘间的血管吻合技术,手术后即使有胎儿胎死宫内也不会危及大胎儿生存。

Ⅰ型 sIUGR 多具有较好的妊娠结局,可在严密监护下期待治疗,脐血流没有恶化者可期待妊娠至 35 周。对于Ⅱ型 sIUGR,应该充分告知胎儿的预后,根据病情的严重程度、患者及家属的意愿以及医院是否具备宫内干预的条件,制定个体化的治疗方案。目前,常用的宫内治疗方案为选择性减胎术。大多数Ⅲ型 sIUGR 胎儿的健康情况在孕 32～34 周之前可保持稳定,但有胎儿突然死亡的风险和存活胎儿脑损伤的风险。当患者及家属要求期待治疗时,随访频率与Ⅱ型 sIUGR 一致。建议不超过孕 34 周分娩。

(三)双胎反向动脉灌注

1.概述

双胎反向动脉灌注(TRAP),发生率占单绒毛膜囊双胎的 1%,亦称为双胎之一无心畸胎,少数无心胎块有残留的半心结构,其血液供应完全依赖于另一胎儿为之泵入,如"寄生胎"。供血胎儿负荷增加,最终致心衰和胎死宫内,也可能发生羊水过多、早产,其围产儿死亡率高达 50%～75%。

2.临床表现

部分患者出现羊水过多,导致早产。分娩时巨大的胎块可能阻塞产道。

3.诊断要点

(1)膜性诊断:TRAP 仅出现于单绒毛膜双胎,MCDA 或 MCMA 均可出现。

(2)彩色多普勒超声检查:一个胎儿形态、结构发育相对正常,另一个胎儿为无心畸胎、单脐动脉,彩色多普勒超声可测及脐动脉为入胎血流,脐静脉为出胎血流。

(3)无心畸胎可合并其他严重畸形:包括无头或头部发育严重畸形、无上肢、无躯干,或仅表现为一个不定形软组织包块。

(4)可有充血性心衰的表现:正常胎儿若发生充血性心衰,可表现为水肿、心脏扩大、胸腹腔积液等。

(5)无心畸胎双胎之一停育:对于无心畸胎的诊断,需鉴别双胎之一停育。随孕周的增加,无心畸胎可表现为不规则的胎块随孕周增大,而停育的胚胎则不会生长。多普勒血流频谱可作为鉴别的主要依据。

4.治疗

(1)超声筛查:供血儿胎儿畸形的发生率为 10%,因此需要进行严格的超声筛查,必要时行产前诊断。

(2)连续的超声监测:需要对供血胎儿的心脏功能进行连续的超声监测。

(3)减胎治疗:以下情况需要进行无心畸胎的减胎治疗:

①无心畸胎的腹围与供血儿相等甚至大于供血儿。

②伴有羊水过多,AFV≥8cm。

③供血儿出现严重的超声血流异常,包括脐动脉舒张期血液反流或者消失,脐

静脉血流搏动或者静脉导管血流反向。

④供血胎儿水肿(胸腹水等腔隙积水)。

⑤单绒毛膜单羊膜囊双胎(MCMA)。

(四)单绒毛膜单羊膜双胎

1.概述

单绒毛膜单羊膜囊双胎(MCMA)约占单绒毛膜囊双胎的1%,两胎儿共存于同一羊膜囊内,脐带附着点往往较邻近,由于先天畸形、脐带缠绕、早产等因素,其围产儿的死亡率高达70%。

2.临床表现

由于出现胎儿畸形以及脐带缠绕的风险较正常的双胎妊娠明显增高,因此孕期羊水过多,突然胎死宫内的发生率较高。

3.诊断要点

(1)孕9~13周超声检查,两胎儿间没有任何间隔,可以确诊为MCMA。

(2)如在妊娠早期仅一个卵黄囊,而后期发现为双胎则需高度怀疑为MCMA。

(3)在妊娠16~20周,有以下情况可诊断为单羊膜囊双胎:双胎间没有任何膜性分隔、两胎儿共用一个胎盘、两胎儿性别相同、胎儿间有足够羊水环绕、胎儿运动无限制。

脐带缠绕的诊断:最早可在孕10周,超声多普勒血流可诊断脐带缠绕,表现为相互缠绕或呈结节的脐血管闭,多普勒分析不同血管搏动的频率,对比双胎的胎心率不同,可进一步明确。孕30周时,脐带缠绕的风险高达30%~40%。

4.治疗

(1)MCMA双胎发生率较低,孕期需加强监测,每2周进行超声检查。

(2)脐带缠绕是MCMA最常见的并发症,孕期超声不一定能明确诊断。

(3)一般建议单羊膜囊双胎的孕妇在分娩前入院待产,行选择性剖宫产为宜。

(4)建议终止妊娠的孕周为32~34周,也可根据母胎情况适当延迟分娩孕周。

(五)双胎之一胎死宫内

1.概述

胎儿在妊娠8周后至28周之前发生死亡。双胎之一胎死宫内的发生率约为0.5%,单卵双胎中的发生率为3.7%。临床最显著的特点是体重的巨大差异。死亡原因往往与单绒毛膜以及胎儿宫内发育不一致有关,部分死胎的脐带帆状附着。

2.临床特点

(1)死亡胎儿的胎动消失,有的患者可伴随有腹痛、出血等,休息之后好转。

(2)双胎之一胎死宫内很少会导致母体凝血功能的改变,尤其是双绒毛膜双胎。单绒毛膜双胎之一死亡后母体发生凝血功能异常有个别案例报道,但无严重后果。

(3)如双胎之一死亡发生于中晚孕期,坏死物质可经母体代谢,需监测母体肝、肾功能。

3.诊断要点

早孕期超声诊断为双胎妊娠而之后超声证实其中一胎死亡。在宫腔内正常胎儿的旁边、紧贴宫壁的一个角落处,有一扁平状的胎体轮廓,可显示梭形的高回声颅骨环、脊柱和长骨声像,但内脏模糊。

4.治疗

(1)发生一胎死亡后的处理,主要取决于胎儿死亡发生的时间及双胎的绒毛膜性。

(2)单绒毛膜双胎之一死亡后会导致另一胎儿瞬间血液倒流,存活胎儿发生神经系统损伤的风险为18%,需告知患者及家属不良预后可能,充分知情同意后决定是否终止妊娠。

(3)双绒毛膜双胎则仅有1%出现损伤,主要是由于双胎发育不一致或者先天畸形,存活胎儿受累的风险很小,一般不需特殊处理。

(六)双胎之一畸形

1.概述

双卵双胎妊娠中胎儿畸形的发生概率与单胎妊娠相似,而在单卵双胎,胎儿畸形的发生率增加2~3倍。发现双胎之一畸形后需要根据绒毛膜性质、发现孕周、畸形类型及患者意愿等决定后续处理方式。

2.临床特点

(1)胎儿颈后透明层厚度(NT)检查:双胎之一畸形最常见的类型为心脏畸形、神经管缺陷、面部发育异常、胃肠道发育异常和腹壁裂等。妊娠早期行胎儿 NT 检查时,可对一些严重的胎儿结构异常,如无脑儿、颈部水囊瘤及严重的心脏异常等进行早期产前诊断。

(2)结构筛查:双胎妊娠容易因胎儿体位的关系影响结构筛查的质量,筛查较为困难。有条件的医疗机构可根据孕周分次进行包括胎儿心脏在内的结构筛查,如发现可疑异常,应及时转诊至区域性产前诊断中心进一步评估。

3.治疗

(1)期待治疗:双绒毛膜双胎之一畸形一般可在产前诊断确认无染色体异常后期待治疗,如患者不愿畸形胎儿出生,可酌情行 KCl 注射减胎术。

(2)减胎术:单绒毛膜双胎因发生复杂性并发症的风险较高,如发现一胎畸形,在充分知情同意的基础上可进行减胎术,可通过胎儿镜脐带结扎术、超声引导下双极电凝术、微波或射频消融等技术完成减胎,不能通过注射 KCl 的方法进行减胎。

4.注意事项

(1)目前血清学筛查尚不能推广应用于双胎妊娠。NT 的监测、系统结构筛查是目前主要的筛查手段。

(2)高龄产妇、生育过异常胎儿病史的双胎妊娠孕妇应得到产前诊断服务,建议转诊至有能力进行宫内干预的胎儿医学中心进行有创性产前诊断。

第四节　死胎

妊娠 20 周后胎儿在子宫内死亡者,称死胎,胎儿在分娩过程中死亡,称死产,亦是死胎的一种。

一、病因

引起死胎的原因可归于胎儿因素、脐带和胎盘因素、母体因素。

1.胎儿因素

(1)染色体异常:20 周以后发生的死胎中胎儿染色体病的发生率为 6%。

(2)先天畸形:先天性心脏病、神经管缺陷、脐膨出、腹裂、脑积水等均可导致胎儿死亡。其中最常见的是严重的心血管系统功能障碍或畸形,导致胎儿缺氧、死亡。

(3)胎儿水肿:胎儿水肿可分为免疫性和非免疫性。免疫性水肿多继发于溶血性疾病。非免疫性水肿除了与染色体异常有关外,还与宫内感染、先天器官发育不良、代谢性疾病及孕妇全身性疾病有关。

(4)胎儿感染:常见的可引起胎儿死亡的病原体感染包括:弓形虫、巨细胞病毒、风疹病毒、单纯疱疹病毒、B 族链球菌、细小病毒 B_{19}、梅毒等。

(5)胎儿产时窒息。

2.脐带和胎盘因素

脐带是母体与胎儿进行气体交换、营养物交换的重要通道。脐带发育异常如单脐动脉等可导致胎儿死亡。若脐带受压包括脐带绕颈、缠身、扭转、打结、脱垂、水肿淤血等引起脐带血供受阻,可使胎儿缺氧死亡。常于分娩后方能明确诊断。如果脐血管栓塞、破裂或与脐带平行(即无盘绕脐血管)、附着异常(如脐血管前置)等,容易发生胎儿死亡。

胎盘功能异常和胎盘结构异常可导致胎儿宫内缺氧、死亡。胎盘功能异常一般发生于某些高危妊娠,如子痫前期、母亲贫血等。过期妊娠时,胎盘老化,功能减退,对胎儿氧及营养供应缺乏,并且过度成熟胎儿对缺氧的耐受能力差,因此易发生胎儿宫内窘迫及宫内死亡。前置胎盘往往会出现孕妇失血过多、早产、宫内生长受限等异常,从而增加胎儿死亡风险。轮状胎盘、膜状胎盘可使母体胎儿营养交换面积减少。胎盘早剥时形成胎盘血肿,当剥离面积达 1/2 时可致胎儿死亡。胎盘感染时由于炎性渗出增多、水肿,减少了母体胎儿间的营养交换,可造成宫内死亡。其他引起胎儿死亡的胎盘异常包括:胎盘梗死、胎儿-母体(经胎盘)输血等。

3.母体因素

死胎中 1/3 是由于母体因素造成的。

(1)孕妇患有肺炎或哮喘等呼吸系统疾病,或患有妊娠期肝内胆汁淤积症、病毒性肝炎、急性脂肪肝、急性胰腺炎等消化系统疾病,或患有肾小球肾炎、急性尿路感染、肾病综合征等泌尿系统疾病时,均会增加胎儿死亡风险。患有癫痫的孕妇,或者急性阑尾炎孕妇穿孔后伴有腹膜炎时,死胎发生率明显增加。另外妊娠合并甲状腺功能异常、系统性红斑狼疮、抗磷脂综合征等疾病亦会威胁胎儿生存。

(2)各种原因导致的母亲贫血,心脏功能障碍、高血压等都会影响到胎儿供氧,不利于胎儿存活。特别是妊娠期高血压疾病的孕妇,因绒毛浅着床及血管痉挛而致胎盘灌注量下降、胎盘发生不同程度的梗死、胎盘血管破裂而致胎盘早剥等,导致胎儿生长受限、胎儿窘迫甚至死胎。

(3)妊娠合并糖尿病时,孕妇高血糖持续经胎盘到达胎儿体内,刺激胎儿胰岛 β 细胞增生、肥大,胰岛素分泌增高,促进胎儿肝脏的糖原合成、脂肪合成和蛋白质合成,胎儿生长加速,肌体耗氧加大,导致胎儿宫内慢性缺氧、死亡。

(4)多胎妊娠围产儿死亡率较单胎妊娠高出 4～6 倍。死亡的原因:1/3 为围产期死亡,2/3 死于早产的并发症。单卵双胎的围产期死亡率大约是双卵双胎的三倍。特别是双胎输血综合征(TTTS),会严重影响胎儿存活。

(5)子宫畸形、孕妇腹部外伤及烧伤、孕妇有特殊致畸因子(如大剂量化学毒剂、辐射)接触史者,等均会增加胎儿死亡风险。

二、病理变化

1.浸软胎

胎儿皮肤色素沉淀呈暗红色,并且非常软、触之脱皮。头盖骨的结缔组织失去弹性而重叠,内脏器官软而脆。

2.压扁胎

胎儿死亡后,羊水被吸收,同时胎盘循环消失而发生退化,身体构造互相压迫,形成枯干形象。

3.纸样胎

双胎妊娠一个胎儿死亡,另一个继续妊娠,已死亡的胎儿枯干似纸质。纸样胎是压扁胎的进一步变化。

4.凝血功能障碍

胎儿死亡 3 周以上仍未排出,退行性变的胎盘组织释放促凝物质进入母体血内,激活母体凝血系统而引起弥散性血管内凝血(DIC),致血中的纤维蛋白原和血小板降低,最终导致难以控制的大量出血。

三、诊断

1.临床表现

胎儿死亡后孕妇最常见的主诉有:胎动消失;体重不增或减轻;乳房退缩;感觉不适,有血性或水样阴道分泌物等。

2.体征

定期随访检查,发现子宫不随孕周增加而增大;胎心未闻及;胎动未扪及;腹部触诊未扪及有弹性的、坚固的胎体部分。

3.超声检查

死亡时间较短者,仅见胎动和胎心搏动消失,体内各器官血流,脐带血流停止,身体张力及骨骼、皮下组织回声正常,羊水回声区无异常改变。若胎儿死亡过久,可显示颅骨重叠,颅板塌陷、颅内结构不清,胎儿轮廓不清、胎盘肿胀。

四、胎儿死亡后的常规检查

分娩前所需检测:胎儿血红细胞外周涂片检查、宫颈分泌物培养、尿液病毒分离/培养,母血病毒分离、弓形虫检测等、间接抗球蛋白试验、空腹血糖或糖基血红蛋白、抗心磷脂抗体、血常规、纤维蛋白原及血小板测定。有技术条件者羊水穿刺。行染色体核型分析及病毒检测。需氧、厌氧培养。

分娩后所需检测:母亲凝血功能、胎盘细菌培养、胎盘组织病理学检查、脐血培养、胎儿咽喉部、外耳部和肛门细菌培养,尸解等。

五、产科处理

凡确诊死胎尚未排出者,无论胎儿死亡时间长短均应积极处理。

术前详细询问病史,判断是否合并肝炎、血液系统疾病等,及时给予治疗。引产前,可口服己烯雌酚 5mg,每日 3 次,连用 5 日,或苯甲雌二醇 4mg,每日两次,肌内注射,连续 3 天。以提高子宫肌层对缩宫素的敏感性。缩宫素的给药方法包括持续低浓度静脉滴注(缩宫素 2.5U 加入 5％葡萄糖溶液 500mL)或脉冲式静脉滴注(浓度同前)。缩宫素的引产机制是使子宫平滑肌收缩,对宫颈软化作用不强。因此缩宫素主要用于宫颈较成熟者。

对于宫颈未成熟者,宜用依沙吖啶、前列腺素 E_2、米索前列醇等具有促宫颈成熟的药物。①羊膜腔内注射或宫腔内羊膜腔外注射依沙吖啶。总量不超过100mg。肝肾功能不全者禁用;②前列腺素 E_2 的引产方法包括宫颈管内给药(PGE$_2$ 凝胶 2.5mL)或阴道内给药(普贝生 10mg);③米索前列醇阴道后穹窿内放置,25～50μg/3～6 小时;④米非司酮配伍米索前列醇引产。米非司酮口服 50mg,每日两次,连用两天。再阴道后穹窿内放置米索前列醇 25μg。

若死胎已近足月,宫口开大后给予毁胎,以保护母体免受损伤。在引产过程中若出现先兆子宫破裂需行剖腹探查术。胎盘娩出后应详细检查胎盘、脐带,以明确死亡原因。产妇应给予回奶治疗,产后注意子宫收缩,严密观察产后出血,应用抗生素预防感染。

在多胎妊娠中,由于一胎死亡,存活胎儿的风险也往往增加。新生儿的存活取决于孕周和胎儿的体重,在 28 周之后分娩,若产前用类固醇激素,产后用肺表面活性剂等,新生儿预后较好。如果不足 28 孕周,新生儿预后较差。应根据胎儿体重、肺成熟度、存活概率、孕妇及家属的态度等综合考虑再做决定。

六、胎死宫内的预防

近年来围产医学不断发展,产科质量迅速提高,围产儿死亡率逐步下降,但死胎的发生率并无明显下降。因此有必要进一步改善干预效果。应加强对孕产妇的宣教,使孕妇了解孕期保健及自我监护的重要性;加强围产保健,特别是流动人口的围产保健管理,加强及完善产前检查、产前宣教。对高危孕妇,如双胎妊娠、急性肾衰竭、羊水过少、妊娠期糖尿病、败血症等严重妊娠合并症及并发症孕妇要实行严密监护,适时分娩,尽量避免或减少胎儿宫内死亡的严重后果。脐带因素虽不能防止,但可通过孕期的自我监护、胎心监护、胎儿脐动脉血流监测等预测和诊断,及时处理,降低围产儿死亡率。若胎动异常或发现胎心异常,如发现严重变异性减速或变异性减速混合晚期减速,经改变体位、给氧等处理不见好转,提示脐带受压和严重缺氧,在胎儿成熟情况下,应尽早结束分娩。

第五节　胎儿窘迫

胎儿在宫内有缺氧征象危及胎儿健康和生命者,称为胎儿窘迫。胎儿窘迫是一种由于胎儿缺氧而表现的呼吸、循环功能不全综合征,是当前剖宫产的主要适应证之一。胎儿窘迫主要发生在临产过程,以第一产程末及第二产程多见,也可发生在妊娠后期。发病率各家报道不一,一般在 10.0%～20.5%。产前及产时胎儿窘迫是围产儿死亡的主要原因。

一、病因

通过子宫胎盘循环,母体将氧输送给胎儿,CO_2 从胎儿排入母体,在输送交换过程中某一环节出现障碍,均可引起胎儿窘迫。

1.母体血氧含量不足

母体血氧含量不足:如产妇患严重心肺疾病或心肺功能不全、妊娠期高血压疾病、高热、重度贫血、失血性休克、仰卧位低血压综合征等,均使母体血氧含量降低,影响对胎儿的供氧。导致胎儿缺氧的母体因素有:①微小动脉供血不足:如妊娠期高血压疾病等。②红细胞携氧量不足:如重度贫血、一氧化碳中毒等。③急性失血:如前置胎盘、胎盘早剥等。④各种原因引起的休克与急性感染发热。⑤子宫胎盘血运受阻:急产或不协调性子宫收缩乏力等,缩宫素使用不当引起过强宫缩;产程延长,特别是第二产程延长;子宫过度膨胀,如羊水过多和多胎妊娠;胎膜早破等。

2.胎盘、脐带因素

脐带和胎盘是母体与胎儿间氧及营养物质的输送传递通道,其功能障碍必然影响胎儿获得所需氧及营养物质。常见胎盘功能低下:妊娠期高血压疾病、慢性肾炎、过期妊娠、胎盘发育障碍(过小或过大)、胎盘形状异常(膜状胎盘、轮廓胎盘等)和胎盘感染、胎盘早剥等。常见有脐带血运受阻:如脐带脱垂、脐带绕颈、脐带打结引起母儿间循环受阻。

3.胎儿因素

严重的心血管疾病,呼吸系统疾病,胎儿畸形,母儿血型不合,胎儿宫内感染,颅内出血,颅脑损伤等。

二、病理生理

胎儿血氧降低、二氧化碳蓄积出现呼吸性酸中毒。初期通过自主神经反射,兴奋交感神经,肾上腺儿茶酚胺及皮质醇分泌增多,血压上升及心率加快。若继续缺氧,则转为兴奋迷走神经,胎心率减慢。缺氧继续发展,刺激肾上腺增加分泌,再次兴奋交感神经,胎心由慢变快,说明胎儿已处于代偿功能极限,提示为病情严重。无氧糖酵解增加,导致丙酮酸、乳酸等有机酸增加,转为代谢性酸中毒,胎儿血 pH 下降,细胞膜通透性加大,胎儿血钾增加,胎儿在宫内呼吸运动加强,导致混有胎粪的羊水吸入,出生后延续为新生儿窒息及吸入性肺炎。肠蠕动亢进,肛门括约肌松弛,胎粪排出。若在孕期慢性缺氧情况下,可出现胎儿发育及营养不正常,形成胎儿宫内发育迟缓,临产后易发生进一步缺氧。

三、临床表现

根据胎儿窘迫发生速度可分为急性胎儿窘迫及慢性胎儿窘迫两类。

1.慢性胎儿窘迫

多发生在妊娠末期,往往延续至临产并加重。其原因多因孕妇全身性疾病或妊娠期疾病引起胎盘功能不全或胎儿因素所致。临床上除可发现母体存在引起胎盘供血不足的疾病外,还发生胎儿宫内发育受限。孕妇体重、宫高、腹围持续不长或增长很慢。

2.急性胎儿窘迫

主要发生在分娩期,多因脐带因素(如脐带脱垂、脐带绕颈、脐带打结)、胎盘早剥、宫缩强且持续时间长及产妇低血压,休克引起。

四、诊断

根据病史、胎动变化以及有关检查可以作出诊断。

五、辅助检查

1.胎心率变化

胎心率是了解胎儿是否正常的一个重要标志,胎心率的改变是急性胎儿窘迫最明显的临床征象。①胎心率>160 次/分,尤其是>180 次/分,为胎儿缺氧的初期表现(孕妇心率不快的情况下);②随后胎心率减慢,胎心率<120 次/分,尤其是<100 次/分,为胎儿危险征;③胎心监护仪图像出现以下变化,应诊断为胎儿窘迫:出现频繁的晚期减速,多为胎盘功能不良。重度可变减速的出现,多为脐带血运受阻表现,若同时伴有晚期减速,表示胎儿缺氧严重,情况紧急。

2.胎动计数

胎动减少是胎儿窘迫的一个重要指标,每日监测胎动可预知胎儿的安危。妊娠近足月时,胎动>20 次/24 小时。胎动消失后,胎心在 24 小时内也会消失。急性胎儿窘迫初期,表现为胎动过频,继而转弱及次数减少,直至消失,也应予以重视。

3.胎心监护

首先进行无负荷试验(NST),NST 无反应型需进一步行宫缩应激试验(CST)或催产素激惹试验(OCT),CST 或 OCT 阳性高度提示存在胎儿宫内窘迫。

4.胎儿脐动脉血流测定

胎儿脐动脉血流速度波形测定是一项胎盘功能试验,对怀疑有慢性胎儿窘迫者可行此监测。通过测定收缩期最大血流速度与舒张末期血流速度的比值(S/D)

表示胎儿胎盘循环的阻力情况,反映胎盘的血流灌注。脐动脉舒张期血流缺失或倒置,提示胎儿严重胎儿窘迫,应该立即终止妊娠。

5.胎盘功能检查

测定血浆 E_3 测定并动态连续观察,若急骤减少 $30\%\sim40\%$,表示胎儿胎盘功能减退,胎儿可能存在慢性缺氧。

6.生物物理象监测

在 NST 监测的基础上应用 B 型超声仪监测胎动、胎儿呼吸、胎儿张力及羊水量,综合评分了解胎儿在宫内的安危状况。Manning 评分 10 分为正常;$\leqslant8$ 分可能有缺氧;$\leqslant6$ 分可疑有缺氧;$\leqslant4$ 分可以有缺氧;$\leqslant2$ 为缺氧。

7.羊水胎粪污染

胎儿缺氧,兴奋迷走神经,肠蠕动亢进,肛门括约肌松弛,胎粪排入羊水中,羊水呈绿色,黄绿色,浑浊棕黄色,即羊水 Ⅰ 度、Ⅱ 度、Ⅲ 度污染。破膜可直接观察羊水性状及粪染程度。未破膜经羊膜镜窥检,透过胎膜了解羊水性状。羊水 Ⅰ 度污染无肯定的临床意义;羊水 Ⅱ 度污染,胎心音好者,应密切监测胎心,不一定是胎儿窘迫;羊水 Ⅲ 度污染,应及早结束分娩。

8.胎儿头皮血测定

头皮血气测定应在电子胎心监护异常的基础上进行。头皮血 pH 7.20~7.24 为病理前期,可能存在胎儿窘迫,应立即进行宫内复苏,间隔 15 分钟复查血气值;pH 7.15~7.19 提示胎儿酸中毒及窘迫,应立即复查,如仍 $\leqslant7.19$,除外母体酸中毒后应在 1 小时内结束分娩;pH <7.15 是严重胎儿窘迫的危险信号,须迅速结束分娩。

六、鉴别诊断

对于胎儿窘迫,主要是综合考虑判断是否确实存在胎儿窘迫。

七、治疗

1.急性胎儿窘迫

应采取果断措施,改善胎儿缺氧状态。

(1)一般处理:应该立即采取相应措施纠正胎儿缺氧,包括改变孕妇体位、吸氧、停止缩宫素使用、抑制宫缩、纠正孕妇低血压等措施,并迅速查找病因,排除脐带脱垂、重度胎盘早剥、子宫破裂等,如果这些措施均不奏效,应该紧急终止妊娠。对于可疑胎儿窘迫者应该综合考虑临床情况、持续胎心监护、采取其他评估方法来判定胎儿有无缺氧,可能需要宫内复苏来改善胎儿状况。

(2)病因治疗:若为不协调性子宫收缩过强,或因缩宫素使用不当引起宫缩过频过强,应给予特布他林或其他 B 受体兴奋剂抑制宫缩。若为羊水过少,有脐带受压征象,可经腹羊膜腔输液。

(3)尽快终止妊娠:根据产程进展,决定分娩方式。

①Ⅲ类电子胎心监护图形,但宫口未开全或预计短期内无法阴道分娩,应立即行剖宫产。

②宫口开全:骨盆各径线正常者,胎头双顶径已达坐骨棘平面以下,一旦诊断为胎儿窘迫,应尽快行阴道助产术结束分娩。

无论阴道分娩或剖宫产均需做好新生儿窒息抢救准备,稠厚胎粪污染者需在胎头娩出后立即清理上呼吸道,如胎儿活力差则要立即气管插管洗净气道后再行正压通气。胎儿娩出后,留取胎儿脐动静脉血样进行血气分析,以评估胎儿氧合及酸碱平衡状况。

2.慢性胎儿窘迫

应针对妊娠合并症或并发症特点及其严重程度,根据孕周、胎儿成熟度及胎儿缺氧程度综合判断,拟定处理方案。

(1)一般处理:主诉胎动减少者,应进行全面检查以评估母儿状况,包括 NST 和(或)胎儿生物物理评分;侧卧位;低流量吸氧;积极治疗妊娠合并症及并发症;加强胎儿监护,注意胎动变化。

(2)期待疗法:孕周小,估计胎儿娩出后存活可能性小,尽量保守治疗延长胎龄,同时促胎肺成熟,争取胎儿成熟后终止妊娠。应向患者说明,期待过程中胎儿可能随时胎死宫内;胎盘功能低下可影响胎儿发育,预后不良。

(3)终止妊娠:妊娠近足月或胎儿已成熟,胎动减少,胎盘功能进行性减退,电子胎心监护出现胎心基线率异常伴基线变异异常、OCT 出现频繁晚期减速或重度变异减速、胎儿生物物理评分≤4 分者,均应行剖宫产术终止妊娠。

第六章　妊娠合并症

第一节　妊娠合并心脏病

妊娠合并心脏病是孕产妇死亡的重要原因。在我国孕产妇死因顺位中高居第2位,占非直接产科死因的首位。妊娠合并心脏病的发病率各国报道为 1%～4%,我国 1992 年报道为 1.06%。

一、妊娠合并心脏病的种类及其对妊娠的影响

在妊娠合并心脏病的患者中,先天性心脏病占 35%～50%,位居第一。随着广谱抗生素的应用,以往发病率较高的风湿性心脏病的发病率逐年下降。妊娠高血压性心脏病、围生期心肌病、心肌炎、各种心律失常、贫血性心脏病等在妊娠合并心脏病中也占有一定比例。而二尖瓣脱垂、慢性高血压心脏病、甲状腺功能亢进性心脏病等较少见。不同类型心脏病的发病率随不同国家及地区的经济发展水平差异较大。在发达国家及我国沿海经济发展较快的地区,风湿热已较少见。而在发展中国家及贫困、落后的边远地区仍未摆脱风湿病的困扰,风湿性心脏病合并妊娠者仍很多见。

1.先天性心脏病

(1)左向右分流型先天性心脏病

①房间隔缺损:是最常见的先天性心脏病。对妊娠的影响取决于缺损的大小。缺损面积<1cm² 者多无症状,仅在体检时被发现,多能耐受妊娠及分娩。若缺损面积较大,在左向右分流基础上合并肺动脉高压,右心房压力增加,可引起右至左分流出现发绀,有发生心衰的可能。房间隔缺损>2cm² 者,最好在孕前手术矫治后再妊娠。

②室间隔缺损:对于小型缺损(缺损面积≤1cm²),若既往无心衰史,也无其他并发症者,妊娠期很少发生心衰,一般能顺利度过妊娠与分娩。室间隔缺损较大,常伴有肺动脉高压,妊娠期发展为右向左分流,出现发绀和心衰。后者妊娠期危险性大,于孕早期宜行人工流产终止妊娠。

③动脉导管未闭:较多见,在先心病中占 20%～50%,由于儿童期可手术治

愈,故妊娠合并动脉导管未闭者并不多见。若较大分流的动脉导管未闭,孕前未行手术矫治者,由于大量动脉血流向肺动脉,肺动脉高压使血流逆转出现发绀诱发心衰。若孕早期已有肺动脉高压或有右向左分流者,宜人工终止妊娠。未闭动脉导管口径较小,肺动脉压正常者,妊娠期一般无症状,可继续妊娠至足月。

(2)右向左分流型先天性心脏病:临床上最常见的有法洛四联症及艾森曼格综合征等。一般多有复杂的心血管畸形,未行手术矫治者很少存活至生育年龄。此类患者对妊娠期血容量增加和血流动力学改变的耐受力极差,妊娠时母体和胎儿死亡率可高达 30%～50%。若发绀严重,自然流产率可高达 80%。这类心脏病妇女不宜妊娠,若已妊娠也应尽早终止。经手术治疗后心功能为Ⅰ～Ⅱ级者,可在严密观察下继续妊娠。

(3)无分流型先天性心脏病

①肺动脉口狭窄:单纯肺动脉口狭窄的预后较好,多数能存活到生育期。轻度狭窄者能渡过妊娠及分娩期。重度狭窄(瓣口面积减少 60% 以上)宜于妊娠前行手术矫治。

②主动脉缩窄:妊娠者合并主动脉缩窄较少见。此病预后较差,合并妊娠时20% 会发生各种并发症,死亡率为 3.5%～9.0%。围生儿预后也较差,胎儿死亡率为 10%～20%。轻度主动脉缩窄,心脏代偿功能良好,患者可在严密观察下继续妊娠。中、重度狭窄者即使经手术矫治,也应劝告避孕或在孕早期终止妊娠。

③马方综合征:表现为主动脉中层囊性退变。一旦妊娠,死亡率为 4%～50%,多因血管破裂。胎儿死亡率超过 10%。患本病的妇女应劝其避孕,已妊娠者若超声心动图见主动脉根部直径>40mm 时,应劝其终止妊娠。本病于妊娠期间应严格限制活动,控制血压,必要时使用 β 受体阻滞剂以降低心肌收缩力。

2.风湿性心脏病

以单纯性二尖瓣狭窄最多见,占 2/3～3/4。部分为二尖瓣狭窄合并关闭不全。主动脉瓣病变少见。心功能Ⅰ～Ⅱ级,从未发生过心衰及并发症的轻度二尖瓣狭窄孕妇,无明显血流动力学改变,孕期进行严密监护,可耐受妊娠。二尖瓣狭窄越严重,血流动力学改变越明显,妊娠的危险性越大,肺水肿和低排量性心衰的发生率越高,母体与胎儿的死亡率越高。尤其在分娩和产后死亡率更高。病变严重伴有肺动脉高压的患者,应在妊娠前纠正二尖瓣狭窄,已妊娠者宜在孕早期终止。

3.妊娠高血压性心脏病

指既往无心脏疾病史,在妊娠期高血压疾病的基础上,突然发生以左心衰竭为主的全心衰竭者。妊娠期高血压疾病并发肺水肿的发生率为 3%,这是由于冠状动脉痉挛,心肌缺血,周围小动脉阻力增加,水、钠潴留及血黏度增加等,加重了心脏负担而诱发急性心力衰竭。妊娠期高血压疾病合并中、重度贫血时更易引起心肌受累。这类心脏病在发生心衰之前,常有干咳,夜间更明显,易被误诊为上呼吸道感染或支气管炎而延误诊疗时机,产后病因消除,病情会逐渐缓解,多不遗留器质性心脏病变。

4.围生期心肌病(PPCM)

指既往无心血管系统疾病史,于妊娠期最后 3 个月至产后 6 个月内发生的扩张型心肌病。这种特定的发病时间是与非特异性扩张型心肌病的区别点。确定围生期心肌病必须排除其他任何原因的左室扩张和收缩功能失常。确切病因还不十分清楚,可能与病毒感染、自身免疫因素、多胎妊娠、多产、高血压、营养不良及遗传等因素有关。与非特异性扩张型心肌病的不同点在于发病较年轻,发病与妊娠有关,再次妊娠可复发,50%的病例于产后 6 个月内完全或接近完全恢复。围生期心肌病对母儿均不利,胎儿死亡率可达 10%～30%。临床表现不尽相同,主要表现为呼吸困难、心悸、咳嗽、咯血、端坐呼吸、胸痛、肝大、水肿等心力衰竭的症状。25%～40%的患者出现相应器官栓塞症状。轻者仅有心电图的 T 波改变而无症状。胸部 X 线摄片见心脏普遍增大、心脏搏动减弱,肺淤血。心电图示左室肥大、ST 段及 T 波异常改变,常伴有各种心律失常。超声心动图显示心腔扩大、搏动普遍减弱、左室射血分数减低。一部分患者可因心衰、肺梗死或心律失常而死亡。治疗宜在安静、增加营养和低盐饮食的同时,针对心衰可给强心利尿剂及血管扩张剂,有栓塞征象可以适当应用肝素。曾患围生期心肌病、心力衰竭且遗留心脏扩大者,应避免再次妊娠。

5.心肌炎

近年病毒性心肌炎呈增多趋势,急慢性心肌炎合并妊娠的比例在增加。妊娠期合并心肌炎的诊断较困难。主要表现为既往无心瓣膜病、冠心病或先心病,在病毒感染后 1～3 周内出现乏力、心悸、呼吸困难和心前区不适。检查可见心脏扩大、持续性心动过速、心律失常和心电图 ST 段及 T 波异常改变等。急性心肌炎病情控制良好者,可在密切监护下继续妊娠。

二、妊娠合并心脏病对孕妇的影响

妊娠期子宫增大、胎盘循环建立、母体代谢率增高,母体对氧及循环血液的需求量增加。妊娠期血容量增加可达30%,致心率加快,心排出量增加,32～34 周时最为明显。分娩期子宫收缩,产妇屏气用力及胎儿娩出后子宫突然收缩,腹腔内压骤减,大量血液向内脏灌注,进一步加重心脏负担。产褥期组织间潴留的液体也开始回到体循环,血流动力学发生一系列急剧变化。因此,在妊娠 32～34 周、分娩期及产后 3 日内是血液循环变化最大、心脏负担最重的时期,有器质性心脏病的孕产妇常在此时因心脏负担加重,极易诱发心力衰竭,临床上应给予高度重视。

三、妊娠合并心脏病对胎儿的影响

不宜妊娠的心脏病患者一旦妊娠,或妊娠后心功能恶化者,流产、早产、死胎、胎儿生长受限、胎儿窘迫及新生儿窒息的发生率均明显增高。心脏病孕妇心功能良好者,胎儿相对安全,但刮宫产概率增加。某些治疗心脏病的药物对胎儿也存在潜在的毒性反应,如地高辛可以自由通过胎盘到达胎儿体内。一部分先天性心脏病与遗传因素有关,国外报道,双亲中任何一方患有先天性心脏病,其后代先心病及其他畸形的发生机会较对照组增加5倍,如室间隔缺损、肥厚型心肌病、马方综合征等均有较高的遗传性。

四、妊娠合并心脏病的诊断

由于妊娠期生理性血流动力学的改变、血容量及氧交换量增加,可以出现一系列酷似心脏病的症状和体征,如心悸、气短、踝部水肿、乏力、心动过速等。心脏检查可以有轻度心界扩大、心脏杂音。妊娠还可使原有心脏病的某些体征发生变化,如二尖瓣或主动脉瓣关闭不全的患者,妊娠期周围血管阻力降低,杂音可以减轻甚至不易听到;妊娠血容量增加可使轻度二尖瓣狭窄或三尖瓣狭窄的杂音增强,以致过高估计病情的严重程度,增加明确诊断的难度。因此妊娠期心脏病和心力衰竭的诊断必须结合妊娠期解剖和生理改变仔细分析,再做出正确判断。以下为有意义的诊断依据:

(1)妊娠前有心悸、气急或心力衰竭史,或体检曾被诊断有器质性心脏病,或曾有风湿热病史。

(2)有劳力性呼吸困难、经常性夜间端坐呼吸、咯血、经常性胸闷胸痛等临床症状。

(3)有发绀、杵状指、持续性颈静脉怒张。心脏听诊有舒张期杂音或粗糙的Ⅲ级以上全收缩期杂音。有心包摩擦音、舒张期奔马律、交替脉。

(4)心电图有严重的心律失常,如心房颤动、心房扑动、三度房室传导阻滞、ST段及T波异常改变等。

(5)超声心动图检查显示心腔扩大、心肌肥厚、瓣膜运动异常、心脏结构异常。

(6)X线检查心脏显著扩大,尤其个别心腔扩大者。

五、心功能分级

衡量心脏病患者的心功能状态,纽约心脏病协会(NYHA)1994年开始采用两种并行的心功能分级方案。

一种是依据患者对一般体力活动的耐受程度,将心脏病患者心功能分为Ⅰ~

Ⅳ级:

Ⅰ级:进行一般体力活动不受限制。

Ⅱ级:进行一般体力活动稍受限制,活动后心悸、轻度气短,休息时无症状。

Ⅲ级:一般体力活动显著受限制,休息时无不适,轻微日常工作即感不适、难,或既往有心力衰竭史。

Ⅳ级:不能进行任何体力活动,休息时仍有心悸、呼吸困难等心力衰竭表现。

此方案的优点是简便易行,不依赖任何器械检查来衡量患者的主观心功能量,因此多年来一直应用于临床。其不足之处是,主观症状和客观检查不一定一致,有时甚至差距很大。

第二种是根据心电图、负荷试验、X线、超声心动图等客观检查结果评估心脏病的严重程度。此方案将心脏功能分为A~D级:

A级:无心血管病的客观依据。

B级:客观检查表明属于轻度心血管病患者。

C级:属于中度心血管病患者。

D级:属于重度心血管病患者。

其中轻、中、重没有做出明确规定,由医生根据检查进行判断。两种方案可单独应用,也可联合应用,如心功能Ⅱ级C、Ⅰ级B等。

六、常见并发症

1.心力衰竭

是妊娠合并心脏病常见的严重并发症,也是妊娠合并心脏病孕产妇死亡的主要原因,由于妊娠期及分娩期血流动力学的巨大变化,心力衰竭最容易发生在妊娠32~34周、分娩期及产褥早期。

以急性肺水肿为主要表现的急性左心衰多见,常为突然发病。病情加重时可出现血压下降、脉搏细弱,神志模糊,甚至昏迷、休克、窒息而死亡。所以,应重视早期心力衰竭的临床表现:①轻微活动后即出现胸闷、心悸、气短;②休息时心率每分钟超过110次,呼吸每分钟超过20次;③夜间常因胸闷而坐起呼吸,或到窗口呼吸新鲜空气;④肺底部出现少量持续性湿啰音,咳嗽后不消失。

2.感染性心内膜炎

是指由细菌、真菌和其他微生物(如病毒、立克次体、衣原体、螺旋体等)直接感染而产生的心瓣膜或心壁内膜炎症。最常见的症状是发热、心脏杂音、栓塞表现。若不及时控制,可诱发心力衰竭。

3.缺氧和发绀

妊娠时外周血管阻力降低,使发绀型先天性心脏病的发绀加重;非发绀型左至右分流的先天性心脏病,可因肺动脉高压及分娩失血,发生暂时性右至左分流引起缺氧和发绀。

4.静脉栓塞和肺栓塞

妊娠时血液呈高凝状态,若合并心脏病伴静脉压增高及静脉淤滞者,有时可发生深部静脉血栓,虽不常见,一旦栓子脱落可诱发肺栓塞,是孕产妇的重要死亡原因之一。

5.恶性心律失常

指心律失常发作时导致患者的血流动力学改变,出现血压下降甚至休克,心、脑、肾等重要器官供血不足,多在原有心脏病的基础上发生,是孕妇猝死和心源性休克的主要原因。

七、治疗

心脏病孕、产妇的主要死亡原因是心力衰竭。规范的孕期保健或干预可早期发现或减少心力衰竭发生。

(一)妊娠期

1.决定能否继续妊娠

凡不宜妊娠的心脏病孕妇,妊娠早期建议行治疗性人工流产,最好实施麻醉镇痛。对有结构异常性心脏病者应给予抗生素预防感染。对于妊娠中期就诊者,终止妊娠的时机和方法应根据医疗条件、疾病严重程度、疾病种类及心脏并发症等综合考虑。

2.加强孕期保健

(1)产前检查的频率:自妊娠早期开始进行产前检查,并告知妊娠风险和可能会发生的严重并发症,建议在二级以上妇产专科或综合医院规范进行孕期保健;妊娠风险低者,产前检查频率同正常妊娠。每次检查应进行妊娠风险评估,妊娠风险分级增高,产前检查次数增加、妊娠 32 周后,发生心力衰竭的概率增加,产前检查应每周 1 次。发现早期心力衰竭征象,应立即住院。孕期经过顺利者,亦应在 36～38 周提前住院待产。

(2)产前检查内容:除常规的产科项目外,应增加评估心功能的检查,并询问患者的自觉症状,加强心率(律)和心肺的听诊。产科医师和心脏专科医师共同评估心脏病的严重程度及心功能,及时发现疾病变化并做好及时转诊。

(3)胎儿监测:先天性心脏病患者的后代发生先天性心脏病的风险为5%～8%,妊娠期进行胎儿心脏病的筛查,发现胎儿严重复杂心脏畸形可以尽早终止妊娠;母体患心脏病的种类、缺氧的严重程度、心功能状况、妊娠期抗凝治疗、是否出现严重心脏并发症等均可引起胎儿并发症,如流产、早产、胎儿生长受限、低出生体重、胎儿颅内出血、新生儿窒息和新生儿死亡等。妊娠 28 周后进行胎儿脐血流、羊水量和无应激试验(NST)等监测。

3.防治心力衰竭

(1)休息:保证充分休息,避免过劳及情绪激动。

(2)饮食:要限制过度加强营养而导致体重过度增长,以整个妊娠期不超过12kg 为宜。保证合理的高蛋白、高维生素和铁剂的补充,妊娠 20 周以后预防性应用铁剂防止贫血。适当限制食盐量,一般每日食盐量不超过 4～5g。

(3)预防和积极治疗引起心力衰竭的诱因:预防上呼吸道感染,纠正贫血,治疗心律失常。孕妇心律失常发生率较高,对频繁的室性期前收缩或快速室性心律,必须用药物治疗。防治妊娠期高血压疾病和其他合并症与并发症。

(4)动态观察心脏功能:定期进行超声心动图检查,测定心脏射血分数、每分心排出量、心脏排血指数及室壁运动状态,判断随妊娠进展的心功能变化。

(5)心力衰竭的治疗:一旦发生急性心衰,需多学科合作抢救。根据孕周、疾病的严重程度及母儿情况综合考虑终止妊娠的时机和方法。急性左心衰的处理与未妊娠者基本相同。但应用强心药时应注意,孕妇血液稀释、血容量增加及肾小球滤过率增强,同样剂量药物在孕妇血中浓度相对偏低。同时孕妇对洋地黄类药物耐受性较差,需注意其毒性反应。不主张预防性应用洋地黄,早期心力衰竭者,可给予作用和排泄较快的制剂,以防止药物在体内蓄积,在产褥期随着组织内水分一同进入循环引起毒性反应,可根据临床效果减量。不主张用饱和量,以备随着孕周增加、心力衰竭加重时抢救用药的需要,病情好转即停药。妊娠晚期发生心力衰竭,原则是待心力衰竭控制后再行产科处理,若为严重心力衰竭,经内科各种治疗措施均未能奏效,继续发展必将导致母儿死亡时,也可一边控制心力衰竭一边紧急剖宫产,取出胎儿,减轻心脏负担,挽救孕妇生命。

4.终止妊娠的时机

(1)心脏病妊娠风险低且心功能Ⅰ级者可以妊娠至足月,如不伴有肺动脉高压的房间隔缺损、室间隔缺损、动脉导管未闭;不伴有心脏结构异常的单源、偶发的室上性或室性期前收缩等。但若出现严重心脏并发症或心功能下降则提前终止妊娠。

(2)妊娠风险较高但心功能Ⅰ级的心脏病患者可以妊娠至 32～36 周终止妊娠,但必须严密监护,必要时可提前终止妊娠。

(3)属妊娠禁忌的严重心脏病患者,一旦诊断需尽快终止妊娠。

(二)分娩期

于妊娠晚期,应提前选择好适宜的分娩方式。

1.经阴道分娩

心脏病妊娠风险低且心功能Ⅰ级者通常可耐受经阴道分娩。胎儿不大、胎位正常、宫颈条件良好者,可考虑在严密监护下经阴道分娩。分娩过程中需要心电监护,严密监测患者的自觉症状、心肺情况。避免产程过长;有条件者可以使用分娩镇痛,以减轻疼痛对于血流动力学的影响。

(1)第一产程:安慰及鼓励产妇,消除紧张情绪。无分娩镇痛者适当应用地西泮、哌替啶等镇静剂。密切注意血压、脉搏、呼吸、心率。一旦发现心力衰竭征象,应取半卧位,高浓度面罩吸氧,并给去乙酰毛花苷 0.4mg 加于 25% 葡萄糖注射液 20mL 内缓慢静脉注射,必要时 4~6 小时重复给药一次。产程开始后即应给予抗生素预防感染。

(2)第二产程:要避免用力屏气加腹压,应行会阴切开术、胎头吸引术或产钳助产术,尽可能缩短第二产程。

(3)第三产程:胎儿娩出后,产妇腹部放置沙袋,以防腹压骤降而诱发心力衰竭。为防止产后出血过多而加重心肌缺血和心力衰竭,可静脉注射或肌内注射缩宫素 10~20U,禁用麦角新碱。产后出血过多时,应及时输血、输液,注意输液速度不可过快。

2.剖宫产

对有产科指征及心功能Ⅲ~Ⅳ级者,均应择期剖宫产。心脏病妊娠风险分级高但心功能Ⅱ级者,也考虑择期剖宫产。主张对心脏病产妇放宽剖宫产术指征,减少产妇因长时间宫缩所引起的血流动力学改变,减轻心脏负担。可选择连续硬膜外阻滞麻醉,麻醉剂中不应加用肾上腺素,麻醉平面不宜过高。结构异常性心脏病者术前预防性应用抗生素 1~2 日。术中胎儿娩出后腹部沙袋加压,缩宫素预防产后出血。不宜再妊娠者,可同时行输卵管结扎术。术后应限制每天液体入量和静脉输液速度,并继续使用抗生素预防感染 5~10 日。术后应给予有效的镇痛,以减轻疼痛引起的应激反应。

(三)产褥期

分娩后 3 日内,尤其产后 24 小时仍是发生心力衰竭的危险时期,产妇须充分休息并密切监护。产后出血、感染和血栓栓塞是严重的并发症,极易诱发心力衰竭,应重点预防。心脏病妊娠风险低且心功能Ⅰ级者建议哺乳。对于疾病严重的心脏病产妇,即使心功能Ⅰ级,也建议人工喂养。华法林可以分泌至乳汁中,长期服用者建议人工喂养。不宜再妊娠的阴道分娩者,可在产后 1 周行绝育术。

第二节　妊娠合并呼吸系统疾病

妊娠期由于胎儿发育生长的需要,孕妇需氧量明显增加,所以孕妇呼吸系统也会发生某些解剖学和生理学的改变。妊娠使机体对肺炎的耐受性差,增加了发生肺炎并发症的危险。

孕期呼吸频率增加不明显,但每分钟通气量和潮气量变化显著,两者总计增加30%～50%。实际上,孕妇呼吸更深,但没有更快。这是由于随孕周增加,胎盘分泌的孕激素增加所致,孕激素可引起过度换气。这些变化在早孕期末已经非常明显,包括动脉氧分压增加(海平面水平由 101 增加至 104mmHg)、动脉二氧化碳分压下降(34 至 27mmHg)、动脉血 pH 增加(7.40 至 7.45),降低的 $PaCO_2$ 导致肾脏排泄碳酸氢盐增强,从而使血清碳酸氢根水平降低(18～21mEq/L)。另外,孕激素常会引起气短,尤其是在妊娠晚期。早孕期末约 15%的孕妇出现呼吸困难,而在晚孕期则高达 75%。

解剖学改变:受孕期高雌激素水平和血容量增加的影响,孕妇常可发生鼻黏膜水肿和充血。由于子宫逐渐增大,使膈肌上升 4cm 以上,胸廓上下径线减小,而胸廓横径增加和肋骨下角增宽。

生理学改变:由于孕酮能诱导呼吸中枢对 CO_2 的敏感性增加,产生过度换气,因此使吸气量增加,功能性残气量减少,耗氧量,每分钟换气量和 CO_2 量均增加,故可致慢性呼吸性碱中毒。虽然孕妇和胎儿循环的氧分压较低,但胎儿可通过以下几种机制来代偿:①胎儿组织的血流速度较成人高 2.5 倍;②胎儿血红蛋白与氧的亲和力大于成人血红蛋白;③胎儿的血红蛋白含量较高;④胎儿循环优先供应重要生命器官,如肝、心、脑等。因此,即使胎儿血中的氧分压稍低,胎儿也不会发生缺氧情况。

一、妊娠合并肺炎

肺炎是肺实质的炎症,可由多种病原体引起,如细菌、病毒、真菌、寄生虫等,化学物质、放射线和过敏因素等亦可引起肺炎。孕期、非孕期最常见的肺炎是社区获得性肺炎。妊娠合并肺炎是孕妇非产科因素的第二死因,过去的 50 年中,随着抗生素的应用及监护技术的发展,妊娠合并社区感染性肺炎的死亡率已由 20%减少至 4%以下。据估计,孕期肺炎发生率与非孕期无明显差异,但由于孕妇呼吸系统和免疫系统的变化,妊娠并发肺炎更容易发生肺部感染并发症,尤其是病毒和真菌感染。

妊娠合并细菌性和病毒性肺炎的发生率分别为 0.04%和 19%(美国),国内妊娠合并肺炎的发生率为 0.01%左右,在抗生素问世之前,肺炎是导致早产的主要原因之一。

目前,妊娠合并肺炎所致的早产率仍达 44%。自从应用抗生素以来,孕妇死亡率已由 20%降至 3%,围生期新生儿死亡率约为 4%,在此主要讨论细菌性肺炎、病毒性肺炎、真菌性肺炎和吸入性肺炎。

（一）细菌性肺炎

1.病因

体质虚弱、过度疲劳、营养不良、上呼吸道感染是发生肺炎的诱因,妊娠合并细菌性肺炎的最常见的致病菌为肺炎双球菌,为 30%～50%;其次为嗜血流感杆菌,约为 10%;其他较少见的致病菌有葡萄球菌、克雷伯杆菌、军团菌和因免疫缺陷引起的沙雷菌、假单孢菌等。

2.临床表现

妊娠合并细菌性肺炎的症状与非孕期相同。肺炎球菌引起的肺炎的典型症状是发病急,先寒战,继之高热、头痛、全身不适、呼吸困难、咳嗽、脓痰或痰中带血。偶有恶心、呕吐、腹痛或腹泻,有时误诊为急腹症。

嗜血流感杆菌性肺炎,多有吸烟、免疫功能低下、酗酒等病史,发病较慢。临床表现与肺炎球菌性肺炎相似。葡萄球菌性肺炎,一般有脓痰、胸膜痛,胸片上有空洞,该病还与感染性心内膜炎和长期静脉置管有关。克雷伯杆菌肺炎常见于慢性酗酒者,病变位于肺上叶并伴有脓肿形成。住院患者发生医院感染时,如 Cram 细菌阴性应考虑到此病。支原体肺炎是较常见而表现又不典型的一种肺炎,一般起病较隐匿,有乏力、低热、干咳、肌痛等,胸片显示有非均匀性等渗出物。

体格检查时典型病例有叩浊、语颤增强和支气管呼吸音消散期可闻及湿啰音。

3.辅助检查

（1）血常规:一般白细胞升高。中性粒细胞分类升高并有明显的核左移。

（2）X 线检查。

（3）致病菌检查。

4.诊断

一般依据临床表现、胸片、血常规及痰涂片或细菌培养来确定诊断。血清冷凝集试验阳性有助支原体肺炎的诊断。

5.治疗

（1）尽快找出病原菌:发病后应立即作痰和血的细菌培养,加药敏试验,同时作痰涂片行 Gram 染色,以便尽早作出正确诊断,选择敏感抗生素。但要注意慎用或不用对胎儿有害的抗生素。

（2）抗生素的应用:肺炎球菌、葡萄球菌可选用青霉素 G、红霉素类、头孢类。嗜血流感杆菌可选用氨苄西林加红霉素,如有耐药改用三代头孢菌素,如头孢塞肟等,克雷伯杆菌,氨基苷类抗生素为首选,长期使用对胎儿听神经有损伤作用,故应慎用,重症时可用三代头孢菌素,支原体首选红霉素慎用四环素。

（3）对症处理:加强全身支持疗法。咳嗽严重者可给予雾化吸入。适当给予镇咳、祛痰药物,胸痛、烦躁不安者可用镇静剂,有呼吸困难时给予氧气吸入。注意纠正水电解质紊乱和贫血。同时注意有关胎儿缺氧和早产征兆等。

(4)胎儿宫内情况监护：严重的肺部感染可导致孕妇的血氧浓度下降，进一步导致胎儿缺氧。长期的慢性缺氧可导致胎儿发育异常。

(5)临产及分娩期的处理：临产过程中，不宜使用麻醉止痛药。密切观察产程进展，给予持续吸氧，一般以经阴道分娩为宜。为缩短第二产程，可经阴道助产结束分娩，产后仍需继续用抗生素，直至恢复正常。

6.肺炎对妊娠的影响

妊娠合并肺炎对胎儿影响：肺炎对胎儿的影响随疾病严重性、病程及胎龄的不同而不同，一般情况下，妊娠合并肺炎增加早产、低体重儿及新生儿窒息的发病率。

因为细菌性肺炎常有高热咳嗽和呼吸困难，所以易致胎儿缺氧。流产率和早产率升高。Madinge(1989)报道早产率为44%。重度肺炎可致脓胸、气胸或心包填塞，甚至死亡。国内一组大叶肺炎397例临床分析发现，有6例合并妊娠，其中4例发生流产，并均于肺炎第5日分别因产后休克、败血症和产后心力衰竭而死亡。一般认为，母儿的预后与感染的轻重，病程长短、治疗是否及时以及患者的全身状况有密切关系。

(二)病毒性肺炎

1.病因

引起病毒性肺炎的主要病毒有流行性感冒病毒和水痘病毒。麻疹、风疹和流行性出血热病毒也可引起肺炎，但较少见。1918年发生于西班牙和1957年发生于亚洲的流感大流行，导致病毒性肺炎发生率明显增加，孕妇合并病毒性肺炎易发生急性呼吸功能衰竭、继发性细菌感染及成人呼吸窘迫综合征，死亡率达50%。目前，病毒性肺炎的发病率已显著下降。

2.临床表现

(1)流行性感冒病毒性肺炎：当流行性感冒康复后，再出现呼吸道症状，如急性胸膜痛、呼吸困难、高热、寒战、咳嗽等应疑及病毒性肺炎。当病毒性肺炎并发细菌感染时，病情迅速恶化，肺炎球菌和葡萄球菌是最常见的致病菌，尽管流感病毒性肺炎发生率较低，但自愈的流感肺炎仍时有发生。

(2)水痘病毒性肺炎：儿童发生者罕见，但成人并不少见。主要临床表现为皮肤水痘发生2~6天后，出现胸膜痛、咳嗽、呼吸困难、咯血等。如果孕妇在分娩前感染水痘，可严重危及胎儿，有些新生儿可发生内脏和神经系统播散性水痘，而危及生命。孕妇在产前4天和产后2天内感染水痘者，新生儿易感染。孕妇早孕时感染水痘，胎儿可发生先天水痘综合征，该综合征包括先天性白内障，小头、小眼、皮肤病变、肢体发育不全等。

胸片表现为间质及肺泡弥散性病变，有时伴小结节，不同病毒性肺炎的胸片表现基本相同。胸腔积液并不少见。

3.诊断

(1)流行性病毒性肺炎:除病史、临床表现外,血象白细胞不高,肺部可闻及明显的湿啰音,胸片显示双肺下叶有渗出。可做咽部病毒分离、查患者血清抗体和咽拭子培养,以确定流感病毒的感染。

(2)水痘病毒性肺炎:近期有水痘感染,白细胞不高,胸片显示双侧支气管周围有弥散性绒毛状结节浸润和间质性肺炎。ELISA 或荧光抗体检查呈阳性。

4.治疗

(1)流行性感冒病毒性肺炎:口服金刚烷胺有效,一日二次,每次 100mg 口服,在出现症状的 2 天内用药,能降热,缩短病程。合并细菌感染,应加用广谱抗生素。金刚烷胺和三唑核苷联用可加强疗效。

(2)水痘病毒性肺炎:可用无环鸟苷治疗,10mg/kg 静脉注射,每 8 小时 1 次,可降低孕妇死亡率。

5.预防

妊娠合并心脏病、慢性贫血、糖尿病、任何慢性肺病或免疫功能低下者,待妊娠 3 个月后,给予流感免疫治疗,可减少流感病毒对胎儿的危险性。

孕妇在产前 4 天或产后 2 天感染水痘者,应给新生儿注射带状疱疹免疫蛋白,以减少新生儿感染。当孕妇患有活动性的水痘感染时,应尽量推迟分娩。

(三)真菌性和寄生虫性肺炎

真菌与细菌不同,真菌为单细胞或多细胞生物,但无叶绿素,借寄生或腐生生存。它有细胞核、核膜和染色体,而细菌只有单个染色体,并无真正的细胞核和核膜。真菌既可有性繁殖,亦可无性繁殖,近年来由于广谱抗生素、细胞毒性药物、激素和免疫抑制剂的广泛应用,肺部真菌感染有增加趋势。

1.球孢子菌肺炎

是妊娠期最常见的真菌性肺炎,通过吸入球孢子而发病,该菌在孕期易扩散。一般临床表现为发热、咳嗽、进行性呼吸困难,胎儿发病率达 90%。诊断主要依据痰培养的真菌形态来判定。抗原皮试、血清学检查可供参考,胸片无特征性,有时可表现为部分肺叶实变或弥散性小结节。治疗可用两性霉素,1mg/kg 每天一次。其不良反应较大,主要有药物热、骨髓抑制和肝功受损,但对胎儿的影响还不十分清楚。

2.肺孢子虫肺炎(PCP)

常继发于艾滋病(AIDS),原虫寄生在肺泡内,成虫附着于肺泡上皮,当宿主免疫缺陷时,即可引起肺炎。尽管妊娠合并 PCP 者少见,但一旦感染往往是致命的,有时以 PCP 的反复发作为线索而发现 AIDS。

PCP 的死亡率在 25％以上，其临床表现主要有干咳、发热、厌食和进行性呼吸困难、发绀等，视网膜可有棉絮状斑点，肺底部可闻及干湿啰音。胸片示，双肺间质斑纹增多。诊断可用支气管肺泡灌洗液或经纤支镜活检，找到病原体。阳性率可达 90％。治疗包括支持疗法和药物疗法。常用药物有喷他脒 4mg/kg 肌内注射或静脉滴注，疗程为 2～3 周。增效磺胺甲噁唑（SMZco）100mg/kg，TMP 20mg/kg 分两次静脉滴注。疗程为 2～3 周，PCP 易复发，为减少复发率，可吸入喷他脒或口服 SMZco。

（四）吸入性肺炎

1.病因

孕妇是吸入性肺炎的高危人群，由于孕激素使胃、食道括约肌松弛，使胃排空延迟，胃酸反流，当全身麻醉或患者神志不清时易发生吸入性肺炎。

2.临床表现

临床表现主要与吸入物的量和性质有关，吸入圆体颗粒时可堵塞气管和支气管，导致肺不张；吸入液体性物质可致呼吸困难、发绀、呼气性哮鸣音；继发感染引起的吸入性肺炎可致细菌性肺炎，胸片示肺间质水肿。

3.治疗

迅速清理呼吸道，正压给氧吸入，应用支气管扩张药物等。继发感染引起的吸入性肺炎，要对支气管分泌物做细菌培养加药敏试验，指导应用抗生素。继发性细菌感染一般发生在吸入物 2～3 天后，多数这种患者需插管给氧。

4.预防

任何麻醉均有引起吸入性肺炎的可能，特别是全麻。所以孕妇麻醉一般不主张全麻。麻醉前给予抗酸药物以中和胃酸。气管插管时，应持续保持环状软骨的张力，拔管时应待患者清醒方可拔管。麻醉师应熟练气管插管和肺通气的操作。

二、妊娠合并肺结核

结核病是严重的公共卫生问题。据 WHO 的数据，2003 年新增肺结核病例近 9 百万。根据近年流行病学的调查显示，年轻妇女和儿童结核病发病率明显上升。特别是由于 HIV 感染的播散，使妊娠合并肺结核的发病率有所上升。据 Pillay 等在德班的调查，1996 年和 1998 年妊娠合并肺结核的发生率分别为0.1％和0.6％。国内有学者报道肺结核妊娠者占妊娠妇女的 2％～7％。

（一）妊娠与肺结核的相互影响

1.妊娠对肺结核的影响

妊娠早期，早孕反应，影响孕妇的进食与营养，加之孕期激素水平、免疫功能的改变以及妊娠期间全身脏器负担加重，使肺结核病情恶化。有研究认为妊娠期血中雌激素水平增高,对结核菌生长有利,结核病情随妊娠而加重,同时孕妇微血管通透性增加有利于结核菌进入血液。另外,产时消耗体力及产后腹压骤降,都可能导致静止期结核转为活动期结核。另也有观点认为妊娠子宫的增大,使横膈上升,可能有利于肺空洞的愈合,改善预后。这与早年空洞性肺结核采用的气腹疗法,使横膈上升,压迫胸腔肺组织,利于空洞的愈合,有同样的原理。

2.肺结核对孕妇及胎儿的影响

肺结核严重威胁着妇女的健康,尤其某些危重病例,由于诊断过迟,机体抵抗力差及极度营养不良,治疗效果不佳,甚至出现死亡。随着免疫缺陷疾病的增加,妊娠合并肺结核伴 HIV 感染者死亡率明显增加。Khan 等的研究发现,在 50518 例分娩中,101 例孕妇死亡,其中因 HIV 感染死亡者占据 29.7%(30/101),15 例因肺结核死亡的孕妇中 14 例合并 HIV 感染。肺结核合并 HIV 感染的孕妇死亡率为 121.7‰,单纯合并肺结核的孕妇死亡率为 38.5‰,死亡孕妇中有 35% 在产时发生胎儿死亡。对胎儿而言,一般认为轻型肺结核治疗恰当不会对胎儿及婴幼儿造成不利影响,正常情况下结核分枝杆菌不能通过胎盘屏障感染胎儿。先天性肺结核是非常罕见的。但血行播散性肺结核潜在的宫内传染危险性增大,重者导致先天性结核病、畸形、死胎等。

(二)诊断

1.临床表现

妊娠合并肺结核早期阶段多无症状,随着病情的进展可能会出现发热、乏力、盗汗,体重下降一般不明显。当肺部病灶加重,可出现咳嗽、咯痰,以清晨时明显。最初痰量较少,如未得到及时治疗,痰量增加,有时痰中带有血丝,甚至出现咯血。当病变累及胸膜时出现胸痛,严重者出现呼吸困难,影响肺功能。而妊娠合并血行播散性肺结核的患者临床表现以高热为主,常无明显肺部症状及体征。

2.辅助检查

X 线检查目前仍是诊断肺结核的重要手段,但由于妊娠的关系,X 线检查并非常规检查,必要时应注意遮挡腹部。清晨第一口痰涂片抗酸染色检查方便快速,但不能排除其他类型分枝杆菌感染。痰培养结核分枝杆菌费时较长,但可以肯定是否为结核分枝杆菌感染。结核菌纯化蛋白衍生物试验(PPD)及结核抗体检测是重要的辅助检查方法。必要时,经支气管镜肺活检(TBLB)组织病理检查,是确诊的方法。我科一例妊娠合并血行播散性肺结核的患者,经 X 线胸片、胸部 CT 及细菌学检查均不能明确诊断,后行经支气管镜肺活检(TBLB)组织病理检查得以明确诊断。因此,应将以上几种诊断方法进行综合判断。

(三)治疗

1.药物选择

目前认为孕期第一线抗结核药物是异烟肼、利福平、乙胺丁醇、吡嗪酰胺。这些药对孕妇是安全的,并且没有致畸作用。但我国防痨协会临床委员会 1993 年指出:怀孕 3 个月内不应使用利福平类药物,3 个月后可以使用。故对妊娠早期肺结核可每日用异烟肼 0.3g 加乙胺丁醇 0.75g 治疗,妊娠 12 周后可以酌情加用利福平 0.45g/d,疗程为 9 个月左右。而氨基糖苷类及喹诺酮类药物禁用。

2.维持及终止妊娠的指征

大多数轻型肺结核是可以继续妊娠的,对母儿都不会带来太大的影响。维持妊娠的条件:①轻症肺结核的恢复阶段。②肺结核稳定期无或轻并发病及伴发病者。③轻妊娠反应者。④复治患者以往用药不多者。⑤较严重肺结核,妊娠 3 个月以上者。但有下列情况者不适宜妊娠:①各型肺结核进展期,病变广泛及有空洞形成者。②肺结核伴有肺外结核,特别是伴有肾结核、肝结核、骨结核、结核性心包炎或结核性脑膜炎者。③肺结核合并其他慢性病,如严重的慢性呼吸系统疾病、心脏病、肾脏病、慢性肝炎溃疡病,高血压者。④重症肺结核伴心肺功能不全者。⑤严重妊娠反应治疗无效者。⑥妊娠 3 个月之内者。应该注意的是,以上的条件适应证是相对的,不是绝对的,在特定的条件下,需权衡利弊实施之。终止妊娠前主张给予抗结核及全身支持治疗 2 周左右(接受规范的化学治疗后,肺结核患者痰中的分枝杆菌呈对数减少,且活力也减少或丧失),待患者病情稳定,全身情况明显改善后进行终止妊娠。

3.产时、产后处理

对经过治疗的轻型肺结核患者,病情稳定者可以试产,但要尽量缩短第二产程。对病情较重、产程延长,不适宜经阴道分娩者,仍需剖宫产。关于是否母乳喂养意见尚不一致,但抗结核药物经乳汁排出量甚微,故对病情稳定仍需继续抗结核治疗的患结核病产妇,并不禁忌母乳喂养。对重症肺结核产妇可选择人工喂养。对妊娠合并肺结核在孕期未接受正规抗结核治疗的产妇,一般主张对新生儿应作预防性抗结核治疗。

三、妊娠合并哮喘

哮喘是一种常见的可见的呼吸道阻塞性疾病,其临床特点是阵发性喘息、呼气性呼吸困难、胸闷和咳嗽。妊娠合并哮喘的发生率为 0.4%~3.0%。喘息发作特别是重症哮喘和哮喘持续状态不仅危及母亲,而且由于母体严重缺氧可致胎儿宫内缺氧、发育迟缓、窘迫,甚至胎死宫内。因此对妊娠期哮喘发作的处理是否得当,直接影响母儿安全。

(一)病因与发病机制

哮喘是以嗜酸性粒细胞、肥大细胞反应为主的气道变应性疾病。哮喘分为外源性和内源性两种。外源性哮喘常在儿童、青少年发病,多有家庭过敏史,有明显季节性,嗜酸性粒细胞增多,IgE 水平升高,过敏原皮试阳性。而内源性哮喘多无已知过敏原,在成年发病,无明显季节性,少有过敏史,嗜酸性粒细胞正常或稍增,IgE 水平正常或偏低。故孕期发作的哮喘以内源性哮喘为主。

哮喘发病的机制主要有两个:

(1)有过敏体质的人接触抗原后,刺激肥大细胞释放组胺,嗜酸性粒细胞趋化因子等使支气管平滑肌收缩。

(2)患者接触抗原后,气道发生变应性炎症,支气管壁内炎性细胞释放出前列腺素、血栓素、白三烯和血小板活化因子等炎症介质,引起气道黏膜水肿,腺体分泌增加。渗出物形成黏液栓阻塞气道,诱发哮喘。

(二)哮喘对妊娠的影响

哮喘孕妇的围生期死亡率不增加。但妊娠期高血压疾病和新生儿低氧血症发生率增高,重度哮喘发作时常伴有低碳酸血症和碱中毒,使胎儿缺氧,生长受限、早产等,新生儿畸形发生率不增加,多数研究表明,哮喘可使胎膜早破,低出生体重儿和围生期新生儿死亡率增加。Sorensen 等报道,哮喘孕妇早产发生率至少是正常对照组的 2 倍。一般认为,虽然哮喘对妊娠可产生不利影响,但是如果哮喘急性发作时诊治及时得当,对妊娠、分娩和新生儿健康并无严重影响。

(三)妊娠对哮喘的影响

妊娠对哮喘的影响,目前看法尚不统一。Kircher 分析了 568 例妊娠合并哮喘的病例,结果 26.4% 无明显变化,36.3% 恶化,33.6% 有改善。在哮喘改善的患者中,有 51.1% 的患者的鼻炎缓解。青春期患者哮喘的孕妇易患呼吸道感染,又因孕期不宜多用药,故可使病情恶化。Schatz 发现妊娠的最后 4 周哮喘发作的频率和严重性低于其他妊娠期,约 10% 的患者在分娩时哮喘发作。在产后 3 个月,73% 的患者恢复至孕前水平。剖宫产的患者比经阴分娩者病情易恶化,发生率分别为41% 和 4%。妊娠期不用类固醇者比使用者哮喘急性发作明显升高。

有学者认为妊娠期由于血浆中游离皮质醇和组胺酶增加,支气管运动张力下降及气道阻力的下降,可使哮喘症状改善,发作频率和严重性降低。另一方面,由于宫底上升使膈肌提高而影响呼吸功能,可使哮喘加重。测量 IgE 水平升高或持续不变时,常提示病情有恶化趋势。

(四)临床表现

典型发作一般表现为阵发性哮喘,伴有哮鸣音的呼气性呼吸困难、咳嗽、胸闷、呼吸频率>28 次/分,脉搏>110 次/分。危重患者呼吸肌严重疲劳,呈腹式呼吸,出现奇脉,甚至呼吸衰竭。轻症可以自行缓解,缓解期无任何症状或异常体征。

(五)诊断

1.孕前有哮喘反复发作病史

尤其是冬季和初春季节易发病。

2.发作时的典型症状和体征

哮喘发作时,常先有咽部发痒、胸闷不适,继而出现呼气性呼吸困难、咳嗽并伴有哮鸣者。可自行缓解或给予支气管解痉剂后缓解症状。发作可持续几分钟或数小时。如果发作超过 24 小时,则称为哮喘发作持续状态。胸部检查,可见胸部呈鸡胸状,胸腔前后径增大,横膈下降。听诊时双肺布满哮鸣音且呼吸音降低。在重症病例,可因无足够的气流而无哮鸣音,可见颈静脉怒张、低血压等。反复发作者,常并发肺气肿、肺动脉高压、左心肥大而致慢性肺心病。

3.辅助检查

(1)胸部 X 线检查:早期发作者两肺透亮度增加,呈过度通气状态,在缓解期多无明显异常。

(2)血常规:发作者嗜酸性粒细胞增多。

(3)动脉血气:PCO_2 升高,PO_2 降低,酸碱紊乱等。$PaO_2 < 70mmHg$ 提示低氧血症,$PaCO_2 > 35mmHg$ 代表呼吸功能即将衰竭。

(4)痰涂片:可见较多嗜酸粒细胞、黏液栓和透明的哮鸣珠,如合并呼吸道感染可作细菌培养加药敏试验,以指导选择有效抗生素。

(5)IgE 水平升高。

(6)肺功能检查:在哮喘发作时,有关呼气流速的所有指标均显著下降,1 秒钟用力呼气量(FEV_1)、一秒钟用力呼气量占用力肺活量比值($FEV_1/FVC\%$),25% 和 75% 肺活量时的最大呼气流量($MEF_{25\%}$ 和 $MEF_{75\%}$)以及呼气流速峰值(PEFR)均减少。FEV_1 和 $MEF_{25\% \sim 75\%}$ 被认为是评价呼吸道阻塞性疾病最敏感的指标。药物治疗的目的是使上述指标恢复至正常值。

(六)预防哮喘发作

(1)严密观察病情变化及时发现很重要,患者一旦出现咳嗽、上呼吸道感染、胸痛或肺部充血都要给予预防性治疗,防止哮喘发作。

(2)避免接触已知过敏原和可能促进哮喘发作的因素,如粉尘、香料、烟丝、冷空气等。阿司匹林、食物防腐剂、亚硫酸氢盐可诱发哮喘,应避免接触。反流食管炎可诱发支气管痉挛,因此睡眠前给予适当的抗酸药物减轻胃酸反流,同时可抬高床头。减少咖啡因的摄入。避免劳累和精神紧张,预防呼吸道感染。

(3)妊娠 3 个月后可进行免疫治疗,用流感疫苗治疗慢性哮喘有较好疗效。

(七)治疗

哮喘发作的处理包括应用支气管扩张药物和对症治疗。

1.β_2 肾上腺素能受体兴奋剂

有极强的支气管舒张作用,是控制哮喘的一线药物。该类药物与 B 受体结合,促进 cAMP 合成,使支气管平滑肌松弛,并且能稳定肥大细胞膜减少细胞介质释放。常用的 β_2 受体兴奋剂有特布他林,2.5mg,每日口服 2～3 次,沙丁胺醇 2～4mg,每日 3 次口服,异丙喘定吸入,每次 65mg,每 3～4 小时吸入 2～3 次。妊娠合并高血压者禁用有 α、β 受体兴奋作用的制剂,如麻黄碱、肾上腺素等。茶碱类药物也能使支气管痉挛松弛,治疗哮喘有效。氨茶碱 0.1g,每日 3 次口服,或 0.25g 加入 10％葡萄糖 30mL 内缓慢静推,每日总量不超过 1.2～1.5g。

抗胆碱类药物阿托品,虽然有利于平滑肌松弛、扩张支气管,但由于其不良反应是抑制腺体分泌,导致痰黏稠不易咳出、瞳孔散大等,故孕期不宜使用。但发现使用溴化异丙托品不影响心率和痰液咳出,偶有口干。使用方法是每次吸入 20～40mg,每次 3～4 次。

2.重度哮喘和持续状态的处理

严重缺氧,可引起早产、胎死宫内,必须紧急处理。

首先使患者半卧位,气管插管正压给氧(氧压不宜超过 20cmH$_2$O)以减轻缺氧症状,维持氧饱和度在 95％以上,除按上述方法给予支气管扩张药物外,给予肾上腺皮质激素可迅速有效地控制哮喘持续状态。肾上腺皮质激素具有松弛平滑肌、改善支气管毛细血管通透性、减少组胺形成、防止炎性介质的产生以及抑制过敏反应等缓解哮喘的作用。一般可用氢化可的松 100～300mg 加入 5％葡萄糖 500mL,静脉点滴,或用地塞米松 10～20mg 加入到 50％葡萄糖 20mL 静脉推注,每日用量视病情而定,一般可重复 2～4 次。也可口服泼尼松,40mg/d,连服 5～10 天。

3.对症治疗

患有支气管哮喘的孕妇,常表现精神紧张、烦躁不安,可适当给予抑制大脑皮层功能的药物,如苯巴比妥、安定等。但应避免使用对呼吸有抑制功能的镇静剂和麻醉药,如吗啡、哌替啶等,以防加重呼吸功能衰竭和对胎儿产生不利影响。必要时静脉补充液体,注意纠正水电解质紊乱和酸中毒。为预防或控制呼吸道感染,可做痰培养加药敏试验,选用有效且对胎儿无不良影响的广谱抗生素。

哮喘发作,支气管痉挛时,支气管分泌物增多,如不及时清除,就会阻塞气道,加重缺氧和二氧化碳潴留,使炎症介质产生增多,加重病情的发展,因此,促进排痰、保持呼吸道通畅至关重要。用雾化吸入法,使痰变稀薄,易于咳出,必要时可用导管机械性吸痰。禁用麻醉性止咳剂。碘化钾可影响胎儿甲状腺功能,故不宜使用。

(八)妊娠的处理

产时、产后均应继续哮喘的药物治疗。

1.分娩期

孕妇临产后,首先应尽量使产妇保持精神安静状态。为防止哮喘发作,临产后肌内注射醋酸可的松 100～200mg,12 小时后重复 1 次。为避免产妇用力使用腹压,减少体力消耗,可用低位产钳或胎头吸引器助产以缩短第二产程。建议产时镇痛,以防止疼痛引发的支气管痉挛。

哮喘不是剖宫产的指征。若合并其他产科情况,需行剖宫产者,可于手术前 1～2 小时静脉注射地塞米松 5mg 或氢化可的松 100mg。术后再给维持量,以预防哮喘发作。

手术麻醉以硬膜外麻醉为宜,应避免全麻,因全麻气管插管时可诱发支气管痉挛发作。硫喷妥钠有使哮喘恶化的可能,不宜使用。

术后加强监护,氧气吸入,勿食易致过敏的食物,保持呼吸道通畅,适当给予支气管扩张剂和给予抗生素预防感染。

2.产褥期

由于分娩时体力消耗,精神紧张,大脑皮层功能失衡,通过丘脑兴奋迷走神经,易诱发哮喘发作。因此产后要充分休息,减少哺乳次数。重症哮喘患者不宜哺乳。

3.关于终止妊娠问题

一般认为哮喘病不是终止妊娠的指征,但是长期反复发作的慢性哮喘且伴有心肺功能不全的孕妇,应考虑终止妊娠。

(九)对后代的影响

哮喘是一种多基因疾病,患哮喘的母亲的后代易患哮喘,如果第一胎有哮喘,第二胎患哮喘的可能性更大。若双亲均系哮喘患者,那么他们的后代几乎均患此病。

第三节 妊娠合并消化系统疾病

妊娠后,母体内大量增加的雌、孕激素可影响消化系统平滑肌的生理功能,引起一些与消化系统疾病相似的症状,从而影响正确的诊断,产科常见的合并消化系统疾病包括急性病毒性肝炎、妊娠期肝内胆汁淤积症及消化性溃疡。

一、妊娠合并病毒性肝炎

病毒性肝炎是孕妇并发的最常见的肝脏疾病,妊娠期感染可严重地危害孕妇及胎儿,发病率约为非妊娠期妇女的 6～9 倍,急性重型肝炎发生率为非孕期妇女的 65.5 倍。常见的病原体有甲型(HAV)、乙型(HBV)、丙型(HCV)、丁型(HDV)、戊型(HEV)等肝炎病毒。近年来还提出己型(HFV)、庚型病毒性肝炎(HGV),以及输血传播病毒(TTV)感染等。这些病毒在一定条件下都可造成严重肝功能损害甚至肝功能衰竭。对病毒性肝炎孕妇的孕期保健及阻止肝炎病毒的母儿传播已成为围生医学研究的重要课题。

（一）病因和分类

1.甲型病毒性肝炎

由甲型肝炎病毒（HAV）引起，HAV 是一种直径 27～28nm、20 面立体对称的微小核糖核酸病毒，病毒表面无包膜，外层为壳蛋白，内部含有单链 RNA。病毒基因组由 7478 个核苷酸组成，分子量为 $2.25×10^8$。病毒耐酸、耐碱、耐热、耐寒能力强，经高热 100℃，5 分钟、紫外线照射 1 小时、1：400,37℃甲醛浸泡 72 小时等均可灭活。

甲型肝炎主要经粪-口直接传播，病毒存在于受感染的人或动物的肝细胞浆、血清、胆汁和粪便中。在甲型肝炎流行地区，绝大多数成人血清中都有甲肝病毒，因此，婴儿在出生后 6 个月内，由于血清中有来自母体的抗-HAV 而不易感染甲型肝炎。

2.乙型病毒性肝炎

由乙型肝炎病毒（HBV）引起，孕妇中 HBsAg 的携带率为 5％～10％。妊娠合并乙型肝炎的发病率为 0.025％～1.6％,70.3％产科肝病是乙型肝炎,乙型肝炎表面抗原携带孕妇的胎儿宫内感染率为 5％～15％。

乙型肝炎病毒又称 Dane 颗粒，因系 Prince 1968 年在澳大利亚发现，也称澳大利亚抗原。乙型肝炎病毒是一种直径 42nm、双层结构的嗜肝 DNA 病毒，由外壳蛋白和核心成分组成。外壳蛋白含有表面抗原（HBsAg）和前 S 基因的产物；核心部分主要包括核心抗原（HBcAg）、e 抗原（HBeAg）、DNA 及 DNA 多聚酶，是乙型肝炎病毒复制部分。

乙型肝炎的传播途径主要有血液传播、唾液传播和母婴垂直传播等。人群中 40％～50％的慢性 HBsAg 携带者是由母婴传播造成的。母婴垂直传播的主要方式有：宫内感染、产时传播和产后传播。

3.丙型病毒性肝炎

由丙型肝炎病毒（HCV）引起，HCV 与乙肝病毒的流行病学相似，感染者半数以上发展成为慢性，可能是肝硬化和肝癌的原因。HCV 属披盖病毒科，有包膜，基因组 9.5kb,是单股正链 RNA 病毒。

HCV 经血液和血液制品传播是我国丙型肝炎的主要传播途径，据国外报道，90％以上的输血后肝炎是丙型肝炎，吸毒、性混乱、肾透析和医源性接触都是高危人群，除此之外，仍有 40％～50％的 HCV 感染无明显的血液及血液制品暴露史，其中母婴传播是研究的热点。

4.丁型病毒性肝炎

它又称 δ 病毒，是一种缺陷的嗜肝 RNA 病毒。病毒直径 38nm,含 1678 个核苷酸。HDV 需依赖 HBV 才能复制,常与 HBV 同时感染或在 HBV 携带情况下重叠发生,导致病情加重或慢性化。国内各地的检出率为 1.73%～25.66%。

HDV 主要经输血和血制品、注射和性传播,也存在母婴垂直传播,研究发现,HBV 标记物阴性,HDV 阳性母亲的新生儿也可能有 HDV 感染。

5.戊型病毒性肝炎

又称流行性或肠道传播的非甲非乙型肝炎。戊型肝炎病毒(HEV)直径 23～37nm,病毒基因组为正链单股 RNA。

戊肝主要通过粪-口途径传播,输血可能也是一种潜在的传播途径,目前尚未见母婴垂直传播的报道。

6.其他病毒性肝炎

除以上所列各种病毒性肝炎外,还有 10%～20% 的肝炎患者病原不清,这些肝炎主要有己型病毒性肝炎、庚型病毒性肝炎、单纯疱疹病毒性肝炎和巨细胞病毒性肝炎等。己型病毒性肝炎病情和慢性化程度均不如输血后肝炎严重,目前缺少特异性诊断方法。庚型病毒性肝炎主要通过输血等肠道外途径传播,也可能经母婴和性传播,有待进一步证实。单纯疱疹病毒性肝炎和巨细胞病毒性肝炎文献报道少见。

(二)病毒性肝炎对妊娠的影响

1.对母体的影响

妊娠早期发生病毒性肝炎可使妊娠反应如厌食、恶心、呕吐等症状加重。妊娠晚期由于肝病使醛固酮灭活能力下降,较易发生妊娠高血压综合征,发生率可达 30%。分娩时,由于肝功能受损,凝血因子合成功能减退,易发生产后出血。如为重症肝炎,极易并发 DIC,导致孕产妇死亡。HCV 感染较少增加产科并发症的危险,戊型肝炎暴发流行时,孕妇感染后,可导致流产、死胎、产后出血。妊娠后期易发展为重症肝炎、肝功能衰竭,病死率可达 30%。

妊娠合并病毒性肝炎孕产妇病死率各地报道不同,上海地区为 1.7%～8.1%;武汉地区为 18.3%;欧洲仅 1.8%;北非则高达 50%。

2.对胎儿的影响

目前尚无 HAV 致畸的报道。

妊娠早期患病毒性肝炎,胎儿畸形率约增高 2 倍。患乙型肝炎和慢性无症状 HBV 携带者的孕妇,均可能导致胎儿畸形、流产、死胎、死产,新生儿窒息率、病死率明显增加,也可能使新生儿成为 HBV 携带者,部分导致慢性肝炎、肝硬化和肝癌。妊娠晚期合并病毒性肝炎时,早产率和围生儿死亡率亦明显增高。

3.母婴传播

(1)甲型肝炎:无宫内传播的可能性,分娩时由于吸入羊水可引起新生儿感染及新生儿监护室甲型肝炎的暴发流行。

（2）乙型肝炎：乙型肝炎母婴传播可分为宫内感染、产时传播、产后传播。

①宫内感染：主要是子宫内经胎盘传播，是母婴传播中重要的途径。脐血HBV抗原标志物阳性则表示可能有宫内感染。Sharma等报道单纯HBsAg阳性的孕妇胎儿受感染率约50%～60%；合并HBeAg阳性和抗HBc阳性孕妇宫内感染率可达88%～90%。

HBV经胎盘感染胎儿的机制可能有：a.HBV使胎盘屏障受损或通透性改变，通过细胞与细胞间的传递方式实现的母血HBV经蜕膜毛细血管内皮细胞和蜕膜细胞及绒毛间隙直接感染绒毛滋养层细胞，然后进一步感染绒毛间质细胞，最终感染绒毛毛细血管内皮细胞而造成胎儿宫内感染的发生。b.HBV先感染并复制于胎盘组织。c.HBV患者精子中存在HBV-DNA，提示HBV有可能通过生殖细胞垂直传播，父系传播不容忽视。

②产时传播：是HBV母婴传播的主要途径，约占50%。其机制可能是分娩时胎儿通过产道吞咽或接触了含有HBV的母血、羊水和阴道分泌物，也有学者认为分娩过程中，胎盘绒毛血管破裂，少量血渗透入胎儿血中，引起产时传播。

③产后传播：主要与接触母亲唾液、汗液和乳汁有关。HBV可侵犯淋巴细胞和精细胞等，而早期母乳中有大量淋巴细胞，所以不能排除HBV-DNA在母乳中整合和复制成HBV的可能。当新生儿消化道任何一处黏膜因炎症发生水肿、渗出，导致通透性增加或黏膜直接受损时，母乳中该物质就可能通过毛细血管网进入血液循环而引起乙肝感染。研究发现，当HBsAg阳性母亲唾液中HBsAg也阳性时，其婴儿的感染率为22%。母血中乙肝三项阳性者和HBeAg及抗-HBc阳性者因其初乳中HBV-DNA的阳性率为100%，故不宜哺乳；血中HBsAg及HBeAg、HBsAg及抗-HBc和HBeAg阳性者其初乳中排毒率达75%以上，所以应谨慎哺乳。如果初乳中单纯抗-HBs和（或）抗-HBe阳性者，因其排毒率为零，可以哺乳。

（3）丙型肝炎：有关HCV母婴传播的感染率各家报道不一（0～100%），可能与母体血中HCV RNA水平不同、研究方法不同、婴儿追踪观察的时间不同等有关。研究证实，孕妇的抗HCV可通过胎盘到达婴儿体内，母婴感染的传播可发生于产前妊娠期，即HCV感染子宫内胎儿，并定位于胎儿肝脏。白钢钻等研究发现，抗HCV或HCV RNA任意一项阳性孕妇所分娩的新生儿HCV感染率极高，有输血史和丙型肝炎病史者，发生宫内传播的危险性更大。HCV可能通过宫内感染、分娩过程中感染，也可于产后母乳喂养的过程中感染。

（4）其他类型的肝炎：HDV存在母婴传播，其传播机制可能是经宫内感染，也有可能类似某些RNA病毒经生殖细胞传播。目前尚未见HEV母婴传播的报道。庚型病毒性肝炎可经母婴传播和性传播，其途径可能是分娩过程或产后哺乳。

(三)妊娠对病毒性肝炎的影响

肝脏代谢在妊娠期有别于非妊娠期,一旦受到肝炎病毒侵袭,其损害就较为严重,原因是:①妊娠期新陈代谢旺盛,胎儿的呼吸排泄等功能均需母体完成;②肝脏是性激素代谢及灭活的主要场所,孕期内分泌变化所产生的大量性激素需在肝内代谢和灭活,加重肝脏的负担;③妊娠期机体所需热量较非妊娠期高20%,铁、钙、各种维生素和蛋白质需求量大大增加,若孕妇原有营养不良,则肝功能减退,加重病情;④妊娠期高血压疾病可引起小血管痉挛,使肝、肾血流减少,而肾功能损害,代谢产物排泄受阻,可进一步加重肝损害,若合并肝炎,易致肝细胞大量坏死,诱发重症肝炎;⑤由于妊娠期的生理变化和分娩、手术创伤、麻醉影响、上行感染等因素,不可避免地对已经不健康的肝脏造成再损伤,使孕妇患肝炎较普通人更易发生严重变化;⑥为了适应妊娠的需要,循环系统血液再分配使孕期的肝脏处于相对缺血状态,使原本不健康的肝脏更加雪上加霜甚至不堪重负。所以,肝炎产妇更易加重肝损害,甚至诱发重症肝炎。国内外的资料显示,约8%的妊娠肝炎患者发展为重症肝炎,大大高于非孕人群乙型肝炎诱发重症肝炎的发生率(1%~5%)。

(四)临床表现

甲型肝炎临床表现均为急性,好发于秋冬季,潜伏期为2~6周。前期症状可有发热、厌油、食欲下降、恶心呕吐、乏力、腹胀和肝区疼痛等,一般于3周内好转。此后出现黄疸、皮肤瘙痒、肝脏肿大,大约持续2~6周或更长。多数病例症状轻且无黄疸。

乙型肝炎分急性乙型肝炎、慢性乙型肝炎、重症肝炎和HBsAg病毒携带者。潜伏期一般为1~6个月。

急性期妊娠合并乙肝的临床表现出现不能用妊娠反应或其他原因解释的消化道症状,与甲肝类似,但起病更隐匿,前驱症状可能有急性免疫复合物样表现,如皮疹、关节痛等,黄疸出现后症状可缓解。乙型肝炎病程长,5%左右的患者转为慢性。极少数患者起病急,伴高热、寒战、黄疸等,如病情进行性加重,演变为重症肝炎则黄疸迅速加深,出现肝性脑病症状,凝血机制障碍,危及生命。妊娠时更易发生重症肝炎,尤其是妊娠晚期多见。

其他类型的肝炎临床表现与乙型肝炎类似,症状或轻或重。丙型肝炎的潜伏期为2~26周,输血引起者为2~16周。丁型肝炎的潜伏期为4~20周,多与乙型肝炎同时感染或重叠感染。戊型肝炎与甲肝症状相似,暴发流行时,易感染孕妇,妊娠后期发展为重症肝炎,导致肝功能衰竭,病死率可达30%。有学者报道散发性戊型肝炎合并妊娠,起病急,症状轻,临床预后较好,不必因此终止妊娠。

(五)诊断

妊娠合并病毒性肝炎的前驱症状与妊娠反应类似,容易被忽视,诊断需要根据病史、症状、体征和实验室检查等综合分析。

1.病史

要详细了解患者是否有与肝炎患者密切接触史;是否接受输血、血液制品、凝血因子等治疗;是否有吸毒史。

2.症状和体征

近期内有无其他原因解释的消化道症状、低热、肝区疼痛、不明原因的黄疸。体格检查肝脏肿大、压痛,部分患者可有脾大。重症肝炎出现高热、烦躁、谵妄等症状,黄疸迅速加深,伴有肝性脑病,可危及生命。查体肝浊音界明显减小,有腹水形成。

3.实验室检查

(1)周围血象:急性期白细胞多减低,淋巴细胞相对增多,异常淋巴细胞不超过10%。急性重型肝炎白细胞总数及中性粒细胞百分比均可显著增多。合并弥散性血管内凝血时,血小板急骤减少,血涂片中可发现形态异常的红细胞。

(2)肝功能检查

①血清酶活力测定:血清丙氨酸氨基转移酶(ALT),即谷丙转氨酶(GPT)及血清羧门冬氨酸氨基转移酶(AST),即谷草转氨酶(GOT)是临床上常用的检测指标。肝细胞有损害时,ALT 增高,为急性肝炎早期诊断的敏感指标之一,其值可高于正常十倍至数十倍,一般于 3～4 周下降至正常。若 ALT 持续数月不降,可能发展为慢性肝炎。急性重型肝炎 ALT 轻度升高,但血清胆红素明显上升,为酶胆分离现象,提示有大量肝细胞坏死。当肝细胞损害时 AST 亦增高,急性肝炎升高显著,慢性肝炎及肝硬化中等升高。急性黄疸出现后很快下降,持续时间不超过 3周,乙肝则持续较长。AST/ALT 的比值对判断肝细胞损伤有较重要意义。急性重型肝炎时 AST/ALT<1,提示肝细胞有严重坏死。

②胆色素代谢功能测定:各类型黄疸时血清胆红素增高,正常时<17μmol/L,重型肝炎、淤胆型肝炎均明显增高>170μmol/L,以直接胆红素为主,黄疸消退时胆红素降低。急性肝炎时尿胆红素先于黄疸出现阳性,在黄疸消失前转阴。尿胆原在黄疸前期增加,黄疸出现后因肝内胆红素排出受阻,尿胆原则上减少。

③慢性肝炎时白/球比例倒置或丙种球蛋白增高。麝香草酚浊度及絮状试验,锌浊度试验反映肝实质病变,重症肝炎时氨基酸酶谱中支链氨基酸/芳香族氨基酸克分子比值降至 1.0～1.5 以下。病毒性肝炎合并胆汁淤积时碱性磷酸酶(AKP)及胆固醇测定明显升高。有肝细胞再生时甲胎球蛋白(AFP)增高。

(3)病原学检查:对临床诊断、治疗、预后及预防等方面有重要意义。最常用且敏感的为酶联免疫法(EIA)及放射免疫法(RIA)检测抗原和抗体。

①甲型肝炎:急性期抗-HAV-IgM 阳性,抗 HAV-IgC 阳性表示既往感染。一

般发病第 1 周抗-HAV-IgM 阳性,1～2 个月后抗体滴度下降,3～6 个月后消失。感染者粪便免疫电镜可检出 HAV 颗粒。

②乙型肝炎:有多种抗原抗体系统。临床常用有乙型肝炎表面抗原 HBsAg、e 抗原HBeAg 和核心抗原 HBcAg 及其抗体系统。HBsAg 阳性是乙型肝炎的特异性标志,急性期其滴度随病情恢复而下降,慢性及无症状携带者 HBsAg 可长期阳性。HBeAg 阳性表示 HBV 复制,这类患者临床有传染性,抗 HBe 出现则表示 HBV 复制停止。HBcAg 阳性也表示 HBV 复制,慢性 HBV 感染者,抗 HbcAg 可持续阳性。有条件者测前 S1、前 S2 和抗前 S1、抗前 S2,对早期诊断乙型肝炎和判断转归有重要意义。

③丙型肝炎:抗-HCV 阳性出现于感染后期,即使抗体阳性也无法说明现症感染还是既往感染,需结合临床。判断困难时可用反转录聚合酶链反应(RT-PCR)检测 HCV-RNA。

④丁型肝炎:血清抗-HD 或抗-HD IgM 阳性,或 HDAg 阳性,一般出现在肝炎潜伏期后期和急性期早期;亦可测 HDV RNA,均为 HDV 感染的标志。

⑤戊型肝炎:急性期血清抗-HEV IgM 阳性;或发病早期抗-HEV 阴性,恢复期转为阳性。患者粪便内免疫电镜可检出 HEV 颗粒。

(4)其他检测方法:B 型超声诊断对判断肝硬化、胆管异常、肝内外占位性病变有参考价值;肝活检对确定弥散性肝病变及区别慢性肝炎临床类型有重要意义。

(六)鉴别诊断

1.妊娠剧吐引起的肝损害

妊娠剧吐多发生在妊娠早期,由于反复呕吐,可造成脱水、尿少、酸碱失衡、电解质失调、消瘦和黄疸等。实验室检查血胆红素和转氨酶轻度升高、尿酮体阳性。与病毒性肝炎相比,妊娠剧吐引起的黄疸较轻,经过治疗如补足液体、纠正电解质紊乱和酸中毒后,症状迅速好转。

2.妊娠高血压综合征引起的肝损害

重度妊高征子痫和先兆子痫常合并肝功能损害,恶心、呕吐、肝区疼痛等临床症状与病毒性肝炎相似。但妊高征症状典型,除有高血压、水肿、蛋白尿和肾损害及眼底小动脉痉挛外,还可有头痛、头晕、视物模糊与典型子痫抽搐等,部分患者转氨酶升高,但妊娠结束后可迅速恢复。如合并 HELLP 综合征,应伴有溶血、肝酶升高及血小板减少。妊娠期肝炎合并妊高征时,两者易混淆,可检测肝炎病毒抗原抗体帮助鉴别诊断。

3.妊娠期急性脂肪肝

临床罕见,多发生于妊娠 28～40 周,妊娠高血压综合征、双胎等多见。起病急,以忽然剧烈、持续的呕吐开始,有时伴上腹疼痛及黄疸。1～2 周后,病情迅速恶化,出现弥散性血管内凝血、肾衰竭、低血糖、代谢性酸中毒、肝性脑病、休克等。其主要病理变化为肝小叶弥散性脂肪变性,但无肝细胞广泛坏死,可与病毒性肝炎鉴别。实验室检查转氨酶轻度升高,血清尿酸、尿素氮增高,直接胆红素明显升高,尿胆红素阴性。B超为典型的脂肪肝表现,肝区内弥漫的密度增高区,呈雪花状,强弱不均;CT为肝实质呈均匀一致的密度减低。

4.妊娠期肝内胆汁淤积综合征

又称妊娠期特发性黄疸、妊娠瘙痒症等,是发生于妊娠中、晚期,以瘙痒和黄疸为特征的疾病。其临床特点为先有皮肤瘙痒,进行性加重,黄疸一般为轻度。分娩后1~3天黄疸消退,症状缓解。患者一般情况好,无病毒性肝炎的前驱症状。实验室检查转氨酶正常或轻度升高,血胆红素轻度增加。肝组织活检无明显的实质性肝损害。

5.药物性肝炎

妊娠期易引起肝损害的药物主要有氯丙嗪、异烟肼、利福平、对氨基水杨酸钠、呋喃妥因、磺胺类、四环素、红霉素、安定和巴比妥类药物等。酒精中毒、氟烷、氯仿等吸入也可能引起药物性肝炎。有时起病急,轻度黄疸和转氨酶升高,可伴有皮疹、皮肤瘙痒、蛋白尿、关节痛和嗜酸性粒细胞增多等,停药后可自行消失。诊断时应详细询问病史,尤其是用药史。妊娠期禁用四环素,因其可引起肝脏急性脂肪变,出现恶心呕吐、黄疸、肌肉酸痛、肝肾功能衰竭,并可致死胎、早产等。

(七)治疗

原则上与非孕期病毒性肝炎治疗相同,目前尚缺乏特效治疗,治疗应以中西医药结合为主,对没有肯定疗效的药物,应慎重使用,尽量少用药物,以防增加肝脏负担。

1.一般处理

急性期应充分卧床休息,减轻肝脏负担,以利于肝细胞的修复。黄疸消退症状开始减轻后,逐渐增加活动。合理安排饮食,以高糖、高蛋白和高维生素"三高饮食"为主,对有胆汁淤积或肝性脑病者应限制脂肪和蛋白质。禁用可能造成肝功能损害的药物。

2.保肝治疗

以对症治疗和辅助恢复肝功能为原则。给予大量的维生素和葡萄糖,口服维生素以维生素C、复合维生素B或酵母为主。如黄疸较重、凝血酶原时间延长或有出血倾向,可给予维生素K;黄疸持续时间较长者还应增加维生素A。病情较重、食欲较差或有呕吐不能进食者,可以静脉滴注葡萄糖、维生素C。三磷酸腺苷(ATP)、辅酶A和细胞色素等可促进肝细胞的代谢,新鲜血、血浆和人体白蛋白等可改善凝血功能,纠正低蛋白血症起到保肝作用。另外,一些药物如肝乐、肝宁、肌苷等也有保肝作用。

3.免疫调节药物

免疫调节药物糖皮质激素目前仅用于急性重型肝炎、淤胆型肝炎及慢性活动性肝炎。常用药物为泼尼松、泼尼松龙及氟美松(地塞米松)。疗程不宜过长,急性者约1～2周;慢性肝炎疗程较长,用药过程中应注意防止并发感染或骨质疏松等,停药时需逐渐减量。转移因子、左旋咪唑、白细胞介素-2(IL-2)、干扰素及干扰素诱导剂等免疫促进剂,效果均不肯定。

4.抗病毒制剂

近年国外应用白细胞干扰素或基因重组 α,β 或 γ 干扰素或阿糖腺苷或单磷酸阿糖腺苷、无环鸟苷或去氧无环鸟苷,单独或与干扰素合用,可使血清 HBV-DNA及 HBeAg 缓慢下降,同时肝内 DNA 形成及 HBeAg 减少,病毒停止复制,肝功渐趋正常。

5.中医治疗

根据症状辨证施治,以疏肝理气、清热解毒、健脾利湿、活血化瘀的重要治疗为主。黄疸型肝炎需清热、佐以利湿者,可用茵陈蒿汤加味。需利湿佐以清热者可用茵陈五苓散加减。如慢性肝炎、胆汁淤积型肝炎后期等,应以温阳去寒,健脾利湿,用茵陈术附汤。如急性、亚急性重型肝炎应以清热解毒,凉血养阴为主,用犀角地黄汤加味等。另外,联苯双酯、强力宁、香菇多糖等中成药也有改善肝细胞功能的作用。

6.产科处理

(1)妊娠期:早期妊娠合并急性甲型肝炎,因 HAV 无致畸依据,也没有宫内传播的可能性,如病程短、预后好,则原则上可继续妊娠,但有些学者考虑到提高母婴体质,建议人工流产终止妊娠。合并乙型肝炎者,尤其是慢性活动性肝炎,妊娠可使肝脏负担加重,应积极治疗,病情好转后行人工流产。中晚期妊娠合并肝炎则不主张终止妊娠,因终止妊娠时创伤、出血等可加重肝脏负担,使病情恶化,可加强孕期监护,防止妊娠高血压综合征。对个别重症患者,经各种保守治疗无效,病情继续发展时,可考虑终止妊娠。

(2)分娩期及产褥期:重点是防治出血和感染。可于妊娠近预产期前一周左右,每日肌内注射维生素 K 20～40mg,临产后再加用 20mg 静脉注射。产前应配好新鲜血,做好抢救休克及新生儿窒息的准备,如可经阴分娩,应尽量缩短第二产程,必要时可行产钳或胎头吸引助产。产后要防止胎盘剥离面严重出血,及时使用宫缩剂,必要时给予补液和输血。产时应留脐血做肝功能及抗原的测定。如有产科指征需要行剖宫产时,要做好输血准备。选用大剂量静脉滴注对肝脏影响小的广谱抗生素如氨苄西林、三代头孢类抗生素等防止感染,以免病情恶化。产褥期应密切检测肝功变化,给予相应的治疗。

(3)新生儿的处理:新生儿出生后应隔离 4 周,产妇为甲型肝炎传染期的新生儿,可于出生时及出生后 1 周内各接受 1 次丙种球蛋白注射。急性期禁止哺乳。乙肝等存在垂直传播的肝炎不宜哺乳。

7.急性重型肝炎的治疗

(1)限制蛋白质,尤其是动物蛋白摄入,每日蛋白质摄入量限制在 0.5g/(kg·d)以下。给予大量葡萄糖和适量维生素 B 族、维生素 C、维生素 K、维生素 D、维生素 E 及 ATP、辅酶 A 等。口服新霉素、庆大霉素、头孢菌素类抗生素或甲硝唑抑制肠道内细菌,盐水清洁灌肠和食醋保留灌肠清除肠道内积存的蛋白质或血液,减少氨的吸收。

(2)促进肝细胞再生,保护肝脏。

①人血白蛋白或血浆:有助于肝细胞再生,提高血浆胶体渗透压,减轻腹水和脑水肿,白蛋白还可结合胆红素,减轻黄疸。每次 5～10g,每周 2～3 次。输新鲜血浆可补充调理素、补体及多种凝血因子,增强抗感染能力,可与白蛋白交替,每日或隔日 1 次。

②胰高血糖素-胰岛素疗法:有防止肝细胞坏死,促进肝细胞再生,改善高氨血症和调整氨基酸代谢失衡的作用。用法:胰高血糖素 1～2mg 加胰岛素 6～12 个单位,溶于 5% 或 10% 葡萄糖溶液 250～500mL 中静脉滴注,2～3 周为一疗程。

③其他:近年国内有些医院用新鲜制备的人胎肝细胞悬液治疗重症肝炎,有一定效果。选用精氨酸或天门冬氨酸钾镁,可促进肝细胞再生,控制高胆红素血症。剂量 400mL 的天门冬氨酸钾镁溶液,加入葡萄糖液中静脉滴注,每日 1～2 次。

(3)控制脑水肿、降低颅内压、治疗肝性脑病:糖皮质激素应用可降低颅内压,改善脑水肿。用 20% 甘露醇或 25%。山梨醇静脉滴注,脱水效果好。应用以支链氨基酸为主要成分的复合氨基酸液可防止肝性脑病,提供肝细胞的营养素。如 6-氨基酸 520,250mL 与等量 10% 葡萄糖液,内加 L-乙酰谷氨酰胺 500mg,缓慢滴注,5～7 天为一疗程,主要用于急性重型肝炎肝性脑病。14-氨基酸 800,500mL 每天应用可预防肝性脑病。左旋多巴可通过血脑屏障,进入脑组织内衍化为多巴胺,提供正常的神经传递介质,改善神经细胞的功能,促进意识障碍的恢复。可用左旋多巴 100mg 加多巴脱羧酶抑制剂卡比多巴 20mg,静脉滴注,每天 1～2 次。

(4)出血及 DIC 的治疗:出血常因多种凝血因子合成减少;或 DIC 凝血因子消耗过多所致。可输新鲜血液、血浆;给予维生素 K_1、凝血酶复合因子注射。一旦发生 DIC,应用肝素要慎重,用量一般为 25mg 静脉点滴,根据患者病情及凝血功能再调整剂量,使用过程应加强凝血时间监测,以防肝素过量出血加剧。临产期间及产后 12 小时内不宜应用肝素,以免发生致命的创面出血。有消化道出血时可对症服云南白药或西咪替丁(甲氰咪胍)、洛赛克等。

(5)改善微循环,防止肾衰竭:可用肝素、654-2等,能明显改善微循环,减轻肝细胞损伤。川芎嗪注射液有抑制血小板聚集,扩张小血管及增强纤维蛋白溶解等作用;双嘧达莫可抑制血小板聚集及抑制免疫复合物形成的作用;低分子右旋糖酐可改善微循环。

(八)预防

病毒性肝炎尚无特异性治疗方法,除乙肝外其他型肝炎也尚无有效主动免疫制剂,故采取以切断传播途径为主的综合防治措施极为重要。

1.加强宣教和围生期保健

急性期患者应隔离治疗。应特别重视防止医源性传播及医院内感染,产房应将 HBsAg 阳性者床位、产房、产床及器械等严格分开;肝炎流行区孕妇应加强营养,增加抵抗力预防肝炎的发生。对最近接触过甲型肝炎的孕妇应给予丙种球蛋白。患肝炎妇女应于肝炎痊愈后半年、最好 2 年后怀孕。HBsAg 及 HBeAg 阳性孕妇分娩时应严格实行消毒隔离制度,缩短产程、防止胎儿窘迫、羊水吸入及软产道裂伤。

2.免疫预防

甲型肝炎灭毒活疫苗可对 1 岁以上的儿童或成人预防接种,如注射过丙种球蛋白,应于 8 周后再注射。

乙型肝炎免疫球蛋白(HBIG)是高效价的抗 HBV 免疫球蛋白,可使母亲或新生儿获得被动免疫,是预防乙肝感染有效的措施。产前 3 个月每月给 HBsAg 携带孕妇肌内注射 HBIG,可使其新生儿的宫内感染明显减少,随访无不良反应。新生儿注射时间最好在生后 24 小时以内,一般不超过 48 小时。注射次数多效果好,可每月注射一次,共 2~3 次,剂量每次 0.5mL/kg,或每次 1~2mL。意外暴露者应急注射一般为1~2mL。最后 1 次同时开始注射乙肝疫苗。乙肝疫苗有血源疫苗及基因重组疫苗两种。基因重组疫苗免疫原性优于血源性疫苗。两种疫苗的安全性、免疫原性、保护性及产生抗体持久性相似。疫苗的免疫对象以 HBV 携带者、已暴露于 HBV 的易感者及其新生儿为主,保护率可达 80%。对 HBsAg 及 HBeAg 均阳性母亲的新生儿联合使用 HBIG 可提高保护率达 95%。全程免疫后抗体生成不好者可再加强免疫一次。HCV-DNA 疫苗的研制尚停留在动物实验基础上,但可用来源安全可靠的丙种球蛋白对抗-HCV 阳性母亲的婴儿在 1 岁前进行被动免疫。丁、戊等型肝炎尚无疫苗。

二、妊娠合并肝硬化

(一)概述

肝硬化是一种由各种因素引起的弥散性、进行性肝损害的疾病,肝细胞广泛变性、坏死,网状支架结构破坏,肝细胞结节再生,大量的结缔组织增生形成纤维分隔,形成假性肝小叶,肝脏萎缩变硬。妊娠合并肝硬化较少见,约占分娩总数0.02%。

(二)临床表现

1.代偿期

乏力、食欲减退出现较早,且较突出,可伴上腹部不适、恶心、上腹部隐痛、轻微腹泻等。肝轻度增大、质地结实或偏硬,无或有压痛,脾轻度或中度增大。肝功能正常或轻度异常。

2.失代偿期

(1)肝功能减退的临床表现

①全身症状:一般情况、营养状况及精神状况差。

②消化道症状:食欲减退、厌食、脂肪泻。

③血液系统症状:出血倾向和贫血。

(2)门脉高压

①脾大:晚期脾大常伴红细胞、血小板、白细胞计数减少成为脾功能亢进。

②侧支循环的建立和开放。

③腹水。

(三)诊断要点

(1)有肝硬化的病史:病毒性肝炎、慢性酒精中毒、遗传和代谢疾病、肝脏淤血、化学毒物或药物、营养不良等,多数人在孕前已经诊断。

(2)临床上以肝功能损害和门静脉高压为主要表现,早期症状不明显,晚期出现消化道出血、肝性脑病、继发感染等严重并发症。

(3)实验室检查

①血常规:在代偿期多在正常范围,失代偿期可出现不同程度的贫血。

②尿常规:有黄疸时可出现尿胆红素阳性、尿胆原增加。

③大便常规:黑粪、血便,粪隐血实验阳性。

④肝功能

a.胆红素持续升高。

b.白蛋白下降,球蛋白升高。

c.凝血酶原时间明显延长。

d.丙氨酸氨基转移酶、门冬氨酸氨基转移酶升高。

⑤超声检查:a.显示肝脏大小、外形改变和脾大;b.肝门静脉、脾静脉直径增宽;c.腹水。

⑥影像学检查

a.食管钡餐:可检出——食管静脉曲张的虫蚀样或蚯蚓状充盈缺损;胃底静脉曲张的菊花样充盈缺损。

b.CT、MRI 可显示:早期——肝大;晚期——肝左、右叶比例失调,肝表面不规则及腹水和脾大。

(四)治疗要点

1.一般治疗

(1)休息:注意保证睡眠时间。

(2)饮食:高热量、高蛋白和维生素丰富容易消化的食物。肝功能损害或有肝性脑病先兆时禁食蛋白质,有腹水时饮食应少盐或无盐。

(3)支持治疗

①葡萄糖静脉输注。

②维持水电解质和酸碱平衡。

③输注复方氨基酸、白蛋白或新鲜冰冻血浆。

2.专科处理

一经发现应立即请专科会诊,尽早确诊,进行专科处理

(1)限制水、钠摄入:监测 24 小时出入水量,保持出入平衡。

(2)利尿剂

①呋塞米:起始剂量为一次 20~40mg,一日 1 次,必要时 6~8 小时后追加20~40mg,直至出现满意利尿效果。一日最大剂量可达 600mg,但一般应控制在100mg 以内,分 2~3 次服用。

②螺内酯:每日 40~120mg(2~6 片),分 2~4 次服用。

(3)放腹水＋输白蛋白。

(4)并发症治疗。

3.产科处理

(1)肝功能处于代偿期无并发症的肝硬化孕妇,估计产程顺利,可阴道试产。

(2)严密观察产程,防止产程过长,第二产程避免过度屏气和腹部加压,适当助产。

(3)防治产后出血,胎儿娩出后及时加强宫缩。

(4)肝功能失代偿期的孕妇或有产科指征应行剖宫产。

(5)产褥期注意休息和营养,使用对肝脏无害的抗生素防治感染。

(6)视肝功能情况定是否哺乳。

三、妊娠合并急性阑尾炎

妊娠合并急性阑尾炎是妊娠期最常见的外科急腹症,发病率占妊娠总数的 1/1000～1/2000。妊娠各期均可发生,但常见于妊娠期前 6 个月。妊娠期增大的子宫能使阑尾的位置发生改变,临床表现不典型,诊断难度增加。妊娠期阑尾炎穿孔及腹膜炎的发生率明显增加,对母儿均极为不利。因此,早期诊断和及时处理对预后有重要的影响。

（一）妊娠期阑尾位置的特点

妊娠初期阑尾的位置与非妊娠期相似,在右髂前上棘至脐连线中外 1/3 处(麦氏点)。随妊娠子宫的不断增大,阑尾会逐渐向后上、向外移位。产后 14 日回到非妊娠时的位置。

（二）妊娠期急性阑尾炎对母儿的影响

1. 对母体的影响

妊娠期阑尾炎穿孔继发弥散性腹膜炎较非孕期多 1.5～3.5 倍。其原因是:妊娠期间①盆腔血液及淋巴循环丰富,毛细血管通透性增强,导致炎症发展迅速,更易发生阑尾穿孔;②增大子宫将壁腹膜与发炎的阑尾隔开,症状不典型;③增大子宫上推大网膜、妨碍大网膜对阑尾炎症的包裹,使炎症不易局限;④阑尾毗邻子宫,炎症波及子宫可诱发宫缩,宫缩又促使炎症扩散,易导致弥散性腹膜炎;⑤阑尾位置上移及增大子宫的掩盖,急性阑尾炎并发局限性腹膜炎时腹肌紧张及腹膜刺激征不明显,体征与实际病变程度不符,容易漏诊而延误治疗时机。

2. 对围产儿的影响

全身炎症反应及弥散性腹膜炎可导致胎儿缺氧;诱发子宫收缩导致流产、早产;妊娠期间手术、药物可对胎儿产生不良影响,围产儿死亡率增加。

（三）临床表现及诊断

妊娠不增加急性阑尾炎的发病率,但妊娠期急性阑尾炎的症状、体征受到妊娠期这一特殊生理状态的干扰,导致诊断和治疗的难度增加,而延误诊断及治疗,明显增加孕产妇和胎儿不良预后,因此应提高对妊娠中晚期腹腔位置改变的认识,重视病史分析及体格检查,做到早期诊断。

在不同妊娠时期,急性阑尾炎的临床表现差别较大,妊娠早期急性阑尾炎的症状和体征与非孕期基本相同,腹部疼痛仍是最常见症状,约 80% 的患者有转移性右下腹痛,及右下腹压痛、反跳痛和腹肌紧张;妊娠中、晚期因增大的子宫使阑尾的解剖位置发生改变,常无明显的转移痛,腹痛和压痛的位置较高;当阑尾位于子宫背面时,疼痛可能位于右侧腰部;妊娠中晚期增大的子宫撑起壁腹膜,腹部压痛、反跳痛和腹肌紧张常不明显。炎症严重时可以出现中毒症状,如有发热、心率增快等;常合并消化道症状,如恶心、呕吐、厌食等。由于妊娠期有生理性白细胞增加,当白细胞计数超过 $15×10^9/L$、中性粒细胞增高时有诊断意义,尿液检查常无阳性发现,诊断不清时,采用超声检查可发现肿大阑尾或脓肿。

(四)鉴别诊断

妊娠早期合并急性阑尾炎,若症状典型诊断多无困难。但要与右侧卵巢囊肿蒂扭转、右侧输卵管妊娠破裂相鉴别。妊娠中期要注意与右侧卵巢囊肿蒂扭转、右侧肾盂积水、急性肾盂肾炎、右输尿管结石、急性胆囊炎相鉴别。妊娠晚期需要鉴别的疾病有先兆临产、胎盘早剥、妊娠急性脂肪肝、子宫肌瘤红色变性等。产褥期急性阑尾炎有时与产褥感染不易区别。

(五)治疗

妊娠合并阑尾炎发生穿孔率为非妊娠期的 1.5~3.5 倍。若炎症累及子宫浆膜层时可刺激子宫诱发宫缩,且容易导致阑尾炎症扩散,从而导致流产、早产,甚至胎儿窒息死亡。胎儿预后与是否并发阑尾穿孔直接相关,单纯性阑尾炎未并发阑尾穿孔时胎儿死亡率为 1.5%~4%,而并发阑尾穿孔导致弥散性腹膜炎时,胎儿死亡率高达 21%~35%。因此,妊娠期急性阑尾炎一般不主张保守治疗。一旦诊断确立,应在积极抗感染治疗的同时立即行阑尾切除术。妊娠中、晚期高度怀疑急性阑尾炎而难以确诊时,应积极考虑剖腹探查。

1.手术治疗

手术方式可选择开腹手术及腹腔镜手术。但妊娠期采用腹腔镜手术的安全性仍有争议,有报道指出,妊娠期腹腔镜下阑尾切除术后导致早产率上升。开腹手术麻醉方式宜选择连续硬膜外麻醉或硬膜外联合阻滞麻醉。术中应注意防止孕妇出现仰卧位低血压。妊娠早期可取麦氏切口,若诊断不能肯定时行下腹正中纵切口,有利于术中操作和探查。妊娠中、晚期手术切口应取压痛最明显处。手术时将手术床向左倾斜约 30°,使子宫左移,便于暴露阑尾。术中操作应轻柔,尽量避免刺激子宫。妊娠晚期需同时剖宫产时,应选择有利于剖宫产手术的下腹正中纵切口。若腹腔炎症严重而局限,阑尾穿孔,盲肠壁水肿,可放置腹腔引流管。

除非有产科急诊指征,原则上仅处理阑尾炎而不同时行剖宫产手术。但以下情况可先行剖宫产再行阑尾切除术:①术中暴露阑尾困难;②阑尾穿孔并发弥散性腹膜炎,盆腔感染严重,子宫已有感染征象;③近预产期或胎儿基本成熟,已具生存能力。

2.术后处理

术后需继续妊娠者,应选择对胎儿影响小、对病原菌敏感的广谱抗生素继续抗感染治疗。本病厌氧菌感染占 75%~90%,应选择针对厌氧菌的抗生素,建议甲硝唑和青霉素类或头孢菌素类等联合使用。术后 3~4 日内应给予宫缩抑制剂药物,避免流产或早产的发生。若胎儿已成熟且有剖宫产指征者,可同时行剖宫产术,术后积极抗感染治疗。

四、妊娠合并急性胰腺炎

妊娠合并急性胰腺炎是妊娠期较为常见的外科急腹症之一,多发生在妊娠晚期及产褥期,发生率为1/1000～1/10 000,近年来有上升的趋势。其常见病因为胆道疾病、脂代谢异常。按病情严重程度分为轻症胰腺炎和重症胰腺炎,按病理改变过程分为急性水肿性胰腺炎、出血坏死性胰腺炎。具有发病急、并发症多、治疗困难、病死率高等特点,严重威胁母儿健康。

(一)临床表现与诊断

1.症状

腹痛为常见症状,多见于进食高脂饮食、饱餐后发作,疼痛可呈阵发性加剧,多位于左上腹,可放射至腰背肩部。由于妊娠期宫底升高,胰腺位置相对较深,腹痛症状可不典型。可伴有恶心、呕吐、腹胀、黄疸、发热等症状。重症胰腺炎者可出现脉搏细速,四肢厥冷等休克症状,亦可出现水电解质紊乱、呼吸急促、发绀、少尿、胃肠道出血等多脏器功能衰竭表现。可导致胎儿严重缺氧、死胎、胎儿生长受限、流产或早产等。

2.体征

腹胀与腹痛同时存在,轻者常表现为上腹部压痛,无明显肌紧张。重症者可表现为反跳痛、肌紧张、肠鸣音减弱或消失,移动性浊音阳性等腹膜炎、腹腔积液体征。合并腹腔内压力增高可以导致腹腔间隔室综合征,少数重症患者因出血经腹膜后途径进入皮下,左腰部及脐周皮肤有青紫色斑。

3.辅助检查

(1)胰酶测定:血清、尿淀粉酶测定是最常用的诊断方法。血清淀粉酶在发病数小时内升高,24小时达高峰,48小时开始下降,4～5日降至正常;尿淀粉酶在发病后24小时升高,48小时达高峰,1～2周恢复正常。血清淀粉酶正常时不能排除急性胰腺炎,因为胰腺广泛坏死时,淀粉酶也可不增高。必要时可行腹腔穿刺检测腹腔积液淀粉酶。血清脂肪酶一般在起病后24～72小时升高,持续7～10日,其持续时间较长,其特异性和敏感性优于淀粉酶。

(2)影像学检查:超声检查可见胰腺弥散性增大,出血坏死时可见强大粗回声,胰腺周围渗液成无回声区,但由于肠胀气而影响诊断效果。CT增强扫描,可判断有无胰腺渗出、坏死或脓肿。即使对胎儿有影响,如果需要仍可采用。磁共振可以提供与CT类似的信息,在评估胰腺坏死、炎症范围以及有无游离气体有一定意义。

（二）鉴别诊断

因胰腺位置相对较深以及增大子宫的覆盖，诊断较困难。妊娠早期因消化道症状容易被误诊为妊娠剧吐；妊娠晚期因炎症刺激导致宫缩易被误诊为临产；因腹膜炎导致的压痛、板状腹等体征易被误诊为胎盘早剥。此外，还应与急性胃肠炎、消化性溃疡穿孔、胆囊炎、阑尾炎、肠梗阻等疾病相鉴别。

（三）治疗

原则上与非孕期急性胰腺炎的处理基本相同，在治疗中应充分考虑起病病因、孕周以及对胎儿的影响。如果无并发症及器官功能障碍，保守治疗往往可获得较好的疗效。但对于重症胰腺炎，应争取在48～72小时内尽快手术治疗。

1.保守治疗

禁食、禁水，持续胃肠减压减轻腹胀、降低腹腔内压力。静脉补液，防治休克，完全肠外营养，抗休克治疗，维持水电解质平衡。及时使用抑制胰酶的药物，如生长抑素、H_2受体拮抗剂或质子泵抑制剂等。虽药物能通过胎盘，但病情危重时仍须权衡利弊使用。适当缓解患者疼痛，首选哌替啶$50～100mg$，可加用阿托品，禁用吗啡以免造成Oddi括约肌痉挛。未明确病原体前建议使用大剂量广谱抗生素控制感染。

2.手术治疗

对于病情较重，有以下症状者建议手术治疗：①腹膜炎持续存在，不能排除其他急腹症；②重症胆源性胰腺炎伴壶腹部嵌顿结石，合并胆道梗阻感染者，应尽早手术解除梗阻；③胰腺坏死，腹腔内大量渗出液体，迅速出现多脏器功能损伤者应手术消除坏死组织并充分引流；④合并肠穿孔、大出血或胰腺假性囊肿。

3.产科处理

治疗期间密切监测胎儿宫内情况，可适当使用宫缩抑制剂预防早产。病情较轻保守治疗有效的，待病情控制后再终止妊娠，如已临产可自然分娩。病情危重时，如评估胎儿已可存活，应立即剖宫产。

第四节　妊娠合并内分泌系统疾病

一、妊娠合并甲状腺功能亢进

甲状腺功能亢进，简称甲亢，是甲状腺腺体本身产生甲状腺激素过多，导致体内甲状腺激素过高，引起机体的神经、循环、消化等系统兴奋性增高和代谢亢进的内分泌疾病。由于妊娠期发生的一系列变化，妊娠合并甲亢在诊断、治疗上与非孕期有所不同。

（一）妊娠与甲亢的相互影响

妊娠期甲状腺处于相对活跃状态,导致血清总甲状腺激素(TT_4)、总三碘甲状腺原氨酸(TT_3)增加,当甲亢未治疗或治疗欠佳的孕妇于分娩或手术应激、感染及停药不当时,可诱发甲亢危象。反之,重症或未经治疗控制的甲亢孕妇容易发生流产和早产、胎儿生长受限及胎儿甲状腺功能减退和甲状腺肿等。

（二）临床表现

妊娠期甲亢症状与非孕期相同,表现为代谢亢进、易激动、怕热多汗、皮肤潮红、脉搏快、脉压＞50mmHg 等。体格检查可见皮温升高、突眼、手震颤,严重者心律不齐、心界扩大,实验室检查血清促甲状腺激素(TSH)降低,游离 T_4(FT_4)或总 T_4(TT_4)增高。

各种甲亢症状急骤加重和恶化称甲亢危象,表现为焦虑、烦躁、大汗淋漓、恶心、厌食、呕吐、腹泻、大量失水引起虚脱、休克甚至昏迷、体温＞39℃、脉率＞140次/分,甚至＞160 次/分、脉压增大,常因房颤或房扑而病情危重,有时伴有心衰或肺水肿,偶有黄疸,血白细胞及 FT_3、FT_4 增高。常见诱因为手术、分娩、感染等各种应激,孕产妇死亡率较高,必须紧急处理。

（三）诊断

根据症状、高代谢率、甲状腺对称性弥散性肿大以及突眼等体征,结合实验室检查多可确诊。

（四）治疗

1.甲亢患者孕前管理

甲亢患者在备孕前应该达到甲状腺功能正常的稳定状态。[131]I 对胎儿有影响,治疗后至少 6 个月方可妊娠。

2.妊娠合并甲亢处理

原则是既要控制甲亢发展,又要确保胎儿的正常发育,安全度过妊娠及分娩期。原则上首选药物治疗,丙硫氧嘧啶与甲巯咪唑是孕期甲亢的首选药物,具体用法:丙硫氧嘧啶 100～150mg/次,每日 3 次;甲巯咪唑 10～20mg/次,每日 2 次。不能控制者或抗甲状腺药物过敏者等可在妊娠中期考虑行甲状腺部分切除术。妊娠期严禁用[131]I 进行诊断或治疗。

3.产科处理

(1)妊娠期:应加强监护,产科与内分泌科医师共同监测与治疗。

(2)分娩期:原则上选择阴道试产,注意产后出血及甲亢危象预防并发症的发生。

(3)新生儿:检查有无甲亢或甲状腺功能低下的症状和体征。

(4)产后哺乳:使用抗甲状腺药物,甲巯咪唑是哺乳期首选药物。

二、妊娠合并甲状腺功能减退

甲状腺功能减退,简称甲减,是由于甲状腺激素合成和分泌减少或组织作用减弱导致的全身代谢减低的内分泌疾病,可分为临床甲减和亚临床甲减。

(一)对母儿的影响

1.对孕产妇的影响

甲减患者妊娠早、晚期产科并发症均明显增加,如子痫前期、胎盘早剥,心力衰竭等。

2.对围产儿的影响

未经治疗的甲减孕妇,其胎儿流产、死亡、畸形、胎儿生长受限、先天性缺陷与智力发育迟缓的发生率增加。

(二)临床表现

主要有全身疲乏、困倦、记忆力减退、食欲减退、声音嘶哑、便秘、言语徐缓、活动迟钝,表情呆滞,头发稀疏,皮肤干燥,体温低等,严重者出现心脏扩大、心包积液、心动过缓、腱反射迟钝等症状和体征。

(三)诊断

妊娠期甲减包括甲减患者妊娠及妊娠期新诊断甲减两类。根据妊娠特异性 TSH 和 FT_4 参考范围诊断临床甲减和亚临床甲减。对有下列高危因素者建议早期筛查:①妊娠前已服用甲状腺激素制剂者;②有甲亢、甲减、产后甲状腺炎、甲状腺部分切除及 ^{131}I 治疗者;③有甲状腺病家族史者;④已知存在甲状腺自身抗体者;⑤甲状腺肿大者;⑥提示存在甲减症状或体征者;⑦1 型糖尿病患者;⑧患有其他自身免疫疾病者;⑨有颈部不适病史者;⑩不育妇女也应行 TSH 检查以除外甲减。

临床甲减:TSH 高于妊娠期参考值上限,FT_4 低于妊娠期参考值下限,结合症状可诊断。亚临床甲减:TSH 高于妊娠期参考值的上限,FT_4 正常;单纯低 T_4 血症:TSH 正常,仅 FT_4 降低。

(四)治疗

治疗目的是将血清 TSH 和甲状腺激素水平恢复到正常范围,降低围产期不良结局的发生率,常需与内科医师共同管理。主要治疗药物为左旋甲状腺素($L-T_4$)。

(1)孕前处理:既往患有甲减的生育期妇女计划妊娠,调整 $L-T_4$ 剂量,使 TSH 在正常范围,最好 TSH<2.5mIU/L。

(2)临床甲减妊娠期处理:妊娠期母体与胎儿对甲状腺激素的需求量从妊娠第 6 周开始增加,直到孕 20 周达到平衡状态。所以,妊娠期间 $L-T_4$ 用量较非孕期增加 30%~50%,甲状腺功能应于妊娠 28 周前每 4 周监测 1 次,妊娠 28~32 周至少监测 1 次,根据甲状腺功能调整用药量,使 TSH 值于妊娠早期、中期、晚期分别控制在 0.1～2.5mIU/L、0.2～3.0mIU/L、0.3～3.0mIU/L。

（3）亚临床甲减妊娠期处理：对单纯亚临床甲减孕妇是否需要治疗，目前尚无一致意见。2017 年美国甲状腺协会推荐如下：①对以下人群推荐使用 L-T₄：亚临床甲减合并 TPOAb 阳性；TPOAb 阴性，TSH＞10mIU/L；②对以下人群不推荐使用 L-T₄：TPOAb 阴性，TSH 正常（TSH 在妊娠期特异参考范围内，或者无参考范围时＜4mIU/L）。

（4）对单纯低 T₄ 血症患者目前不推荐 L-T₄ 治疗。

（5）分娩后，L-T₄ 应减至孕前的剂量，产后 6 周需要再进行甲状腺功能检测。

（6）除上述治疗外，孕期应加强营养指导，监测胎儿宫内发育情况迟缓；加强孕期和分娩期胎儿的监护，及时发现胎儿窘迫；除外其他产科因素应鼓励阴道试产，注意预防产后出血及产褥感染。

（7）新生儿监护：新生儿出生后应查甲状腺功能，孕妇血中 TGAb 和 TPOAb 均可通过胎盘，导致胎儿甲减，影响胎儿发育。大多数甲减患儿症状轻微，T₄ 及 TSH 的测定是目前筛选检查甲减的主要方法。当出现 T₄ 降低、TSH 升高时，则可确诊为新生儿甲减。新生儿甲减治疗一般需维持 2～3 年。

三、妊娠合并肾上腺疾病

妊娠合并肾上腺疾病并不常见，如诊断不及时，可增加母儿并发症。胎儿-胎盘单位改变了孕妇内分泌代谢和激素的反馈机制，为肾上腺疾病的诊断带来困难。妊娠对肾上腺皮质类固醇的产生影响较大。虽然孕期肾上腺形态未发生改变，但肾上腺皮质类固醇代谢变化显著。与下丘脑-垂体-肾上腺（HPA）轴相比，糖皮质激素正反馈作用于胎盘糖皮质激素轴。孕期胎盘促肾上腺皮质激素释放激素（CRH）水平上升数百倍，调节母、儿的垂体-肾上腺轴，并可能调节分娩。母体和胎盘的促肾上腺皮质激素和皮质醇在孕期均显著升高，在孕 11 周时出现首次激增，孕 16～20 周后显著上升，分娩时达高峰。此外，胎儿胎盘单位产生类固醇的能力可观，从而造成孕期血浆的皮质醇水平高于非孕期的 2～3 倍，达到 Cushing 综合征的血浆皮质醇水平。另外，增加的胎盘雌激素刺激肝脏产生皮质醇结合球蛋白（CBG），导致总皮质醇水平的增高和皮质醇清除的减少，随着皮质醇被孕酮从 CBG 置换下来，游离皮质醇水平增加。孕期血浆 17-羟类固醇水平同样上升。尽管胎盘激素增加、HPA 轴功能增强，但孕期仍维持正常的 ACTH 昼夜生理节律性。

孕期肾素-血管紧张素系统（RAS）也发生显著变化。血浆肾素活性（PRA）早在孕早期即开始增加，至孕晚期升高达正常非孕的 3～7 倍。血浆醛固酮水平在孕期增加 5～20 倍，至孕 38 周达高峰并维持于此水平。尽管醛固酮增加显著，但其分泌仍受正常生理刺激如体位的调节,其分泌量与血容量及摄入的盐成反比。孕期随着肾小球滤过率(GFR)和孕激素的增加,醛固酮也增加。醛固酮的增加促进远端肾小管对钠的重吸收。此外,孕激素有抗钾利尿作用。其他盐皮质素,如肾上腺酮、脱氧皮质醇和可的松与氢化可的松一样,均增加 $2\sim3$ 倍。去氧皮质酮(DOC),一种强效盐皮质素,于孕早期增加至正常未孕的 2 倍,孕晚期则增至 $60\sim100ng/100mL$,DOC 可能与孕期钠的潴留有关。

(一)肾上腺皮质功能亢进(库欣综合征、皮质醇增多症)

库欣综合征是指各种原因引起的肾上腺皮质功能亢进,孕期库欣综合征最常见的原因是肾上腺腺瘤,其次是垂体原因、肾上腺癌及其他极罕见的病因。孕期肾上腺性库欣综合征发病率较高(妊娠者为 55%,而非妊娠者为 25%),且 21% 的肾上腺性肿瘤可能为恶性。

各种原因产生的库欣综合征均影响排卵,故合并妊娠少见。如妊娠,则因妊娠期血浆总皮质醇及游离皮质醇均随孕周增加而升高,使病情加重。

1.库欣综合征对妊娠影响

75% 的孕妇可发生高血压,50% 的孕妇可发生妊娠期糖尿病,心衰及重度子痫前期、伤口愈合不良比较常见,有报道早产率为 60%,围产儿死亡率为 25%。

2.临床表现

库欣综合征的典型症状容易与妊娠相关症状混淆,包括向心性肥胖、水肿、易疲劳、情绪不安、高血压和糖耐量受损。一些症状和体征有助于鉴别出库欣综合征,包括发生色素沉着性紫纹而不是肤色的妊娠纹,容易瘀伤,以及痤疮的病理诊断和肾上腺雄激素显著增高引起的多毛症。此外,也可发生病理性骨折。

3.诊断

孕晚期,低剂量地塞米松(1mg)不能抑制体内激素水平,但高剂量(8mg)可抑制。肾上腺腺瘤患者,即使与大剂量地塞米松也不会抑制血浆皮质醇。游离和总皮质醇的昼夜变化规律的缺失有助于库欣综合征的诊断。连续 2 次测定 24 小时尿游离皮质醇,如超过妊娠同期正常值,则进行地塞米松抑制试验。妊娠合并垂体分泌 ACTH 的腺瘤用大剂量地塞米松(2mg,q6h×8 次)可抑制。

垂体及肾上腺行 MRI 检查,有助于诊断腺瘤部位。超声检查对肾上腺腺瘤诊断也有帮助。

4.治疗

孕期肾上腺性库欣综合征的治疗首选手术,因为恶性肿瘤的发生率较高。肾上腺腺瘤可手术治疗,早孕期末、孕中期的前半期是手术的最佳时机,在此期间不容易引起子宫收缩。晚孕期首选保守治疗及提早终止妊娠。如不治疗,围生儿死亡率高。垂体 ACTH 腺瘤手术可延迟至产后。垂体 ACTH 腺瘤用五羟色胺拮抗剂有治疗成功者。也有经蝶窦垂体腺瘤手术治疗成功正常足月分娩者。

（二）肾上腺皮质功能减退

肾上腺皮质功能减退是由于肾上腺皮质激素分泌不足引起的疾病。分慢性和急性两类。一般为慢性，即艾迪生病（Addison 病）。慢性肾上腺功能减退绝大部分（85％）是由于自体免疫疾病引起，可与其他自体免疫疾病同时存在。AIDS 和肾上腺结核也可发生肾上腺皮质功能减退。此外。本症也可继发于垂体功能减退（如席汉综合征）或下丘脑功能减退，外源性皮质类固醇的使用是最常见的原因。

慢性肾上腺皮质功能减退早期主要有疲劳、虚弱、皮肤色素沉着、厌食、恶心及直立性低血压、低血糖；晚期有严重盐皮质激素缺乏时，肾钠丢失，血容量减少出现体重减轻、脱水、低血压及心脏变小致循环虚脱。也常伴有恶心、呕吐、腹泻、头晕等。

妊娠期慢性肾上腺皮质功能减退可由于妊娠期的种种应激状态，如妊娠剧吐、分娩、手术、感染等而发生危象，即急性肾上腺皮质功能减退。先兆子痫，产后出血等也可诱发之。

1.慢性肾上腺皮质功能减退与妊娠的相互影响

肾上腺皮质功能减退如治疗得当，不会增加妊娠并发症。如治疗得当，妊娠对肾上腺皮质功能减退也无影响。孕期可能需调整激素用量。

2.诊断

妊娠期慢性肾上腺皮质功能减退易被忽略。因为色素沉着、疲劳、呕吐等症状也常发生在孕期。但本症的色素沉着有其特征性，即在黏膜、非暴露区等处均可发生。妊娠剧吐持续至妊娠中期者应注意与本症鉴别。

实验室检查有低钠、高钾，低血糖，嗜伊红细胞或淋巴细胞增多。有时可有高血钙。

由于妊娠期血浆皮质醇升高，故依靠皮质醇测定作诊断有困难。如皮质醇较低，同时血浆 ACTH 升高，两者结合可作为诊断依据。肾上腺自身抗体测定对自体免疫性疾病作为病因有诊断价值。

肾上腺 MRI 如发现钙化提示肾上腺结核或霉菌病。

3.治疗

妊娠期慢性肾上腺功能减退之治疗主要应用激素替代疗法。如口服泼尼松（糖皮质激素类），上午 5mg，下午 2.5mg。盐皮质激素类也应加用，如醋酸氟可的松每天口服 0.05～0.1mg。

妊娠剧吐、手术、感染、分娩等应激情况下应加大糖皮质类激素剂量，并改为注射。如氢化可的松 300mg/d，分次注射。

急性肾上腺皮质功能衰竭（危象）应及时给予足量肾上腺皮质激素，如氢化可

的松 $100\sim200mg$，肌肉或静脉注射，以后 $100mg$，每 6 小时一次静脉注射。病情控制后逐渐减量。此外，应足量补液，并注意电解质平衡。

孕期应用治疗量糖皮质激素未发现胎儿神经或心理异常。

（三）原发性醛固酮增多症

原发性醛固酮增多症的特征为高血压，伴低血钾、低肾素、高醛固酮。本症约 70% 的病因为肾上腺腺瘤，通常为单侧。其他病因有肾上腺皮质增生、肾上腺腺癌、某些卵巢肿瘤等。也有原因不明之特发性醛固酮增多症。

妊娠期原发性醛固酮增多症罕见。本症应与妊娠高血压综合征等鉴别。孕期本症之高血压及低血钾可加剧，产后则因失去孕酮对醛固酮之拮抗作用而病情可加重。

1.诊断

高血压合并高醛固酮血症，低血钾、低肾素可做出诊断。肾上腺部位 MRI 及超声诊断有对肾上腺腺瘤、腺癌等诊断及定位价值。

2.治疗

孕期诊断为肾上腺腺瘤引发的醛固酮增多症者，有报道认为既可在孕中期切除肿瘤，也可行药物治疗，产后再行手术治疗，两者疗效相同。药物治疗包括补钾及控制血压，可用甲基多巴、Labetalol 或 Amiloride。孕期禁用血管紧张素转换酶抑制剂及安体舒通，安体舒通有抗雄激素作用，会使男胎女性化。

（四）嗜铬细胞瘤

妊娠期罕见，发生率仅 2/10 万。半数患者可出现典型的阵发性高血压及其引起的最常见的三联症即头痛、心悸、多汗，也可出现焦虑及胸痛。症状可因腹内压增加、胎动、子宫收缩、分娩、腹腔手术，甚至全身麻醉诱发。妊娠期本症应与先兆子痫鉴别。本症孕期确诊率 53%。

1.嗜铬细胞瘤对妊娠影响

孕期发生嗜铬细胞瘤虽罕见，但却很危险。以前未诊断的孕妇死亡率为 18%，未诊断的患者的胎儿死亡率为 25%，而做出诊断的患者的胎儿死亡率为 15%，有报道最近未诊断的孕妇死亡率降低至 5%，产前做出诊断的患者均未发生死亡。主要死因为心律失常、脑血管意外或肺水肿。

2.妊娠对嗜铬细胞瘤影响

分娩、全身麻醉或鸦片可引发致死性的高血压危象。仰卧位时增大的子宫压迫肿瘤可引发高血压。

3.诊断

测定尿中游离儿茶酚胺、去甲肾上腺素、肾上腺素及此类物质的甲基化代谢物，或甲基化去胺代谢物——香草苦杏仁酸（VMA）。同时测定多种代谢物可提高诊断正确率。

肾上腺部行 MRI 检查有助于确诊及定位。未发现 MRI 磁场对胎儿引起危害。

CT 可检测出 85%～95%直径＞1cm 的肾上腺腺瘤。腹部 CT 检查,估计胎儿接受 1.6rad 射量(安全剂量为 2.5rad)。B 超也有助诊断。

4.治疗

确诊后即先给予 α-肾上腺能阻滞剂,然后用 β-肾上腺能阻滞剂,以控制心动过速,以及快速型心律不齐。高血压危象可用酚妥拉明或 Nitro-prusside。室性心律不齐可用 Amiodarone 或利多卡因。

孕 23 周前,经药物控制 10～14 天后可手术切除肿瘤。孕 24 周后,建议待胎儿成熟后剖宫产时同时手术,或产后手术。

第五节　妊娠合并糖尿病

妊娠期间的糖尿病包括两种情况:一种妊娠前已有糖尿病的患者妊娠,称为糖尿病合并妊娠;另一种为妊娠后首次发现或发病的糖尿病,又称妊娠期糖尿病(GDM)。糖尿病孕妇中 80%以上为 GDM。GDM 的发生率因种族和地区差异较大,近年有发病率增高趋势,我国 1997 年报道为 2.9%。大多数 CDM 患者产后糖代谢异常能恢复正常,但将来患糖尿病的机会增加。孕妇糖尿病的临床经过复杂,对母儿均有较大危害,应引起重视。CDM 的研究已经有 40 余年的历史,期间各国学者对 CDM 的诊断方法和标准、应对哪些人群进行干预、对何种程度的糖代谢异常进行管理等问题争议不断。为此,美国国立卫生研究院(NIH)组织进行了全球多中心、前瞻性关于高血糖与妊娠不良结局的关系的研究(HAPOS),已解决 GDM 诊疗标准中长期以来的争议,并探讨孕妇不同血糖水平对妊娠结局的影响。2010 年国际妊娠合并糖尿病研究组织(IADPSG)推荐的 75g 糖耐量试验(OGTT)成为最新的研究成果,2011 年美国糖尿病协会(ADA)修改了 GDM 的诊治指南。

一、妊娠对糖尿病的影响

妊娠后,母体糖代谢的主要变化是葡萄糖需要量增加、胰岛素抵抗和分泌相对不足。妊娠期糖代谢的复杂变化使无糖尿病者发生 GDM、隐性糖尿病呈显性或原有糖尿病的患者病情加重。

1.葡萄糖需要量增加

胎儿能量的主要来源是通过胎盘从母体获取葡萄糖;妊娠时母体适应性改变,如雌、孕激素增加母体对葡萄糖的利用、肾血流量及肾小球滤过率增加,而肾小管对糖的再吸收率不能相应增加,都可使孕妇空腹血糖比非孕时偏低。在妊娠早期,由于妊娠反应、进食减少,严重者甚至导致饥饿性酮症酸中毒或低血糖昏迷等。

2.胰岛素抵抗和分泌相对不足

胎盘合成的胎盘生乳素、雌激素、孕激素、胎盘胰岛素酶以及母体肾上腺皮质激素都具有拮抗胰岛素的功能,使孕妇体内组织对胰岛素的敏感性下降。妊娠期胰腺功能亢进,特别表现为胰腺 B 细胞功能亢进,增加胰岛素分泌,维持体内糖代谢。这种作用随孕期进展而增加。应用胰岛素治疗的孕妇如果未及时调整胰岛素用量,部分患者可能会出现血糖异常。产后随胎盘排出体外,胎盘所分泌的抗胰岛素物质迅速消失,胰岛素用量应立即减少。

二、糖尿病对妊娠的影响

取决于血糖量、血糖控制情况、糖尿病的严重程度及有无并发症。

1.对孕妇的影响

(1)孕早期自然流产发生率增加,达 15%～30%。多见于血糖未及时控制的患者。高血糖可使胚胎发育异常甚至死亡,所以糖尿病妇女宜在血糖控制正常后再怀孕。

(2)易并发妊娠期高血压疾病,为正常妇女的 3～5 倍。糖尿病患者可导致血管广泛病变,使小血管内皮细胞增厚及管腔变窄,组织供血不足。尤其糖尿病并发肾病变时,妊娠期高血压病的发生率高达 50%以上。糖尿病一旦并发妊娠期高血压,病情极复杂,临床较难控制,对母儿极为不利。

(3)糖尿病患者抵抗力下降,易合并感染,以泌尿系感染最常见。

(4)羊水过多的发生率较非糖尿病孕妇多 10 倍。其发生与胎儿畸形无关,原因不明,可能与胎儿高血糖,高渗性利尿致胎尿排出增多有关。

(5)因巨大儿发生率明显增高,难产,产道损伤、手术产的概率高。产程长易发生产后出血。

(6)易发生糖尿病酮症酸中毒。由于妊娠期复杂的代谢变化,加之高血糖及胰岛素相对或绝对不足,代谢紊乱进一步发展到脂肪分解加速,血清酮体急剧升高。在孕早期血糖下降,胰岛素未及时减量也可引起饥饿性酮症。酮酸堆积导致代谢性酸中毒。糖尿病酮症酸中毒对母儿危害较大,不仅是糖尿病孕产妇死亡的主要原因,酮症酸中毒发生在孕早期还有致畸作用,发生在妊娠中晚期易导致胎儿窘迫及胎死宫内。

2.对胎儿的影响

(1)巨大胎儿发生率高达 25%～40%。由于孕妇血糖高,通过胎盘转运,而胰岛素不能通过胎盘,使胎儿长期处于高血糖状态,刺激胎儿胰岛 B 细胞增生,产生大量胰岛素,活化氨基酸转移系统,促进蛋白、脂肪合成和抑制脂解作用,使胎儿巨大。

(2)胎儿宫内生长受限发生率为 21%。见于严重糖尿病伴有血管病变时,如肾脏、视网膜血管病变。

(3)早产发生率为 10%～25%。早产的原因有羊水过多、妊娠期高血压、胎儿窘迫以及其他严重并发症,常需提前终止妊娠。

(4)胎儿畸形率为 6%～8%,高于非糖尿病孕妇。主要原因是孕妇代谢紊乱,尤其是高血糖与胎儿畸形有关。其他因素有酮症、低血糖、缺氧及糖尿病治疗药物等。

3.对新生儿的影响

(1)新生儿呼吸窘迫综合征发生率增加:孕妇高血糖持续经胎盘到达胎儿体内,刺激胎儿胰岛素分泌增加,形成高胰岛素血症。后者具有拮抗糖皮质激素促进肺泡Ⅱ型细胞表面活性物质合成及释放的作用,使胎儿肺表面活性物质产生及分泌减少,胎儿肺成熟延迟。

(2)新生儿低血糖:新生儿脱离母体高血糖环境后,高胰岛素血症仍存在,若不及时补充糖,易发生低血糖,严重时危及新生儿生命。

(3)低钙血症和低镁血症:正常新生儿血钙为 2～2.5mmol/L,生后 72 小时血钙<1.75mmol/L 为低钙血症。出生后 24～72 小时血钙水平最低。糖尿病母亲的新生儿低钙血症的发生率为 10%～15%。一部分新生儿还同时合并低镁血症(正常新生儿血镁为 0.6～0.8mmol/L,生后 72 小时血镁<0.48mmol/L 为低镁血症)。

(4)其他:高胆红素血症、红细胞增多症等的发生率均较正常妊娠的新生儿高。

三、临床表现与诊断

妊娠期有三多症状(多饮、多食、多尿),本次妊娠并发羊水过多或巨大胎儿者,应警惕合并糖尿病的可能。但大多数 GDM 患者无明显的临床表现。

1.孕前糖尿病(PGDM)的诊断

符合以下 2 项中任意一项者,可确诊为 PGDM。

(1)妊娠前已确诊为糖尿病的患者。

(2)妊娠前未进行过血糖检查的孕妇,尤其存在糖尿病高危因素者,如肥胖(尤其重度肥胖)、一级亲属患 2 型糖尿病、GDM 史或大于胎龄儿分娩史、多囊卵巢综合征患者及妊娠早期空腹尿糖反复阳性,首次产前检查时应明确是否存在妊娠前糖尿病,达到以下任何一项标准应诊断为 PGDM。

①空腹血糖(FPG)≥7.0mmol/L(126mg/dL)。

②75g 口服葡萄糖耐量试验(OGTT):服糖后 2 小时血糖≥11.1mmol/L

（200mg/dL）。孕早期不常规推荐进行该项检查。

③伴有典型的高血糖或高血糖危象症状，同时任意血糖≥11.1mmol/L（200mg/dL）。

④糖化血红蛋白（HbA1c）≥6.5%，但不推荐妊娠期常规用 HbA1c 进行糖尿病筛查。

2.妊娠期糖尿病（GDM）的诊断

（1）推荐医疗机构对所有尚未被诊断为 PGDM 或 GDM 的孕妇，在妊娠 24～28 周及 28 周后首次就诊时行 75g OGTT。

75g OGTT 的诊断标准：空腹及服糖后 1 小时、2 小时的血糖值分别低于 5.1mmol/L、10.0mmol/L、8.5mmol/L。任何一点血糖值达到或超过上述标准即诊断为 GDM。

（2）孕妇具有 GDM 高危因素或者医疗资源缺乏地区，建议妊娠 24～28 周首先检查 FPG。FPG≥5.1mmol/L，可以直接诊断为 GDM，不必行 75g OGTT。

GDM 的高危因素：①孕妇因素：年龄≥35 岁、妊娠前超重或肥胖、糖耐量异常史、多囊卵巢综合征；②家族史：糖尿病家族史；③妊娠分娩史：不明原因的死胎、死产、流产史、巨大胎儿分娩史、胎儿畸形和羊水过多史、GDM 史；④本次妊娠因素：妊娠期发现胎儿大于孕周、羊水过多；反复外阴阴道假丝酵母菌病者。

四、妊娠合并糖尿病的分期

依据患者发生糖尿病的年龄、病程以及是否存在血管并发症等进行分期（White 分类法），有助于判断病情的严重程度及预后。

A 级：妊娠期诊断的糖尿病。

A1 级：经控制饮食，空腹血糖＜5.3mmol/L，餐后 2 小时血糖＜6.7mmol/L。

A2 级：经控制饮食，空腹血糖≥5.3mmol/L，餐后 2 小时血糖≥6.7mmol/L。

B 级：显性糖尿病，20 岁以后发病，病程＜10 年。

C 级：发病年龄 10～19 岁，或病程达 10～19 年。

D 级：10 岁前发病，或病程≥20 年，或合并单纯性视网膜病。

F 级：糖尿病性肾病。

R 级：眼底有增生性视网膜病变或玻璃体积血。

H 级：冠状动脉粥样硬化性心脏病。

T 级：有肾移植史。

五、治疗

1.糖尿病患者可否妊娠的指标

（1）糖尿病患者于妊娠前应确定糖尿病严重程度。未经治疗的 D、F、R 级糖尿病一旦妊娠,对母儿危险均较大,应避孕,不宜妊娠。

(2)器质性病变较轻、血糖控制良好者,可在积极治疗、密切监护下继续妊娠。

(3)从妊娠前开始,在内科医师协助下严格控制血糖值。

2.糖尿病孕妇的管理

(1)妊娠期血糖控制目标:GDM 患者妊娠期血糖应控制在餐前及餐后 2 小时血糖值分别≤5.3mmol/L 和 6.7mmol/L;夜间血糖不低于 3.3mmol/L;妊娠期 HbA1c 宜<5.5%。PGDM 患者妊娠期血糖控制应达到下述目标:妊娠早期血糖控制勿过于严格,以防低血糖发生;妊娠期餐前、夜间血糖及 FPG 宜控制在 3.3～5.6mmol/L,餐后峰值血糖 5.6～7.1mmol/L,HbA1c<6.0%。无论 GDM 或者 PGDM,经过饮食和运动管理,妊娠期血糖达不到上述标准时,应及时加用胰岛素或口服降糖药物进一步控制血糖。

(2)医学营养治疗:目的是使糖尿病孕妇的血糖控制在正常范围,保证孕妇和胎儿的合理营养摄入,减少母儿并发症的发生。多数 GDM 患者经合理饮食控制和适当运动治疗,均能控制血糖在满意范围。每日摄入总能量应根据不同妊娠前体重和妊娠期的体重增长速度而定。

(3)运动疗法:可降低妊娠期基础胰岛素抵抗,每餐 30 分钟后进行中等强度的运动对母儿无不良影响。

(4)药物治疗:不能达标的 GDM 患者首先推荐应用胰岛素控制血糖。目前,口服降糖药物二甲双胍和格列苯脲在 GDM 患者中应用的安全性和有效性不断得到证实,但我国尚缺乏相关研究。在患者知情同意的基础上,可谨慎用于部分 GDM 患者。如需应用口服降糖药,更推荐二甲双胍用于孕期。

胰岛素用量个体差异较大,尚无统一标准。一般从小剂量开始,并根据病情、孕期进展及血糖值加以调整,力求控制血糖在正常水平。目前应用最普遍的一种方法是长效胰岛素和超短效或短效胰岛素联合使用,即三餐前注射超短效或短效胰岛素,睡前注射长效胰岛素。从小剂量开始,逐渐调整至理想血糖标准。

(5)妊娠期糖尿病酮症酸中毒的处理:①血糖过高者(>16.6mmol/L),先予胰岛素 0.2～0.4U/kg 一次性静脉注射。②胰岛素持续静脉滴注:0.9%氯化钠注射液＋胰岛素,按胰岛素 0.1U/(kg·h)或 4～6U/h 的速度输入。③监测血糖:从使用胰岛素开始每小时监测血糖 1 次,根据血糖下降情况进行调整,要求平均每小时血糖下降 3.9～5.6mmol/L 或超过静脉滴注前血糖水平的 30%。达不到此标准者,可能存在胰岛素抵抗,应将胰岛素用量加倍。④当血糖降至 13.9mmol/L 时,将 0.9%氯化钠注射液改为 5%葡萄糖或葡萄糖盐水,每 2～4g 葡萄糖加入 1U 胰岛素,直至血糖降至 11.1mmol/L 以下、尿酮体阴性、并可平稳过渡到餐前皮下注射治疗时停止。补液原则先快后慢、先盐后糖;注意出入量平衡。开始静脉胰岛素治疗且患者有尿后及时补钾,避免出现严重低血钾。

3.孕期母儿监护

早孕反应可能给血糖控制带来困难,应密切监测血糖变化,及时调整胰岛素用量以防发生低血糖。孕前患糖尿病者需每周检查一次直至妊娠第10周,以后每两周检查一次,妊娠32周以后应每周产前检查一次。每1～2个月测定肾功能及糖化血红蛋白含量,同时进行眼底检查;同时注意孕妇血压、水肿、尿蛋白等情况,并监测胎儿宫内状况及胎盘功能,必要时及早住院。GDM患者主要依据病情程度需定期监测其血糖、胎儿发育等。

4.分娩时机

(1)无需胰岛素治疗而血糖控制达标的GDM孕妇,若无母儿并发症,在严密监测下可等待至预产期,到预产期仍未临产者,可引产终止妊娠。

(2)PGDM及需胰岛素治疗的GDM孕妇,若血糖控制良好且无母儿并发症,严密监测下,妊娠39周后可终止妊娠;血糖控制不满意或出现母儿并发症,应及时收入院观察,根据病情决定终止妊娠时机。

(3)糖尿病伴微血管病变或既往有不良产史者,需严密监护,终止妊娠时机应个体化。

5.分娩方式

糖尿病不是剖宫产的指征,决定阴道分娩者,应制订分娩计划,产程中密切监测孕妇血糖、宫缩、胎心变化,避免产程过长。

选择性剖宫产手术指征:糖尿病伴微血管病变及其他产科指征,如怀疑巨大胎儿、胎盘功能不良、胎位异常等产科指征者。妊娠期血糖控制不佳,胎儿偏大(尤其估计胎儿体重≥4250g者)或者既往有死胎、死产史者,应适当放宽剖宫产手术指征。

6.分娩期处理

(1)一般处理:注意休息、镇静,给予适当饮食,严密观察血糖、尿糖及酮体变化,及时调整胰岛素用量,加强胎儿监护。

(2)阴道分娩:临产时情绪紧张及疼痛可使血糖波动,胰岛素用量不易掌握,严格控制产时血糖水平对母儿均十分重要。临产后仍采用糖尿病饮食,产程中一般应停用皮下注射胰岛素,孕前患糖尿病者静脉输注0.9%氯化钠注射液加胰岛素,根据产程中测得的血糖值调整静脉输液速度。

(3)剖宫产:在手术日停止皮下注射所有胰岛素,监测血糖及尿酮体,根据其空腹血糖水平及每日胰岛素用量,改为小剂量胰岛素持续静脉滴注。一般按3～4g葡萄糖加1U胰岛素比例配制葡萄糖注射液,并按每小时静脉输入2～3U胰岛素速度持续静脉滴注,每1～2小时测1次血糖,尽量使术中血糖控制在6.7～

10.0mmol/L。术后每 2～4 小时测 1 次血糖,直到饮食恢复。

(4)产后处理:大部分 GDM 患者在分娩后即不再需要使用胰岛素,仅少数患者仍需胰岛素治疗。胰岛素用量应减少至分娩前的 1/3～1/2,并根据产后空腹血糖值调整用量。产后 6～12 周行 OGTT 检查,若仍异常,可能为产前漏诊的糖尿病患者。

(5)新生儿出生时处理:留脐血,进行血糖监测。无论出生时状况如何,均应视为高危新生儿,尤其是妊娠期血糖控制不满意者,需给予监护,注意保暖和吸氧,重点防止新生儿低血糖,应在开奶同时,定期滴服葡萄糖液。

第六节　妊娠合并血液系统疾病

妊娠合并血液系统疾病可影响孕产妇的健康和胎儿及婴儿的发育,严重者危及母儿生命,是妊娠期高危因素之一。贫血是妊娠期最常见的并发症,尤其以缺铁性贫血最常见,占 90% 以上,巨幼红细胞贫血占 7%～8%,再生障碍性贫血、其他类型贫血及其他血液病占 2%～3%。有些遗传性血液性疾病应在早期做好产前诊断,不宜继续妊娠者宜尽早终止妊娠。因此,要加强围产期保健,注意孕期营养,及早发现不利因素并及时治疗,方可降低孕产妇和胎婴儿的死亡率及病残儿的出生率。

一、妊娠合并贫血

(一)概述

外周血血红蛋白(Hb)浓度因性别、居住地区、怀孕与非孕或怀孕时服用与未服用铁剂的不同而有差异,因此,妊娠期贫血的定义很难简单地加以界定。

在孕妇可观察到血红蛋白略有下降,妊娠的早期及接近足月时,血红蛋白浓度通常为 110g/L 或更高,而妊娠中期血容量增加更快,故血红蛋白浓度较低,但没有铁和叶酸的下降,是因为自妊娠第 6 周起,由于胎盘分泌催乳素,促使醛固酮增加,加之胎盘组织类似动静脉瘘,使血容量逐步增加,到妊娠 32～34 周血容量扩充达高峰,可增加 40%～50%,为 1200～1800mL,而红细胞容量仅增加 18%～20%,两者不相平衡,形成血液相对稀释。此种红细胞与血浆在血液循环中增加量不成比例,特别是妊娠中期使血液稀释以及血容量的增加,可降低周围循环的阻力,改善微循环,增加子宫胎盘的灌注,无疑有利于妊娠和胎儿的发育。但此生理过程常与病理性贫血的诊断容易混淆。由于妊娠期间血液被稀释,单位体积内的红细胞、血色素下降,实际上绝对值不但不减,反而增加,所以对铁剂和叶酸治疗也无明显反应,尤其妊娠末期血浆容量的增加停止而血红蛋白量继续增加,产后血红蛋白可迅速回升,因此,根据世界卫生组织的标准,妊娠期贫血的标准定为 Hb<110g/L 或血细胞比容<30%。美国疾病控制中心(1990)定的贫血标准为妊娠早期或晚期 Hb<110g/L,中期 Hb<105g/L。国内一般主张以 Hb<110g/L 或血细胞比容<30%为妊娠贫血。

正常情况下,产后血红蛋白浓度与分娩前比较没有明显下降。分娩后血红蛋白浓度可适度地波动几天,然后恢复到未孕时浓度。产后血红蛋白浓度主要是由怀孕时血红蛋白增加量、分娩时血液丢失量和分娩后血浆容量下降情况来决定。

(二)发生率及分度

贫血是妊娠期常见的并发症,多见于贫困地区的妊娠妇女。妊娠期贫血发生率差异相当大,主要取决于妊娠期是否补充铁剂。世界卫生组织 20 世纪九十年代公布的资料表明,妊娠妇女贫血发生率为 60%。国内统计妊娠合并及并发贫血的发生率约为 10%~20%。

(三)病因

在生育期妇女的贫血性疾病均可使妊娠复杂性,构成高危妊娠。贫血主要依据病因学分类。

1.后天性(获得性)

(1)缺铁性贫血。

(2)急性失血性贫血。

(3)感染或恶性肿瘤引起贫血。

(4)巨幼红细胞贫血。

(5)获得性溶血性贫血。

(6)再生障碍性贫血。

2.遗传性

(1)海洋性贫血。

(2)镰状细胞血红蛋白病。

(3)其他血红蛋白病。

(4)遗传性溶血性贫血。

(四)对妊娠的影响

轻度贫血对妊娠和分娩的影响不大。重度贫血对孕妇及胎婴儿均有明显的影响,妊娠期孕妇患有贫血,可使早产的危险性增加。妊娠中、晚期出现的一些轻度的贫血,反映了母体血容量预期的(和必要的)扩增,通常不伴有早产危险性。但是,妊娠晚期血红蛋白浓度、血细胞比容和血清铁蛋白水平的增加反映了母体血容量没有足量地增加,因而对胎盘的血液供应减少,反而可致胎儿发育受限、供氧不足或早产等。根据 WHO 统计在发展中国家因贫血所致的孕产妇死亡可达到

40%。孕产妇在分娩或产褥早期 Hb<60g/L 时,死亡率为 12.8%,而 Hb 升至 60~80g/L 时,死亡率降至 2.9%。

1.对孕妇的影响

(1)贫血孕妇发生妊娠高血压综合征的比例较高:据报道妊高征发生于贫血者较正常孕产妇高 2 倍;另有作者报道,给予贫血妇女铁剂及维生素治疗后,妊高征发生率显著下降(由 14.6%降至 4.8%)。贫血与妊高征的关系尚不清楚。但妊高征的发病机制中子宫缺血起重要作用,而贫血病员引起子宫缺血的机会较正常孕产妇多。也有认为两者可能同时存在,或同时由某一病因引起,如营养不良,我们也发现,妊高征患者合并重度贫血往往与低蛋白血症有关。

(2)重度贫血使心肌供氧不足而导致心力衰竭:当血红蛋白下降时,为了维持周围组织的氧供应,机体产生一系列代偿性改变,当超过一定的时限与程度时,则机体可失去代偿而引起心力衰竭,当 Hb 降至 40~50g/L 时常可并发贫血性心脏病,也有可能出现心力衰竭;如同时合并感染、产时过度劳累等因素,则导致心衰机会更多。目前,据 WHO 统计,在世界上某些地区贫血仍是引起孕产妇死亡的主要原因之一。

(3)贫血患者对出血的耐受性差:贫血者血液的氧合能力本已降低,如再失去一部分血液,则更减少了对周围组织氧的供应而使休克发生率较正常孕妇升高。在临床上常见到贫血产妇,在失血量尚未达到产后出血标准时却已出现休克症状,甚至导致心衰、死亡。

(4)贫血与感染:贫血患者的抵抗力低下,容易发生产褥感染。有研究发现,Hb<90g/L 者较 Hb>106g/L 者的感染发生率要高 5~6 倍,Hb<80g/L 者则发生感染的概率更高,轻度贫血孕妇与正常孕妇的感染发生率相比差别不大。

(5)贫血对孕产妇生活工作能力的影响:严重贫血和缺铁的孕妇不仅影响红细胞生成,且影响淋巴细胞内锌的含量,进而降低机体免疫功能。此外,贫血本身的症状可明显影响孕产妇的工作能力和生活能力。

2.对胎儿、婴儿的影响

过去研究认为,孕妇的铁营养状况不影响胎儿按其自身需要从母体摄取铁,但近年的研究有较大不同。在对胎盘转铁蛋白的研究显示,无论是足月妊娠胎盘还是中孕期胎盘,其转铁蛋白受体在轻度缺铁性贫血时均明显增高,重度贫血时则降至正常水平。对胎盘铁蛋白受体的研究也有相似的改变。表明母-胎间的铁转运在孕妇严重缺铁性贫血时会受到影响,使供给胎儿的铁减少。但在隐性缺铁及轻度缺铁性贫血时,由于胎盘转铁蛋白受体、铁蛋白受体数量明显的优势,可保证胎儿铁代谢不受母体铁状况的影响。国外研究发现,贫血孕妇足月分娩时其脐带血中血红蛋白、血清铁、转铁蛋白饱和度、铁蛋白均低于正常,提示胎儿铁供应下降,并且胎儿铁吸收与母体可利用铁成正比。

大量贫血病例对妊娠的影响分析表明,妊娠期中、重度贫血孕妇导致的子宫缺血缺氧,胎盘灌注及氧供应不足引起死胎、死产、早产、低出生体重儿及新生儿病率均明显增加。如及时纠正贫血,则胎婴儿的预后会有明显改善。

妊娠期贫血中以缺铁性贫血最常见,巨幼红细胞性贫血较少见,再生障碍性贫血更少见。

二、妊娠合并缺铁性贫血

缺铁性贫血(IDA)是妊娠期最常见的贫血,约占妊娠期贫血95%。由于胎儿生长发育及妊娠期血容量增加,对铁的需要量增加,尤其在妊娠中晚期,孕妇对铁摄取不足或吸收不良,均可引起贫血。

(一)病因

妊娠期铁的需要量增加是孕妇缺铁的主要原因。以每毫升血液含铁0.5mg计算,妊娠期血容量增加需铁650~750mg。胎儿生长发育需铁250~350mg,故妊娠期需铁约1000mg。孕妇每日需铁至少4mg。每日饮食中含铁10~15mg,吸收利用率仅为10%,即1~1.5mg,妊娠中晚期铁的最大吸收率可达40%,仍不能满足需求,若不给予铁剂治疗,容易耗尽体内储存铁造成贫血。

(二)诊断

1.病史

既往有月经过多等慢性失血性疾病史;有长期偏食、妊娠早期呕吐、胃肠功能紊乱导致的营养不良病史等。

2.临床表现

轻者无明显症状,或只有皮肤、口唇黏膜和睑结膜稍苍白;重者可有乏力、头晕、心悸、气短、食欲缺乏、腹胀、腹泻、皮肤黏膜苍白、皮肤毛发干燥、指甲脆薄以及口腔炎、舌炎等。

3.实验室检查

(1)血象:外周血涂片为小细胞低色素贫血。血红蛋白<110g/L,红细胞<3.5×10^{12}/L,血细胞比容<0.33,红细胞平均体积(MCV)<80fl,红细胞平均血红蛋白浓度(MCHC)<32%,而白细胞及血小板计数均在正常范围。

(2)血清铁浓度:能灵敏反映缺铁状况,正常成年妇女血清铁为7~27μmol/L。若孕妇血清铁<6.5μmol/L,可以诊断为缺铁性贫血。

(3)铁代谢检查:血清铁蛋白是评估铁缺乏最有效和最容易获得的指标。根据储存铁水平,IDA可分为3期:①铁减少期:体内储存铁下降,血清铁蛋白<20μg/L,转铁蛋白饱和度及血红蛋白正常;②缺铁性红细胞生成期:红细胞摄入铁降低,血清

铁蛋白＜20μg/L,转铁蛋白饱和度＜15％,血红蛋白正常;③IDA 期:红细胞内血红蛋白明显减少,血清铁蛋白＜20μg/L,转铁蛋白饱和度＜15％,血红蛋白＜110g/L。

(4)骨髓象:红系造血呈轻度或中度增生活跃,以中、晚幼红细胞增生为主,骨髓铁染色可见细胞内外铁均减少,尤以细胞外铁减少明显。

(三)治疗

治疗原则是补充铁剂和纠正导致缺铁性贫血的原因。一般性治疗包括增加营养和食用含铁丰富的饮食,对胃肠道功能紊乱和消化不良给予对症处理等。

1.补充铁剂

以口服给药为主。血红蛋白在 70g/L 以上者,可以口服给药。常用的口服药物有多糖铁复合物、硫酸亚铁、琥珀酸亚铁、10％枸橼酸铁铵等。对中重度缺铁性贫血或因严重胃肠道反应不能口服铁剂者、依从性不确定或口服铁剂无效者可选择注射铁剂,如右旋糖酐铁或山梨醇铁、蔗糖铁等深部肌内注射或静脉滴注。

2.输血

多数缺铁性贫血孕妇经补充铁剂后血象很快改善,不需输血。当血红蛋白＜70g/L 者建议输血;血红蛋白在 70～100g/L 之间,根据患者手术与否和心脏功能等因素,决定是否需要输血。接近预产期或短期内需行剖宫产术者,应少量、多次输红细胞悬液或全血,避免加重心脏负担诱发急性左心衰竭。

3.产时及产后的处理

重度贫血者于临产后应配血备用。严密监护产程,积极预防产后出血,积极处理第三产程,出血多时应及时输血。产后预防感染。

(四)预防

妊娠前积极治疗失血性疾病如月经过多等,以增加铁的贮备。妊娠期加强营养,鼓励进食含铁丰富的食物,如猪肝、鸡血、豆类等。建议孕妇定期检测血常规。

三、妊娠合并巨幼细胞贫血

巨幼细胞贫血是由叶酸或维生素 B_{12} 缺乏引起 DNA 合成障碍所致的贫血。外周血呈大细胞正血红蛋白性贫血。其发病率国外报道为 0.5％～2.6％,国内报道为 0.7％。

(一)病因

叶酸和维生素 B_{12} 均为 DNA 合成过程中的重要辅酶,缺乏时可致 DNA 合成障碍,全身多种组织和细胞均可受累,以造血组织最明显,特别是红细胞系统,因红细胞核发育处于幼稚状态,形成巨幼细胞,而巨幼细胞寿命短从而导致贫血。该病多数是叶酸缺乏,少数因缺乏维生素 B_{12} 而发病。引起叶酸与维生素 B_{12} 缺乏的原因包括:①来源缺乏或吸收不良:摄入不足以及不当的烹调方法和慢性消化道疾病等可导致叶酸和维生素 B_{12} 缺乏;②妊娠期需要量增加:孕妇每日需叶酸 $300\sim400\mu g$,多胎孕妇需要量更多;③叶酸排泄增多:叶酸在肾内廓清加速,肾小管再吸收减少,排泄增多。

(二)对母儿的影响

与孕妇患其他贫血造成的对母儿影响一致。

(三)临床表现与诊断

1.临床症状与体征

表现为乏力、头晕、心悸、气短、皮肤黏膜苍白等贫血症状,严重者有消化道症状和周围神经炎症状如手足麻木、针刺、冰冷等感觉异常以及行走困难。

2.实验室检查

(1)外周血象:为大细胞性贫血,血细胞比容降低,红细胞平均体积(MCV)>100fl,红细胞平均血红蛋白含量(MCH)>32pg,大卵圆形红细胞增多、中性粒细胞分叶过多,粒细胞体积增大,核肿胀,网织红细胞减少,血小板通常减少。

(2)骨髓象:红细胞系统呈巨幼细胞增生,不同成熟期的巨幼细胞系列占骨髓细胞总数的 $30\%\sim50\%$,核染色质疏松,可见核分裂。

(3)叶酸及维生素 B_{12} 值:血清叶酸<6.8nmol/L,红细胞叶酸<227nmol/L 提示叶酸缺乏。血清维生素 B_{12}<74pmol/L,提示维生素 B_{12} 缺乏。

(四)防治

(1)加强营养指导:改变不良饮食习惯,多食新鲜蔬菜、水果、瓜豆类、肉类、动物肝及肾等食物。

(2)补充叶酸:对有高危因素的孕妇,应从妊娠 3 个月开始,口服叶酸 $0.5\sim1mg/d$,连续服用 $8\sim12$ 周。确诊为巨幼细胞性贫血孕妇,应口服叶酸 15mg/d,或每日肌内注射叶酸 $10\sim30mg$,直至症状消失、贫血纠正。

(3)维生素 B_{12}:$100\sim200\mu g$ 肌内注射,每日 1 次,2 周后改为每周 2 次,直至血红蛋白值恢复正常。

(4)血红蛋白<70g/L 时,应少量间断输新鲜血或浓缩红细胞。

(5)分娩时避免产程延长,预防产后出血和感染。

四、妊娠合并再生障碍性贫血

再生障碍性贫血,简称再障,是因骨髓造血干细胞数量减少和质的缺陷导致造血障碍,引起外周全血细胞(红细胞、白细胞、血小板)减少为主要表现的一组疾病。国内报道,妊娠合并再障占分娩总数 $0.3‰\sim0.8‰$。

（一）再障与妊娠的相互影响

再障的病因较复杂，半数为原因不明的原发性再障，少数女性在妊娠期发病，分娩后缓解，再次妊娠时复发。目前认为妊娠不是再障的原因，但妊娠可能使原有病情加重。孕妇血液相对稀释，使贫血加重，易发生贫血性心脏病，甚至造成心力衰竭。由于血小板数量减少和质的异常，以及血管壁脆性及通透性增加，可引起鼻、胃肠道黏膜出血。同时外周血粒细胞、单核细胞减少，易引起感染。再障孕妇也易发生子痫前期，使病情进一步加重。颅内出血、心力衰竭及严重呼吸道、泌尿道感染或败血症常是再障孕产妇的重要死因。

轻度贫血者对胎儿影响不大，分娩后能存活的新生儿一般血象正常，极少发生再障。中重度贫血者可导致流产、早产、胎儿生长受限、死胎及死产等。

（二）临床表现及诊断

主要表现为进行性贫血、皮肤及内脏出血及反复感染。可分为急性型和慢性型，孕妇以慢性型居多。贫血呈正细胞型、全血细胞减少。骨髓象见多部位增生减低或严重减低，有核细胞甚少，幼粒细胞、幼红细胞、巨核细胞均减少，淋巴细胞相对增高。

（三）治疗

应由产科医师及血液科医师共同管理，主要以支持疗法为主。

1. 妊娠期

（1）治疗性人工流产：再障患者在病情未缓解之前应避孕。若已妊娠，在妊娠早期应做好输血准备的同时行人工流产。妊娠中、晚期孕妇，因终止妊娠有较大危险，应加强支持治疗，在严密监护下妊娠直至足月分娩。

（2）支持疗法：注意休息，增加营养，少量、间断、多次输新鲜血，提高全血细胞，使血红蛋白＞60g/L。

（3）出现明显出血倾向：给予糖皮质激素治疗，如泼尼松10mg，每日3次口服，但不宜久用。也可用蛋白合成激素，如羟甲烯龙5mg，每日2次口服，有刺激红细胞生成的作用。

（4）预防感染：选用对胎儿无影响的广谱抗生素。

2. 分娩期

多数能经阴道分娩，注意缩短第二产程，防止第二产程用力过度，必要时助产，以避免重要脏器出血。产后仔细检查软产道，防止产道血肿形成。有剖宫产术指征者，可采用手术止血措施，以减少产后出血。

3. 产褥期

继续支持疗法，加强宫缩，预防产后出血和感染。

五、妊娠合并遗传性凝血缺陷病

遗传性凝血缺陷病是由遗传性凝血因子缺乏造成凝血功能障碍而引起的一组出血性疾病,产科出血可由遗传性缺陷所引起。

(一)血友病

血友病是一种性染色体隐性遗传病,是先天性凝血因子疾病中最常见的一种,主要因为患者血浆中因子Ⅷ的凝血活性降低,使血液凝血酶的形成发生障碍,影响凝血功能。1986~1989年我国血友病患病率为2.37/10万,各地区间无差别。但由于该病是女性传递、男性发病。只有当男性血友患者与女性传递者间婚配才会有女性血友病患者。因此临床上血友病孕妇相当少见。常见的凝血因子缺乏有Ⅷ因子、Ⅸ因子、Ⅺ因子,分别称之为血友病甲、血友病乙、血友病丙,其中以血友病甲最为多见,占77.8%。

血友病出血的严重程度明显地与凝血因子ⅧC的水平有关,如果ⅧC的水平为0,则为重症血友病,非常危险;如果ⅧC的水平高,则危险性减少。

1.临床表现

发病有家族性,自幼发生的出血倾向。轻微外伤即引起出血不止,可持续数小时、数日甚至数周,出血部位以四肢易受伤处多见,常出现深部组织血肿。出血倾向多自幼儿期发现,轻者可在青年或成年后发病,可有月经过多及产后大出血病史,少部分患者因拔牙或小手术时出血不止始被发现。

实验室检查可明确诊断,表现为凝血时间延长,白陶土部分凝血活酶时间(KPTT)延长,有关凝血因子含量或活性减低,KPTT纠正试验可鉴别血友病的类型。KPTT有生成缺陷者,可被硫酸钡吸附的正常血浆所纠正,则为血友病甲;被正常血清而不被正常吸附血浆纠正的为血友病乙;正常血清及正常吸附血浆均使之纠正的为血友病丙。

2.治疗

(1)孕前期:有血友病家族史的妇女,应详细检查,了解是否为血友病携带者;如丈夫为血友病患者,行试管婴儿时作种植前遗传性诊断(PGD),是指从体外受精的胚胎取部分细胞进行基因检测,排除带致病基因的胚胎后才移植。从广义上说,PGD还包括受精前配子的诊断,如精子的筛选和分离、精子和卵子的基因型的检测、极体的活检,可看作是产前遗传诊断的延伸。应用特殊的X和Y染色体探针对胚胎进行荧光原位杂交(FSH)或应用聚合酶链式反应(PCR)技术对染色体分析以诊断胎儿的性别,从而鉴别和避免严重的性连锁疾病。

(2)孕早期:有血友病家族史的高危孕妇应通过基因诊断确定是否为基因携带者,并通过产前诊断去确定胎儿性别以决定是否需要终止妊娠,甚至可行绒毛活检对血友病进行诊断。

(3)孕中晚期:防止外伤,必要时输新鲜血或血小板,最好输浓缩的凝血因子制剂。

(4)分娩期:经阴道分娩不引起胎儿和新生儿的严重出血,但其机制不清,因此尽量经阴道分娩,避免撕裂和会阴切开,产后立即使用缩宫素增加子宫平滑肌的收缩。

如果有严重产后出血和有产科指征行剖宫产时,应补充凝血因子。

3.对母儿的影响

增加产后出血的危险,但轻症患者大多经过顺利。血友病的遗传特点:

(1)若血友病 A 患者与正常女子结婚,其子女中无血友病 A 患者,但其女儿100%为血友病 A 携带者。

(2)若正常男子与携带血友病 A 的女性结婚,则其儿子中发生血友病的可能性为 50%,其女儿中携带血友病 A 的可能性也有 50%。

(3)若血友病 A 男患者与携带血友病 A 的女子结婚,则其子女中可能有血友病 A 男患者、血友病女患者,携带血友病 A 的女儿及正常儿子,这种情况的可能性只有 1/100 万。

(4)若血友病 A 男患者与血友病 A 女患者结婚,则其子女都是血友病患者,这种情况可能性更少,过去认为不存在血友病女患者,但到 1971 年为止,文献上报道的血友病女患者已逾 60 例。

(二)Ven Willebrand 病

Ven Willebrand 病是一种遗传性出血性疾病,为常染色体显性遗传。此病是Eric Ven Willebrand 于 1926 年在 Aland 岛首次发现的一种遗传性出血素质,本病的其他名称还有血管性血友病、Ven Willebrand-Jurgen 综合征、Minot-Ven Willebrand 病等。

本病是一种常染色体显性遗传性出血病,对两性均有影响。典型的自体显性形式,在杂合子状态通常表现出症状。以自体隐性形式表现,较少见,但临床上症状更严重。

1.临床特征及诊断

主要以黏膜出血、瘀斑及损伤后过度流血(包括手术所造成的损伤)为特点,如常见鼻出血、牙龈出血、月经过多、消化道出血、拔牙后或普通伤口出血不止,而关节腔出血则较罕见(后者在血友病患者较为常见),患者常合并毛细血管壁耐受力降低。不同患者的临床症状差异颇大,即使在同一家族系内,症状也可有不同。

实验室检查:主要表现为出血时间延长和血小板黏附性(Salzmann 试验)降

低,而血小板计数、血块退缩和血小板一般功能(包括对 ADP 的聚集反应、ADP 释放反应)均正常,凝血因子ⅧC 可降低至 50%以下,有的可降低至 1%～5%,但其含量常有较大波动,这与血友病 A 患者持续下降有明显区别,此病与血友病的显著不同点是对输入血浆反应不同,这些独特表现是由于缺乏一种既能维持正常血小板功能,又能影响第Ⅷ因子活性的血清蛋白。给本病患者输注血友病 A 患者的血浆,可使血中第Ⅷ因子活性缓慢升高,因此说明本病缺乏的因子正存在于典型血友病患者的血浆中。

Noller 曾报道 17 例妊娠合并本病,一些止血方面的缺陷在妊娠期会有所改善。妊娠可刺激患者因子Ⅷ:C 含量增高,故常有助于减轻其在分娩期的出血倾向。轻症患者凝血时间和凝血活酶时间可无明显改变。如果第Ⅷ凝血因子的活性非常低,宜补充富有第Ⅷ因子的血浆冷冻沉淀物。本病大多数为异基因合子(杂合子),仅有轻微的出血异常;当父母双方都有此种异常时,其子女为同基因合子(纯合子),有严重的出血异常。曾采用胎儿镜检法取得胎儿血,以检验胎儿是否患有此病。

2.治疗

由于此类患者一般在妊娠前都已明确诊断,故临产时的关键是作好应急准备,当因子Ⅷ:C 浓度保持在 60%以上时,患者的出血时间可正常,患者的因子Ⅷ:C 活性至少应保持在 30%～40%以上,才能安全地度过分娩期。如果症状轻微、因子Ⅷ:C 活力在 40%,则唯一的处理原则是严密观察出血时间。由于此病属常染色体显性遗传,故必须预防新生儿合并出血素质的可能性,其预防产伤的原则与胎儿血小板减少症相同;分娩时,如因技术条件所限而不可能进行较详细的血小板功能和第Ⅷ凝血因子活性检查,对可疑患者均应首选含丰富血小板的新鲜血浆或既含血小板又含因子Ⅷ的新鲜血,冰冻新鲜血浆或血浆冷冻沉淀制品也可考虑选用。

产科处理:这种患者经阴道分娩时,如不合并软产道损伤常可安全度过分娩期,但如因施腹压过猛或粗暴手术导致软产道较大损伤,则常可引起致命性出血,因此必须慎防软产道损伤。如因产科指征需行剖宫术,则术前应常规补充新鲜血浆或血浆冷冻沉淀制品,以防术中发生严重的止血困难。新生儿可因娩出过程中的产伤而导致颅内出血。对新生儿应及时进行血液学检查,以确定有无遗传性凝血障碍存在。

患该病的妇女在孕期尽管其因子Ⅷ凝血活力和 VWF 可在正常水平,但出血时间延长。虽然止血的缺陷在孕期得到改善,但如果因子Ⅷ活力非常低或有出血时,仍需要进行治疗。

第七节　妊娠合并泌尿系统疾病

妊娠期间肾脏的血流动力学、肾小球、肾小管和内分泌均发生显著变化。肾脏负担加重,均影响原有的泌尿系统疾病。如果肾功能代偿不全,常常增加子痫前期、早产、胎儿宫内生长受限的风险。

一、妊娠合并尿路感染

妊娠期泌尿道最明显的解剖学变化是肾盂肾盏和输尿管的扩张,尤其在右侧最为明显。由于正常妊娠泌尿道生理性扩张,致使上泌尿道尿液排空延迟,可以产生一系列的重要影响,如妊娠期肾盂肾炎的发生率增高;输尿管扩张致使泌尿道梗阻,诊断发生困难;扩张的输尿管可使尿液潴留达 200mL 之多,因而也干扰了清除率测定的准确性;同时输尿管压力的急性升高也促使了盐分和水的潴留。

孕 12 周起肾盂输尿管开始扩张,产后 6 周约有 90% 患者恢复到正常。妊娠期泌尿道扩张的原因尚有争论,但其基本原因有二,即内分泌因素影响和机械性压迫作用。Tatum 认为内分泌激素起了主要的作用,因为在子宫明显增大之前已有了输尿管的扩张;输尿管肌肉和结缔组织发生的增生性变化也类似于子宫下段的变化。孕酮、促性腺激素和雌激素在泌尿道扩张中的作用尚未肯定。在妊娠晚期机械性压迫特别重要,孕妇仰卧时,膨大的子宫使输尿管在骨盆入口处受到压迫。泌尿道扩张造成尿液潴留,在妊娠期就增加了泌尿道感染的可能性。

(一)病因及发病机制

1.黄体酮作用

致输尿管壁松弛,管腔扩张,蠕动降低,引起功能性尿流阻滞,肠道平滑肌收缩减弱,易发生便秘。结肠肝曲邻近右肾,肠道细菌易沿淋巴管侵入右肾。

2.子宫压迫

增大的子宫在骨盆入口处压迫输尿管,造成机械性梗阻,使尿流受阻,便于细菌的侵入、停留、繁殖而致病。另外,妊娠子宫多向右旋,右侧输尿管更易受压。由于左侧输尿管前方有乙状结肠作垫衬,起缓冲作用,故右侧感染的发生率要高于左侧。

3.妊娠期无症状菌尿

当泌尿系统中存在着持续性的细菌增殖,在临床上却无泌尿系统感染症状者为无症状菌尿症。它在孕期的发生率同非孕期,为 5%～10%。它引起症状性肾盂肾炎的发生率为 20%～40%,成为引起肾盂肾炎的前提条件。

细菌的种类以大肠杆菌最为多见,占 75%～90%,其次为克雷伯菌、变形杆菌、葡萄球菌及假单胞菌属。约 35% 的病菌来自肾脏。

妊娠期无症状菌尿与妊娠的关系：

(1)与非菌尿的妊娠妇女相比,孕早期 ASB 妇女在妊娠期间发生肾盂肾炎的风险增加 20～30 倍,同时这些妇女早产和生低体重儿的可能性增加。临床对照研究显示,抗菌治疗可使 ASB 妊娠患者并发肾盂肾炎的发病率由 20%～35% 下降到 1%～4%,西班牙卫生部门提供的数据为发病率由 1.8% 下降到 0.6%,土耳其则由 2.1% 下降到 0.5%。

(2)妊娠期无症状菌尿与妊高征的关系存在着不同意见,Mcfadyen 等报道有菌尿的孕妇的妊高征发生率是无菌尿孕妇的 2 倍,但 Brumfitt 等发现在有菌尿的孕妇中妊高征的发生率无明显增加。

(3)据报道有菌尿的孕妇多伴有贫血,这是由于红细胞破坏增多而生成减少之故,但同样也有不同意见,认为无症状菌尿与贫血之间无相互关系。总之,孕期无症状菌尿,在分娩后往往持续有菌尿,也提示了许多妇女确实有肾实质的累及。Zinner 及 Kass 等报道孕期有菌尿者,不论给或不给治疗,在产后 10～14 天检查时,其中 38% 仍有明显的菌尿,经造影显示其中多数具有肾脏的异常。妊娠期无症状菌尿应给预防性治疗,Kass 等发现 40% 未经治疗的无症状菌尿孕妇,以后发生了肾盂肾炎。

(二)临床表现及诊断

无明显症状,只有在尿培养中发现,诊断标准有:①耻骨上膀胱穿刺尿液的细菌培养为阳性;或②连续两次避免污染的自主排尿的尿样中分离到同一菌株,菌落计数 $>105/mL$(B-Ⅱ);或③导尿管留取的单个样本菌落计数 $>10^2/mL$(A-Ⅱ)。

(三)治疗

(1)美国儿科学会和妇产科联盟建议在初次产前检查中常规筛查菌尿。在发病率低的情况下采用尿液细菌培养的方法筛查不符合成本-效益原理。比如,当发病率不高于 2% 时,采用较便宜的白细胞酯酶-亚硝酸盐量尺的方法比较合适。另一种筛查方案则是结合有无高危病史决定是否做细菌培养。

(2)如果确诊为无症状菌尿,根据药敏结果进行抗生素治疗。抗生素治疗对清除菌尿和降低肾盂肾炎风险是有效的。可首选氨苄西林和头孢菌素类药物。孕中期呋喃妥因是个好选择。注意,有葡萄糖-6-磷酸脱氢酶缺乏症的患者或胎儿可发生如溶血等严重不良反应。孕中期可应用磺胺类或含磺胺制剂(孕晚期除外,因为有胎儿高胆红素血症的高度危险)。孕期禁用四环素类药。氨基糖苷类对胎儿听神经及肾脏有毒性,不宜使用。最佳疗程尚未确定,医生应按他们目前认为较好的方法进行治疗:足量而敏感的药物治疗两周。当疗程结束后每周或定期做培养。约有 15% 的病例菌尿症状持续存在。

（3）治疗后又可能复发或再感染。复发指首次治疗 6 周内,同样的致病菌由阴性转为阳性,复发率为 30％。再感染是指治疗 6 周后,尿培养又出现其他菌种。均需要再治疗 2～3 周。对于持续性或频繁复发菌尿的患者,可能需要在结束妊娠前坚持在睡前服用呋喃妥英 100mg。产后 6 周应再做尿培养,并每半年至一年随访一次以防复发。妊娠期应尽量减少导尿次数,导尿时注意无菌操作。对于顽固或反复发作的菌尿症,特别是曾有过急性泌尿系感染或产后持续存在的菌尿症,应在产后 2 个月内进行静脉泌尿系造影,了解有无泌尿系统的慢性感染、梗阻或先天畸形,约有 20％的患者有泌尿系统的发育异常。

（4）妊娠期急性肾盂肾炎:急性肾盂肾炎是妊娠期最常见而严重的内科并发症,约占孕妇的 1％～2％,多发生于妊娠中、晚期及产褥早期。有糖尿病的孕妇易在早孕期间发生急性肾盂肾炎。

（5）妊娠期慢性肾盂肾炎:一般症状较急性期轻,甚至可表现为无症状性菌尿,半数有急性肾盂肾炎史,以后出现易疲劳、轻度厌食、不规则低热及腰酸背痛等。泌尿道症状可有轻度尿频及小便混浊。病情较重者可出现肾功能不全。慢性肾盂肾炎的诊断,往往只有在产后当泌尿道生理性扩张消失后(产后 6 周以后)进行静脉肾盂造影才能诊断。

二、妊娠合并慢性肾炎

（一）病因及发病机理

1.妊娠期肾脏的生理变化

（1）肾脏血流及肾血浆流量:肾脏内血液流动在两个主要部位碰到阻力,即肾小球入球微动脉(又称入球小动脉)和出球微动脉(又称出球小动脉)。主动脉和入球微动脉之间的压力差约为 4.6kPa(35mmHg),即从 13.3kPa(100mmHg)降到 8.7kPa(65mmHg),而出球微动脉和肾小管周围毛细血管之间也有类似的下降,从 8.7kPa(65mmHg)降到 2kPa(15mmHg)。肾脏皮质血流量占肾脏总血流量之 80％～90％,而肾髓质占 10％～20％。在各种应激情况下,肾皮质部的肾血流可以发生转向,以便调节钠的排出。在出血、休克情况下,通过入球微动脉的血管收缩,增加了肾血管的阻力,以便更多的血液供应生命中枢,而出球微动脉阻力下降以便维持肾小球滤过压。从妊娠早期开始,肾血浆流量持续增加达足月,整个妊娠期约增加 25％。

（2）肾小球滤过率:在妊娠第 2 个月开始,肾小球滤过率即有增加,最高达 50％,持续到孕 37～38 周以后逐渐下降,产后恢复到妊娠前水平。

（3）妊娠期体位和肾功能:正常直立体位时,细胞外液移向下肢激发交感神经系统,使周围血管阻力增高而维持了血容量。通过交感神经张力及循环儿茶酚胺的增加使中心血容量相对下降,这时肾脏入球微动脉的球旁细胞释放肾素,因而使血管紧张素升高,刺激醛固酮分泌,促进肾小管对钠的再吸收,所以减少了钠及水分的排泄。Assali 等认为,孕妇对直立体位的反应更为敏感,使尿流及肾小球滤过率降低。Pritchard 等通过侧卧及非孕妇女的对照,发现孕妇仰卧位使水、钠的排泄明显下降。Baird 等研究发现,孕晚期孕妇仰卧位使右肾排泄明显减少,提示了子宫机械性压迫的危害性。所以在估计肾功能时应考虑孕妇体位的作用。当孕晚期需要使孕妇利尿及排钠时,患者应取侧卧位。

(4)肌酐和尿素氮:血清肌酐与血尿素氮的水平反映了肾小球滤过率。妊娠期尿素和肌酐的产量没有很大的改变。但由于妊娠期肾小球滤过率增加,血清肌酐和血尿素氮的水平可下降。正常血清肌酐值在非妊娠期为 $(53.0\pm12.4)\mu mol/L$ $[(0.6\pm0.14)mg/dL]$,在妊娠期下降到 $(40.7\pm11.5)\mu mol/L[(0.46\pm0.13)ng/dL]$。血尿素氮也有类似的下降,正常值在非妊娠期为 $(4.6\pm1.1)nmol/L[(13\pm3)mg/dL]$,妊娠期为 $(2.9\pm0.5)nmol/L[(8.2\pm1.3)mg/dL]$。因此在非妊娠期为正常值,到妊娠以后即提示为肾功能不全。

(5)尿酸清除率:正常妊娠时,肾小球滤过率增加引起尿酸清除率的增加,所以血清尿酸浓度下降到 $178.5\sim208.2\mu mol/L[(3.0\sim3.5)mg/dL]$。

2.发病机制

目前明确的病因尚未证实,仅少部分为急性肾炎发展所致,大部分慢性肾炎并非急性肾炎迁延而来。其他细菌病毒感染,特别是乙型肝炎病毒感染亦可引起慢性肾炎。另有报告,化学物质也可能是致病因子。发病机制:大部分是免疫复合物疾病,可有循环内可溶性免疫复合物沉积于肾小球,或有抗原与抗体在肾小球原位形成免疫复合物,激活补体,引起组织损伤,也可不通过免疫复合物,而由沉积于肾小球局部的细菌毒素、代谢产物等通过"旁路途径"激活补体,从而引起一系列的炎症反应而导致肾小球肾炎。非免疫介导的肾脏损害在慢性肾炎的发生发展中亦可能起到很重要的作用。慢性肾小球肾炎病理改变与病因、病程和类型不同而异。可表现为弥散性或局灶节段系膜增殖、膜增殖、膜性、微小病变、局灶硬化、晚期肾小球纤维化或不能定型。除肾小球病变外,尚可伴有不同程度肾间质炎症及纤维化,肾间质损害加重了肾功能损害。晚期肾小球肾炎肾皮质变薄、肾小球毛细血管袢萎缩,发展为玻璃样变或纤维化、残存肾小球可代偿性增大、肾小管萎缩等。

(二)临床表现

本病临床表现可多种多样,自无症状的蛋白尿或镜下血尿到明显的肉眼血尿、水肿、贫血、高血压或肾病综合征,甚至尿毒症。

临床上按照主要表现可分型如下:

1.普通型

起病时可与急性肾炎相似,水肿、血尿及高血压均很明显,以后病情暂时缓解,或呈进行性恶化,多数患者起病时可毫无症状,经查尿才被发现本病。尿蛋白大多在 3.5g/24h 以下;尿中常有红细胞,甚至少许管型;血压虽升高,但非主要表现。

2.肾病型

此病的病理变化以基膜增生型为主。患者有显著的蛋白尿与管型及水肿,尿蛋白每天排出量在 3~3.5g 以上。血浆蛋白降低,白蛋白与球蛋白比例倒置,胆固醇升高。

3.高血压型

蛋白尿可以少量,伴有高血压,血压常持续升高,临床表现很像原发性高血压(又称高血压病)。

Kaplan 根据患者临床表现严重程度分为 3 型:① Ⅰ 型,仅出现蛋白尿;② Ⅱ 型,有蛋白尿和高血压;③ Ⅲ 型,同时有蛋白尿、高血压和氮质潴留。

若血压高或中、重度肾功能不全者其孕期并发症发生率由 40% 上升至 80%,主要是重度子痫前期、胎儿生长受限、早产及贫血等。

(三)诊断及鉴别诊断

慢性肾炎多见于年轻妇女,过去有急性或慢性肾炎病史,症状以蛋白尿为主,或伴有水肿、高血压,多见于妊娠 20 周前,因此诊断并不困难。

1.诊断

(1)尿常规检查:常在孕前或妊娠 20 周前持续有蛋白尿而发现本病,在肾病型的尿蛋白最多。慢性肾炎晚期,肾小球多数毁坏,蛋白漏出反而逐渐减少,因而尿蛋白较少不一定说明疾病的好转,也不能以尿蛋白的多少作为引产的标准。健康肾脏应能浓缩使尿比重达 1.020 以上,而慢性肾炎晚期时因浓缩及稀释能力减退,常使尿比重固定于 1.010 左右。视病变轻重程度不同,尿中出现多少不等的红、白细胞管型。

(2)血常规:慢性肾炎因蛋白质大量丧失和肾脏实质的毁损,使肾脏红细胞生成素减少,所以常伴有贫血,属于正常血红蛋白及红细胞型贫血。慢性肾功能不全伴有贫血者很难治疗,宜少量多次输血。

(3)肾脏功能测定:在疾病早期,肾功能受影响较少,至晚期各种肾功能如酚红试验、内生肌酐和尿素廓清即浓缩稀释功能等均有不同程度的减退。

(4)眼底检查:可见出血、渗出及典型符合肾炎之网膜炎。轻度慢性肾炎,眼底检查可以正常。

(5)B 超:双肾缩小,肾皮、髓质分界不清,肾实质回声增强。

(6)肾脏活组织检查:国内已有些医院在妊娠期做肾脏活组织检查,此对明确诊断、了解病变程度有很大帮助。但妊娠期做此检查,各学者之意见不一,主要顾虑活检出血不止,反而弊多利少。

肾功能不全的分度:①轻度:血 Cr<132.6μmol/L,DBp≤90mmHg;②中度:血 Cr≥132.6μmol/L 和(或)高血压;③重度:血 Cr>265.2μmol/L 或尿素氮>10.7mmol/L,往往并存高血压。

如果缺乏可靠的肾炎病史,或产前检查时已达妊娠后期,则必须与妊高征、慢性肾炎合并妊高征、肾盂肾炎、原发性高血压和体位性蛋白尿作鉴别。

2.鉴别诊断

(1)妊高征:本病发生于妊娠 20 周以后,妊娠前无水肿、蛋白尿的病史。发病后多先有水肿,高血压和蛋白尿发生较晚。不伴有明显的尿沉渣异常。产后 6 周~3 个月多恢复正常。

(2)肾盂肾炎:肾盂肾炎的尿蛋白量一般在 1~2g/24h,若>3g/24h,则多属肾小球病变。尿常规检查肾盂肾炎则以白细胞为主,有时有白细胞管型,而肾小球肾炎可发现红细胞较多,有时有红细胞管型。肾盂肾炎时尿液细菌培养阳性,并有发热、尿频等症状有助于鉴别。

(3)原发性高血压:本病以 40 岁以后发病率高,病情发展缓慢。在高血压早期,尿中一般不出现蛋白、管型及血液化学变化。无肾功能减退,眼底检查常以动脉硬化为主。

(4)体位性(直立性)蛋白尿:可在 3‰~5‰青年中出现,保持直立或脊柱前凸位置时,发生机会较多,可能与肾静脉淤血也有关。本病尿蛋白一般不超过 1g/d,无尿沉渣异常,无高血压。平卧可使蛋白尿减轻或消失,在晨起床前重复收集尿标本检验,可资鉴别。

(四)治疗

1.妊娠前

妊娠前如果已有高血压和蛋白尿,血压在 150/100mmHg(20/13.3kPa)以上,或有氮质血症者均不宜妊娠。一旦妊娠应及早进行人工流产,因为妊娠必将加重肾脏负担,还容易并发妊高征,对母儿都非常不利。Kaplan 认为胎儿在宫内能存活多长时间,高血压较氮质潴留更为重要,血压在 150/100mmHg(20/13.3kPa)以上不宜妊娠,即使妊娠,最后因先兆子痫发生早,需要终止妊娠而引起胎儿死亡。

2.妊娠期

有些患者非常渴望孩子,必须认真详细检查,了解病情严重程度后做出适当决定,如病情轻者,仅有蛋白尿或蛋白尿伴有高血压,但血压不超过 20/13.3kPa,可在医护人员监护下继续妊娠,但妊娠期要保证充足睡眠和休息,避免劳累、受凉、感染等;合适的营养,选择富含必需氨基酸的优质蛋白质,补充足量维生素,提高机体的抗病能力,积极防治妊高征,高血压患者要减少钠的摄入,必要时要住院治疗。

密切观察肾功能的变化,随访尿常规及尿培养,及早发现无症状菌尿及泌尿系感染。每月一次 24 小时尿蛋白、血清肌酐、尿素氮及电解质。定期测尿酸及血压,积极防止妊高征及子痫抽搐。定期监测及纠正贫血和低蛋白血症。

肾功能正常或轻度受损者可达足月分娩,但不应超过预产期,无产科指征可阴道分娩。在观察治疗过程中,如尿蛋白漏出超过 10g/24h,引起严重低蛋白血症,出现重度胸腹水,伴肾功能进一步减退,或血压上升不易控制时,亦应考虑终止妊娠,保全母体健康。有学者提出妊娠合并肾脏疾患,如血清肌酐含量<132.6μmol/L(1.5mg/dL),母儿预后好,如>141.4μmol/L(1.6mg/dL),则预后较差,故建议以血清肌酐含量 141.4μmol,L 为终止妊娠的指标。孕 36 周前需终止妊娠者,为促使胎儿肺表面活性物质的产生,可用地塞米松 5mg,肌内注射,每 8 小时 1 次,共 2 天。

(五)预后

慢性肾小球肾炎与其他慢性肾病一样,对妊娠的承受力取决于血压控制的情况及肾功能不全的程度。凡血压正常,肾功能正常或轻度不全者通常能平安度过孕期,远期随访母儿预后良好。中、重度肾功能不全者容易并发妊娠期高血压疾病,国内外资料均证明妊娠期高血压疾病是促使肾功能恶化的重要因素,重症者有25%肾功能急剧恶化,以致在产后数月至 1～2 年内发展成终末期肾衰竭。因此,血压正常,肾功能正常或轻度不全者能承受妊娠,并希望能及早生育,因随时间推移,肾功能将进一步减退。血压高及(或)中重度肾功能不全的妇女,则不宜妊娠。

三、妊娠合并尿石症

尿石症是泌尿系统常见病之一,多见于生育期年龄。妊娠期泌尿道结石的发生率为 0.03%～3.00%。

(一)病因及病理

尿石症的成因尚未完全明了,认为尿石症的形成主要是由于机体代谢紊乱如高血钙、高钙尿、内分泌失调等;其次可能与泌尿道感染有关。妊娠妇女由于内分泌激素和尿路受压引起泌尿系统平滑肌松弛,输尿管蠕动减缓,以及尿流淤滞、排尿不畅,同时常伴有泌尿道感染,按理说应有利于尿石的形成,但实际上妊娠期尿石症较为少见,此可能由于妊娠期宫内胎儿发育,钙的需要量增加以及尿中保护性胶体的增加,从而有效地防止尿路结石的形成。

尿石的病理变化主要是由结石对组织造成的创伤和对尿液引流的梗阻以及并发感染所引起,结石处可有上皮脱落、组织溃疡和纤维组织增生。长期结石创伤可使肾盂壁变厚,间质组织纤维增生和白细胞浸润。尿石一般对尿液引流造成梗阻和使结石的近端尿路积水,尤其是肾盂积水,但梗阻常不是完全性的,肾盂积水时见肾小盏变钝和有不同程度的小盏扩大。病情进一步发展时,可形成肾皮质萎缩和损坏,扩大的肾盏可使肾皮质变得很薄。如结石性肾盂积水并发感染,则可成为脓性结石性肾盂积水,加速肾实质的损坏感染尚可引起肾周围炎和肾周围脓肿。

(二)临床表现

1.症状

尿石的症状取决于结石的大小、形状、所在部位和有无感染以及阻塞的程度等。

(1)无症状:表面光滑的结石或固定在肾盂或下肾盏内不移动而又无感染的结石可以不引起症状。

(2)疼痛:肾石移动时可引起腰痛,呈持续或阵发性发作性质为隐痛钝痛、胀痛或绞痛。由于活动使结石移动而嵌顿于输尿管时,可使疼痛沿输尿管部位向膀胱、外生殖器大腿内侧等处放射。

(3)血尿:为尿石症的常见症状。由于结石移动损伤肾盂和输尿管引起血尿,大多数患者有肉眼或显微镜下血尿,但有 20%～25% 的患者无血尿。

(4)尿路感染症状:尿石并发感染可出现尿频、尿急、尿痛以及脓尿等。在急性感染时可有体温升高和寒战等症状。

2.体征

在肾绞痛发作时,深按肾区可激发和加重绞痛而使扪诊难以进行。在结石患侧可有肌肉痉挛和保护性肌紧张,轻叩肾区可引起疼痛和压痛。大的结石性肾盂积水可能在腹部扪到,但膨大的妊娠子宫可使腹部扪诊受到限制。

3.并发症

尿闭为少见而极为严重的并发症,是由于两侧尿路被结石梗阻或是唯一有功能的肾脏尿路被梗阻所造成。

(三)诊断及鉴别诊断

1.诊断

(1)病史:根据病史及典型的临床表现,如腰痛或肾绞痛、血尿和排出结石,诊断并不困难。但还须明确结石的部位、大小数目和两侧肾脏功能情况,有无并发感染,尽可能探讨造成结石的病因,故尚须结合各项辅助检查综合判断。

(2)实验室检查

①尿常规检查:可见红细胞、脓细胞与上皮细胞,中段尿培养可发现致病菌。

②肾功能检查:做尿素氮、肌酐、尿酸测定以了解肾功能状况,并反复检查以便监护和比较。

③血液检查:除血常规检查红、白细胞计数外,测定血清钙和无机磷,以及血清蛋白白蛋白和球蛋白的比例,对诊断结石的病因有一定帮助。

（3）其他辅助检查

①X线检查及CT检查：尿路X线平片检查有重要诊断意义，而对X线不显影的阴性结石及可辨认尿路以外引起的尿路梗阻病变如腹膜后肿瘤、盆腔肿瘤等需进行CT检查。但因X线及CT对胎儿有一定影响，故妊娠期应避免做此类检查。

②膀胱镜检查：如以膀胱区疼痛、尿流突然中断与血尿为主要症状，尚应考虑膀胱结石的诊断，可根据X线检查与膀胱镜检查。

③超声检查：尿石直径达到0.5cm以上时，高分辨力的超声诊断仪能在泌尿道内或肾脏内见到浓密的强光点或强光团，此为结石存在的特征。结石越大，光团与声影越清晰。当结石伴有积水时可兼有积水的声像图特点。超声虽能检出结石，但敏感性较差，对超声能够检出的结石临床上是不难作出诊断的，同时X线平片检查和各种肾盂造影能得到更多的资料，所以超声对结石的检查仅能协助诊断。但对透光结石，X线平片不能显示，而造影片也不能与血块、肿瘤作出鉴别时，超声检查对结石的鉴别诊断还是有帮助的。

④磁共振：磁共振尿路造影对诊断尿路扩张很有效。对96%的尿路梗阻诊断有效，尤其是对于肾功能损害、造影剂过敏、禁忌X线检查者。也适合于孕妇及儿童。

2.鉴别诊断

（1）急性阑尾炎：妊娠早期并发急性阑尾炎比较容易作出诊断。但在妊娠中、晚期急性阑尾炎症状与体征很不典型，易与尿石症引起的疼痛相混淆。通过严密观察病情的进展，连续做白细胞计数，可通过B超辅助诊断。

（2）胆石症：胆结石引起的胆绞痛有时会与尿石引起的绞痛相混淆但胆绞痛的发作大多在饱餐或进高脂肪餐后数小时内，或在腹部受到震动中发作；疼痛多在中上腹或右上腹，常放射至右肩胛处或右肩部，可通过B超辅助诊断。

（3）胰腺炎：尿石症有时须与胰腺炎急性发作进行鉴别。急性胰腺炎最常见的症状为上腹部疼痛、恶心和呕吐，但急性胰腺炎常不易诊断故对有急性上腹痛患者，均应考虑有急性胰腺炎的可能，早期多次测定血清或其他体液淀粉酶含量，对诊断有帮助，必要时行上腹部CT检查可协助鉴别诊断。

（4）卵巢囊肿蒂扭转：肾结石女性患者出现肾绞痛时应注意与卵巢囊肿蒂扭转相鉴别。卵巢囊肿蒂扭转的典型症状为突然发生剧烈腹痛，甚至发生休克、恶心、呕吐。妇科检查发现有压痛显著、张力较大的肿块并有局限性肌紧张。如果扭转发生缓慢，则疼痛较轻，有时扭转能自行复位，疼痛也随之缓解。B超有一定帮助。

（四）治疗

（1）妊娠合并结石首选保守治疗，应根据结石的大小、梗阻的部位、是否存在着感染、有无肾实质损害以及临床症状来确定治疗方法。原则上对于结石较小、没有引起严重肾功能损害者,采用综合排石治疗,包括多饮水、适当增加活动量、输液利尿、解痉、止痛和抗感染等措施促进排石。

(2)对于妊娠的结石患者,保持尿流通畅是治疗的主要目的。通过局麻下经皮肾穿刺造瘘术、置入双J管或输尿管支架等方法引流尿液,可协助结石排出或为以后治疗结石争取时间。妊娠期间麻醉和手术的危险很难评估,妊娠前3个月(早期)全麻会导致畸胎的概率增加,但是,一般认为这种机会很小。提倡局麻下留置输尿管支架,建议每月更换1次支架管以防结石形成被覆于支架管。肾积水并感染积液者,妊娠22周前在局麻及B超引导下进行经皮肾造瘘术为最佳选择,引流的同时尚可进行细菌培养以指导治疗。与留置输尿管支架管一样,经皮肾穿刺造瘘也可避免在妊娠期进行对妊娠影响较大的碎石和取石治疗。

(3)约30%的患者因保守治疗失败或结石梗阻而并发严重感染、急性肾衰竭而最终需要手术治疗。妊娠合并结石不宜进行ESWL、PNL与URS治疗。但亦有报道对妊娠合并结石患者进行手术,包括经皮肾穿刺造瘘术、置入双J管或输尿管支架、脓肾切除术、肾盂输尿管切开取石术、输尿管镜取石或碎石甚至经皮肾镜取石术。但是,如果术中出现并发症则极难处理,一般不提倡创伤较大的治疗方法。

四、妊娠合并多囊肾

多囊肾,又名Potter(I)综合征,发病率为1/1000,占全部终末肾衰竭病因的8%~10%。囊肿可出现在任何年龄,但常常出现于青春期或成年的早期。常伴有多囊肝或脾脏和胰腺囊肿、颅内动脉瘤,故又称多囊病。

(一)病因、发病机制及病理

1.发病原因

胚胎发育过程中,肾曲细管与集合管或肾曲细管与肾盏全部或部分连接前肾脏发育终止,分泌的尿液排出受阻,肾小球和肾小管产生潴留性囊肿。

2.发病机制

本病为常染色体显性遗传病,其主要的发病机制尚不明确,可能是变异的上皮细胞生长分泌细胞外基质导致肾囊性病变,肾囊性病变以结节分化开始。囊随液体增多而增大,压迫肾实质,引起临床症状。

3.病理

多囊肾多发生在双侧肾脏,单侧极为少见,即使肉眼见肾囊肿为单侧,病理检查时亦可在另一侧肾脏发现早期肾囊肿变化。多囊肾系肾小管进行性扩张,导致囊肿形成、阻塞、继发感染、破裂出血与慢性肾功竭。患侧肾脏常较正常侧增大2~3倍,大囊肿内液体可达数千毫升,小囊肿直径可小至0.1cm。解剖时肾脏呈蜂窝状,囊与囊之间和囊与肾盂之间互不相通,肾实质受肾囊肿压迫可发生萎缩;肾小球呈玻璃样变;多数患者存在间质性肾炎。

(二)临床表现

1.疼痛

腰痛或腹痛为最常见症状。大多为隐痛、钝痛,固定于一侧或两侧,可放射到腰背或下腹部。疼痛如突然加剧,常为囊内出血或继发感染。

2.血尿和蛋白尿

有 25%～50%患者有血尿,可表现为镜下血尿或肉眼血尿。血尿主要因囊壁血管被过度牵拉发生破裂所致。有 70%～90%患者有蛋白尿,一般量不多,24 小时定量常在 2g 以下。

3.高血压

有 70%～75%患者发生高血压,所以妊娠期孕妇常合并妊高征,可引起多囊肾病情发生恶化。

4.腹部肿块

妊娠期随着子宫长大,腹部不易扪及肿大的多囊肾。但在非妊娠期体型消瘦的患者,有 50%～80%可扪及腹部肿块。

5.感染

多囊肾常合并泌尿道感染。急性感染或化脓时表现为寒战、高热、尿频、脓尿等。

6.肾衰竭

晚期病例由于囊肿压迫,并发肾盂肾炎等原因破坏肾实质而引起肾功能衰竭。

(三)诊断和鉴别诊断

根据多囊肾阳性家族史及临床表现,可作出多囊肾存在的可能性,结合尿液及超声检查可确立多囊肾的诊断。多囊肾确诊后应注意有无其他部位病变,如多囊肝。

1.诊断

(1)尿常规:早期尿常规无异常,中晚期可有镜下血尿,部分患者出现蛋白尿,伴结石和感染时有白细胞和脓细胞。

(2)尿渗透压测定:病程早期即可出现肾浓缩功能受损表现。

(3)肾功能测定:血清肌酐和尿素氮随肾代偿功能的丧失呈进行性升高,肌酐清除率亦为较敏感的指标。

(4)B超:肾脏外形增大,显示双肾区为数众多之液性暗区,大小不等,边缘整齐。

(5)影像学检查:腹部平片、IVU、CT、腹部平片肾影增大,外观不规则。IVU

双侧肾盂肾盏受压变形,呈蜘蛛状。肾盏变平而宽,盏颈拉长变细,常呈弯曲状。肾功能不全时,肾脏显影时间延迟甚至不显影。CT 显示双肾增大,外形呈分叶状,由多数充满液体的薄壁囊肿,亦可同时发现肝、脾、胰腺囊肿。妊娠期 X 线及 CT 对胎儿有一定影响,故不宜作妊娠期多囊肾的辅助检查。

2.鉴别诊断

(1)肾积水:也可表现为腰部胀痛及腰腹部囊性肿块。但尿路造影显示肾盂肾盏扩张,其间没有分隔,也无受压、伸长改变,肾皮质变薄,并可明确梗阻的原因。B 超示肾脏体积增大,肾实质变薄,中间为液性暗区。

(2)单纯性肾囊肿:多为单侧。IVU 检查示肾影局部增大,边缘呈半球状突出,肾盂或肾盏有弧形压迹。B 超检查示肾实质内边缘清楚的圆形液性暗区。CT 检查血肾脏局部圆形、壁薄且光滑、不强化的囊性占位。

(3)多房性肾囊肿:可有血尿、腰痛、高血压及腰腹部肿块,但无肾功能损害。B 超及 CT 检查见局限于单侧肾脏内的单个囊性肿块,内有许多间隔,将囊肿分为多个互不相通的小房。

(4)肾肿瘤:有血尿、腰痛和肾脏肿块,但无慢性肾功能损害。肿块多发生于单侧肾脏,且 B 超和 CT 检查示边缘不清楚的实质性占位。肾动脉造影可发现肿块边缘血管增多,肿块内散在斑点状造影剂聚集。

(四)治疗

(1)产前检查:妊娠合并多囊肾为高危妊娠,妊娠期易并发妊高征、肾盂肾炎,故应定期检查与随访。除常规检查外应注意肾功能的变化,积极防治妊高征,防止多囊肾病情恶化。发生泌尿道感染时,应使用广谱抗生素,因肾盂肾炎可诱发肾功能衰竭。

(2)终止妊娠的问题:年轻而无并发症孕妇,常能使妊娠达到足月,并经阴道分娩。如肾功能进行性恶化,应考虑终止妊娠,估计短期内不能经阴道分娩者可采取剖宫产手术。

(3)多囊肾本身无特殊治疗方法,往往预后较差。近年来肾移植术的进展,使多囊肾的治疗前景明显好转。

(4)多囊肾为遗传性疾病,孕前告知该疾病遗传的风险,有多囊肾的孕妇,胎儿发生多囊肾的风险增高;需要产前胎儿超声畸形筛查,排除胎儿多囊肾可能。

五、妊娠合并肾病综合征

肾病综合征是多种原因引起的大量蛋白尿、低白蛋白血症、水肿伴或不伴有高脂血症为特征的一组综合征。

（一）病因

增殖性或膜性增殖性肾小球肾炎、脂性肾病、狼疮肾炎、家族性肾炎、糖尿病性肾病、梅毒、淀粉样变性、肾静脉血栓、重金属或药物中毒以及过敏等均可引起该综合征，发生于妊娠晚期的肾病综合征的最常见原因是重度妊娠期高血压疾病。

（二）病理

肾小球滤过功能的结构基础是肾小球滤过膜。它有三层结构，即肾小球毛细血管内皮细胞、基膜和肾小囊脏层上皮细胞。其中毛细血管内皮细胞上有许多直径 $50\sim100nm$ 的小孔称为窗孔，它可以防止血细胞通过，对血浆蛋白基本无阻挡作用。基膜层含有微纤维网，上面有直径仅 $4\sim8nm$ 的网孔，这层是滤过膜的主要滤过屏障。肾小囊上皮细胞有足突相互交错形成裂隙，其小孔直径在 $4\sim14nm$。上述结构组成对蛋白过滤起屏障作用，一旦此屏障作用遭受损害，蛋白滤过和丧失超过一定程度和时间时，临床上即可出现肾病的表现。至于肾病产生高脂血症的机制尚不十分明确，但血脂过高乃继发于蛋白代谢异常。尿蛋白大量丧失时，由于肝脏合成白蛋白增加，合成脂蛋白亦同时增加，成为高脂血症的原因。此外，脂蛋白脂酶活力下降使脂质清除力降低，亦为部分原因。由于大量蛋白自尿中丢失，而产生低蛋白血症，致血浆渗透压降低，血管内水分向组织间转移，致血容量减少，血液浓缩。子宫胎盘血液灌注不足，影响营养供应导致胎儿生长受限，缺氧还导致胎儿发生缺血缺氧性脑病，甚至死亡。由于血流迟缓，再加以伴发的高脂血症加剧了血液的高凝状态，容易发生血栓。

（三）临床表现

1. 水肿

初多见于踝部，呈凹陷性，继则延及到全身，清晨起床时面部水肿明显。

2. 心血管系统症状

类似妊娠高血压表现。

3. 并发症

（1）感染：与蛋白质营养不良、免疫球蛋白水平低下有关。在发现抗生素之前，本综合征患者主要死于感染。常见感染部位有呼吸道、泌尿道、皮肤和原发性腹膜炎等。临床表现常不明显（尤其在应用糖皮质激素治疗时）。

（2）血栓、栓塞性并发症：与血液浓缩、高黏状态、抗凝因子缺乏和纤溶机制障碍有关。多为肾静脉血栓，次为下肢静脉血栓，甚至冠状血管血栓。可伴发致死性肺栓塞。

（3）营养不良：孕妇本身多种营养代谢障碍，且易致宫内生长发育迟缓。

（4）肾功能损伤：可因严重的循环血容量不足而致肾血流量下降，发生一过性肾前性氮质血症。经扩容、利尿治疗后恢复。另可出现无低血容量表现、无任何诱因突发的肾功能急骤恶化,胶体溶液扩容后不能利尿反而引起肺水肿,常需透析治疗,多能于 7 周左右自然缓解,称之为特发性急性肾衰竭。另外也可引起真性肾小管坏死或近端肾小管功能紊乱。

(四)诊断

1.辅助检查

(1)尿检查:24 小时尿蛋白定量＞3g/d,高者可达 5g/d 或以上,合并其他肾脏疾病时,尿中出现红、白细胞和(或)细胞与颗粒管型。

(2)生化测定:胆固醇及血脂水平增高;白蛋白水平降低,白、球蛋白比例倒置;血尿素氮、肌酐可有不同程度的增高。

(3)其他相关疾病的实验室所见:轻中度贫血、血糖水平增高、梅毒血清反应阳性、自身抗体或抗核抗体阳性等。

2.诊断标准

(1)确诊肾病综合征:①大量蛋白尿＞3.5g/d.②低白蛋白血症,白蛋白＜30g/L;③水肿;④高胆固醇血症(＞5.7mmol/L,＞220mg)。其中①、②为诊断必需,①、②、③或①、②、④或①、②、③、④均可诊断本病。单纯肾病综合征:①、②。

(2)确认病因:必须首先除外继发性病因和遗传性疾病,才能诊断为原发性肾病综合征,最好进行肾活检,做出病理诊断。

(3)判定有无并发症。

(五)鉴别诊断

1.狼疮性肾炎

好发于中、青年女性,呈现多系统损害,血清补体 C3 持续降低,血沉升高,循环免疫复合物阳性,出现多种自身抗体,尤其是 dsDNA(＋)。肾脏病变部分呈肾病综合征表现。多系统损害,尤其是血清学、免疫学检查,有助于鉴别诊断。

2.糖尿病肾病

患糖尿病数年后出现的尿液改变,尿中出现蛋白,逐渐出现肾病综合征改变。原发病病史对鉴别诊断有意义。

3.过敏性紫癜性肾炎

起病于青少年,有典型的皮疹,可伴发关节疼痛、腹痛及黑便,皮疹出现 1～4 周以后出现肾损害,部分出现肾病综合征。

4.其他

肾淀粉样变性及骨髓瘤肾病少见,肾淀粉样变性确诊需要组织活检病理检查,刚果红染色阳性为本病的特征性改变。骨髓瘤肾病可出现骨痛,扁骨 X 线出现穿髓样空洞,血清中单株球蛋白增高,血浆蛋白电泳出现 M 带,累及肾脏时呈肾病综合征表现。确诊需要骨髓穿刺,可见大量骨髓瘤细胞。

（六）治疗

1.孕前

严重肾病综合征伴有肾功能不全者不宜妊娠,宜采用避孕措施。

2.妊娠期

（1）饮食:以高质量蛋白、低钠饮食为主。有氮质血症时,蛋白摄入量必须适当限制。

（2）大剂量皮质类固醇制剂冲击治疗:抑制免疫反应,稳定细胞膜,减少渗出,减轻水肿及蛋白尿,但在孕早期应慎用。首次治疗一般为泼尼松 $1mg/(kg \cdot d)$,经治疗 8 周后,有效者应维持应用,然后逐渐减量,一般每 1～2 周减原剂量的 10% ～ 20% ,剂量越少递减的量越少,速度越慢。激素的维持量和维持时间因病例不同而异,以不出现临床症状而采用的最小剂量为度,以低于 $15mg/d$ 为满意。对如系统性红斑狼疮引起的严重肾病综合征可予以静脉激素冲击治疗。冲击疗法的剂量为甲泼尼松龙 $0.5～1g/d$,疗程 3～5 天,但根据临床经验,一般选用中小剂量治疗,即泼尼松龙 $240～480mg/d$,疗程 3～5 天,1 周后改为口服剂量。长期应用激素可产生很多不良反应,如加剧高血压、促发心衰;又如伴发感染症状可不明显,特别容易延误诊断,使感染扩散。激素长期应用可加剧肾病综合征的骨病,甚至产生无菌性股骨颈缺血性坏死。

（3）细胞毒性药物和免疫抑制剂:环磷酰胺和苯丁酸氮芥孕期禁用,有学者开始运用环孢霉素 A(CyA)治疗 SLE 肾病。它是一种有效的细胞免疫抑制剂,近年已试用于各种自身免疫性疾病的治疗。目前临床上以微小病变、膜性肾病和膜增生性肾炎疗效较肯定。CyA 最大优点是减少蛋白尿及改善低蛋白血症疗效可靠,不影响生长发育和抑制造血细胞功能。但此药亦有多种不良反应,最严重的不良反应为肾、肝毒性。CyA 的治疗剂量为 $3～5mg/(kg \cdot d)$,一般在用药后 2～8 周起效,但个体差异很大,个别患者则需更长的时间才有效,见效后应逐渐减量。用药过程中出现血肌酐升高应警惕 CyA 中毒的可能。

（4）监测血凝指标:如 PAGT 升高可予以阿司匹林口服,D-二聚体升高可予以低分子肝素治疗。

（5）补充白蛋白,纠正胎儿宫内发育迟缓。但对有些胎儿宫内营养不良效果并不明显,同时由于肾小球滤过膜损伤,输入的蛋白往往在 1～2 天内即经肾脏从尿中排出,故应严格掌握适应证,即严重的水肿,且单纯应用利尿剂无效,合并胎儿宫内发育迟缓,使用利尿剂后出现血容量不足表现。

（6）应用免疫球蛋白,抑制其免疫反应,减少肾小球滤过膜损伤的同时,也补充血浆总蛋白含量,但其疗效尚在观察。

（7）解痉、降压、利尿等对症支持治疗,定期检查 24 小时尿蛋白、血浆蛋白以及肾功能,如病情恶化必须考虑终止妊娠。孕 32 周后应定期检查胎儿胎盘功能,B 超生物物理评分,多普勒脐动脉、肾动脉、大脑中动脉检查,积极防治妊高征。

(8)适时终止妊娠,目前治疗 NSP 尚无确实有效的方法,终止妊娠可使病情在短时间内改善。为了保证孕产妇及胎儿生命安全,酌情适时终止妊娠至关重要。终止妊娠指征:一是发病孕周早、病程长,孕期监测中出现腹水或胎盘功能不良,特别是明显的胎儿宫内发育迟缓,治疗效果不好者;二是妊娠已达 34 周且合并腹水,治疗效果不好者;三是伴有严重的合并症,如心、肾衰竭,以及高血压危象、胎盘早剥、溶血、肝酶升高和低血小板计数综合征等。终止妊娠后继续监测患者病情变化及肾功能,如持续蛋白尿或合并肾功不良,应酌情转内科治疗。

(9)中医中药治疗:黄芪静脉滴注或口服可减轻尿蛋白。

(七)预后

1.肾病综合征对母儿的影响

它对妊娠的主要影响是并存的妊娠期高血压疾病以及胎儿生长受限、早产、胎死宫内或低出生体重儿等的发生率增高。影响的程度取决于致病原因及肾功能不全的程度。轻度肾功能不全,又不伴高血压者发生孕期并发症的机会少;若致病因素能消除(如梅毒或药物引起者),则预后较好。

2.妊娠对肾病综合征的影响

妊娠对轻度肾功能不全者无不良影响,但某些胶原病例外。由于孕期肾血流量增加,肾静脉压力增高可致病情加重,尿蛋白排出量增多;另外,血液浓缩、血流迟缓等增加了血栓形成的机会,一旦发生肾静脉血栓梗死,将使肾功能进一步恶化。长期随诊发现至少 20% 的患者将发展至终末期肾衰竭,需要进行透析或肾移植。

第七章 异常分娩

第一节 产道异常

产道异常包括骨产道及软产道异常,以骨产道异常多见。产道异常使胎儿娩出受阻。分娩时应通过产科检查,评估骨盆大小与形态,明确狭窄骨盆的类型和程度,并结合产力、胎儿等因素,综合判定,决定分娩方式。

一、骨产道异常

骨盆径线过短或形态异常,致使骨盆腔小于胎先露部可通过的限度,阻碍胎先露部下降,影响产程顺利进展,称为狭窄骨盆。狭窄骨盆可以为一个径线过短或多个径线同时过短,也可以为一个平面狭窄或多个平面同时狭窄。当一个径线狭窄时,要观察同一个平面其他径线的大小,再结合整个骨盆腔大小与形态进行综合分析,作出正确判断。

(一)分类

1.骨盆入口平面狭窄

以扁平型骨盆为代表,主要为骨盆入口平面前后径狭窄。以对角径为主,分3级。扁平型骨盆常见以下两种类型:

(1)单纯扁平骨盆:骨盆入口呈横扁圆形,骶岬向前下突出,使骨盆入口前后径缩短而横径正常。

(2)佝偻病性扁平骨盆:骨盆入口呈横的肾形,骶岬向前突,骨盆入口前后径短。骶骨变直向后翘。尾骨呈钩状突向骨盆出口平面。由于坐骨结节外翻,耻骨弓角度增大,骨盆出口横径变宽。

2.中骨盆平面狭窄

中骨盆平面狭窄较入口平面狭窄更常见,主要见于男型骨盆及类人猿型骨盆,以坐骨棘间径和中骨盆后矢状径为主,分3级。

3.骨盆出口平面狭窄

常与中骨盆平面狭窄相伴行,主要见于男型骨盆,以坐骨结节间径及骨盆出口后矢状径狭窄为主,分3级。中骨盆平面和出口平面的狭窄常见以下两种类型:

(1)漏斗型骨盆:骨盆入口各径线值正常,两侧骨盆壁内收,状似漏斗得名。其特点是中骨盆及骨盆出口平面均明显狭窄,使坐骨棘间径和坐骨结节间径缩短,坐骨切迹宽度(骶棘韧带宽度)<2横指,耻骨弓角度<90°,坐骨结节间径加出口后矢状径<15cm,常见于男型骨盆。

(2)横径狭窄骨盆:与类人猿型骨盆类似。骨盆各平面横径均缩短,入口平面呈纵椭圆形。常因中骨盆及骨盆出口平面横径狭窄导致难产。

4.骨盆三个平面狭窄

骨盆外形属正常女型骨盆,但骨盆三个平面各径线均比正常值小2cm或更多,称为均小骨盆,多见于身材矮小、体形匀称的妇女。

5.畸形骨盆

畸形骨盆指骨盆失去正常形态及对称性,包括跛行及脊柱侧凸所致的偏斜骨盆和骨盆骨折所致的畸形骨盆。偏斜骨盆的特征是骨盆两侧的侧斜径(一侧髂后上棘与对侧髂前上棘间径)或侧直径(同侧髂后上棘与髂前上棘间径)之差>1cm。骨盆骨折常见于尾骨骨折使尾骨尖前翘或骶尾关节融合使骨盆出口前后径缩短,导致骨盆出口狭窄而影响分娩。

(二)诊断

骨盆有无异常是判断能否顺利分娩重要条件,因而,考虑阴道分娩时,必须首先了解骨盆的大小和形态。

1.临床表现

病史,询问孕妇幼年有无佝偻病、脊髓灰质炎、脊柱和髋关节结核及外伤史。对经产妇须了解既往分娩史,如产程长短、分娩方式、新生儿体重、有无产伤及出生后情况等。

(1)症状

①入口平面狭窄。a.胎先露及胎方位异常:骨盆入口狭窄影响胎先露的正常衔接,孕妇可出现尖腹或悬垂腹。胎位异常有臀先露、颜面位或肩先露。若头先露,则出现跨耻征阳性、不均倾位、高直位等。b.产程进展异常:临床上常表现为潜伏期及活跃期早期延长。相对性头盆不称经充分试产,抬头衔接后,产程可进展顺利。绝对性头盆不称导致产程停止。同时多表现先露下降受阻。c.其他:胎先露对前羊膜囊压力不均或胎先露高浮,使胎膜早破和脐带脱垂发生率增高。骨盆狭窄伴有宫缩过强时,因产道梗阻,产妇出现腹痛难忍、血尿,甚至出现病理性缩复环等先兆子宫破裂症状,不及时处理可导致子宫破裂。

②中骨盆平面狭窄。a.胎方位异常:胎头下降至中骨盆时,由于内旋转受阻,常出现持续性枕横位或枕后位等异常胎方位。b.产程进展异常:潜伏期及活跃期早期进展顺利,但活跃期晚期及第二产程延长或出现停滞,胎头下降延缓或停滞。

c.其他:当胎头受阻于中骨盆时,有一定可塑性的胎头开始变形,颅骨重叠,胎头受压,使软组织水肿,产瘤较大,严重时可发生脑组织损伤、颅内出血及胎儿宫内窘迫。若中骨盆狭窄程度严重,宫缩又较强,可发生先兆子宫破裂及子宫破裂。强行阴道助产,可导致严重软产道裂伤及新生儿产伤。常继发宫缩乏力,胎头在产道内滞留过久,压迫尿道及直肠,致排便困难,甚至尿瘘或粪瘘。

③骨盆出口平面狭窄。骨盆出口平面狭窄与中骨盆平面狭窄常同时存在。若单纯骨盆出口平面狭窄者,第一产程进展顺利,胎头达盆底受阻,引致第二产程停滞,继发性宫缩乏力,胎头双顶径不能通过出口横径,强行阴道助产,可导致软产道、骨盆底肌肉及会阴严重损伤。

(2)体征

①测量身高,孕妇身高<145cm应警惕均小骨盆。观察孕妇体型,步态有无跛足,有无脊柱及髋关节畸形,米氏菱形窝是否对称,有无尖腹及悬垂腹等。

②腹部检查。a.腹部形态:观察腹型,尺测子宫长度及腹围。b.胎位异常:臀先露、肩先露、持续性枕横位、枕后位等。c.估计头盆关系:正常情况下,部分初孕妇在预产期前2周,经产妇于临产后,胎头应入盆。若已临产,胎头仍未入盆,则应充分估计头盆关系。检查头盆是否相称的具体方法:孕妇排空膀胱,仰卧,两腿伸直,检查者将手放在耻骨联合上方,将浮动的胎头向骨盆腔方向推压。若胎头低于耻骨联合前表面,表示胎头可以入盆,头盆相称,称胎头跨耻征阴性;若胎头与耻骨联合前表面在同一平面,表示可疑头盆不称,称胎头跨耻征可疑阳性;若胎头高于耻骨联合前表面,表示头盆明显不称,称胎头跨耻征阳性。对出现跨耻征阳性的孕妇,应让其取两腿屈曲半卧位,再次检查胎头跨耻征,若转为阴性,提示为骨盆倾斜度异常,而不是头盆不称。

2.辅助检查

(1)产程图动态监测:产程图异常表现。

(2)B超:观察胎先露部与骨盆的关系,估计胎儿体重。

(三)治疗

处理原则:明确狭窄骨盆类别和程度,了解胎位、胎儿大小、胎心率、宫缩强弱、宫口扩张程度、破膜与否,结合年龄、产次、既往分娩史进行综合判断,决定分娩方式。

1.一般处理

在分娩过程中,应安慰产妇,使其精神舒畅,信心倍增,保证营养及水分的摄入,必要时补充电解质和能量。还需注意产妇休息,要监测宫缩强弱,勤听胎心,检查胎先露部下降及宫口扩张程度。

2.分类处理

(1)骨盆入口平面:①明显头盆不称(绝对性狭窄):足月活胎不能入盆,不能经阴道分娩,应在临产后行剖宫产术结束分娩。②轻度头盆不称(相对性狭窄):足月活胎体重<3000g,胎心率正常,枕先露,可在严密监护下试产。如宫口扩张至3~4cm以上,胎膜未破,应人工破膜。破膜后宫缩较强,产程进展顺利,多数能经阴道分娩。试产过程中若出现宫缩乏力,可用催产药静脉滴注加强宫缩。试产2~4小时,胎头仍迟迟不能入盆,宫口扩张缓慢,或伴有胎儿窘迫征象,应及时行剖宫产术结束分娩。③临界性骨盆:正常胎儿大多数可自然分娩,仍需严密观察产程进展。

(2)中骨盆平面:中骨盆平面狭窄,胎头俯屈及内旋转受阻,易发生持续性枕横位或枕后位。产妇多表现活跃期或第二产程延长及停滞、继发性宫缩乏力等。若宫口开全,胎头双顶径达坐骨棘水平或更低,可经阴道助产。若胎头双顶径未达坐骨棘水平,或出现胎儿窘迫征象,应行剖宫产术结束分娩。

(3)骨盆出口平面:骨盆出口平面是产道的最低部位,临产前对胎儿大小、头盆关系做出充分估计,决定能否经阴道分娩,诊断为骨盆出口狭窄,不应进行试产。若发现出口横径稍狭窄,测量出口横径与出口后矢状径之和估计出口大小。若两者之和>15cm时,多数可经阴道分娩,否则应剖宫产术结束分娩。

(4)骨盆三个平面狭窄的处理:若估计胎儿不大,胎位正常,头盆相称,可以试产;若胎儿较大,有明显头盆不称,应尽早行剖宫产术。

(5)畸形骨盆:其判断难度大,在根据畸形骨盆种类、狭窄程度、胎儿大小、产力等情况进行分析。现多采用剖宫产术结束妊娠。

二、软产道异常

软产道由阴道、宫颈、子宫下段及骨盆底软组织构成。软产道异常同样可致异常分娩。软产道异常可由先天发育异常及后天疾病因素引起。

(一)阴道异常

1.阴道横隔

多位于阴道上、中段,在横隔中央或稍偏一侧常有一小孔,易被误认为外口、在分娩时应仔细检查。阴道横隔影响胎先露部下降,当横隔被撑薄,此时可在直视下自小孔处将横隔作X形切开。待分娩结束再切除剩余的隔,用可吸收线间断或连续锁边缝合残端。若横隔高且坚厚,阻碍胎先露部下降,则需行剖宫产术结束分娩。

2.阴道纵隔

阴道纵隔若伴有双子宫、双宫颈,位于一侧子宫内的胎儿下降,通过该侧阴道分娩时,纵隔被推向对侧,分娩多无阻碍。当阴道纵隔发生于单时,有时纵隔位于胎先露部的前方,胎先露部继续下降,若纵隔薄可自行断裂,分娩无阻碍。若纵隔厚阻碍胎先露部下降时,须在纵隔中间剪断,待分娩结束后,再剪除剩余的隔,用可吸收线间断或连续锁边缝合残端。

3.阴道包块

包括阴道囊肿、阴道肿瘤和阴道尖锐湿疣。阴道壁囊肿较大时,阻碍胎先露部下降,此时可行囊肿穿刺抽出其内容物,待分娩后再选择时机进行处理。阴道内肿瘤阻碍胎先露部下降而又不能经阴道切除者,应行剖宫产术,原有病变待分娩后再行处理。较大或范围广的尖锐湿疣可阻塞产道,阴道分娩可能造成严重的阴道裂伤,以行剖宫产术为宜。

(二)宫颈异常

1.宫颈粘连和瘢痕

宫颈粘连和瘢痕可为损伤性刮宫、感染、手术和物理治疗所致。宫颈粘连和瘢痕易致宫颈性难产。轻度的宫颈膜状粘连可试行粘连分离、机械性扩展或放射状切开,严重的粘连和瘢痕应行剖宫产术。

2.宫颈坚韧

常见于高龄初产妇,成熟不良,缺乏弹性或精神过度紧张使宫颈挛缩,不易扩张。分娩时可于两侧各注入 0.5% 利多卡因 5～10mL,若不见缓解,应行剖宫产术。

3.宫颈水肿

多见于扁平骨盆、持续性枕后位或潜伏期延长,宫口未开全时过早使用腹压,致使前唇长时间被压于胎头与耻骨联合之间,血液回流受阻引起水肿,影响扩张。轻者可抬高产妇臀部,减轻胎头对压力,也可于两侧各注入 0.5% 利多卡因 5～10mL,待宫口近开全时,用手将水肿的前唇上推,使其逐渐越过胎头,即可经阴道分娩。若经上述处理无明显效果,可行剖宫产术。

4.宫颈癌

癌肿质硬而脆,经阴道分娩易致宫颈裂伤、出血及癌肿扩散,应行剖宫产术。

(三)子宫异常

1.子宫畸形

包括纵隔子宫、双子宫、双角子宫等,子宫畸形时难产发生概率明显增加;胎位和胎盘位置异常的发生率增加;易出现子宫收缩乏力、产程异常、扩张慢和子宫破裂。子宫畸形合并妊娠者,临产后应严密观察,适当放宽剖宫产手术指征。

2.瘢痕子宫

包括曾经行剖宫产、穿过子宫内膜的肌瘤挖除、输卵管间质部及宫角切除、子宫成形等手术后形成的瘢痕子宫,这类妇女再孕分娩时子宫破裂的风险增加。由于初次剖宫产后再孕分娩者增加,应当注意并非所有曾行剖宫产者再孕后均须剖宫产。剖宫产术后再次妊娠阴道分娩应根据前次剖宫产术式、指征、术后有无感染、术后再孕间隔时间、既往剖宫产次数、有无紧急剖宫产的条件以及本次妊娠胎儿大小、胎位、产力及产道情况等综合分析决定。若只有一次剖宫产史、切口为子宫下段横切口、术后无感染、两次分娩间隔时间超过 18 个月,且胎儿体重适中时,剖宫产术后再次妊娠阴道试产成功率较高。

(四)盆腔肿瘤

1.子宫肌瘤

较小的肌瘤且无阻塞产道可经阴道分娩,肌瘤待分娩后再行处理。子宫下段及部位的较大肌瘤可占据盆腔或阻塞骨盆入口,阻碍胎先露部下降,宜行剖宫产术。

2.卵巢肿瘤

妊娠合并卵巢肿瘤时,由于卵巢随子宫提升,子宫收缩的激惹和胎儿先露部下降的挤压,卵巢肿瘤容易发生蒂扭转、破裂。卵巢肿瘤位于骨盆入口阻碍胎先露衔接者,应行剖宫产术,并同时切除卵巢肿瘤。

第二节　产力异常

产力是分娩的动力,是将胎儿及其附属物经过产道排出体外的力量,它包括子宫收缩力、腹压及肛提肌收缩力。子宫收缩力是临产后的主要产力,贯穿于分娩全过程,而腹压和肛提肌收缩力是临产后的辅助产力,协同子宫收缩,促进胎儿及其附属物娩出,仅在子宫颈口开全后起作用,特别是在第二产程末期的作用更大,第三产程中还可促使胎盘娩出。产力是决定分娩的重要因素之一。

临产后,正常的子宫收缩力能使宫颈管消失、宫口扩张、胎先露部下降、胎儿和胎盘娩出。宫缩时是非自主性的,一旦进入产程,宫缩不依赖于子宫外的控制。临产后的宫缩具有节律性、对称性和极性、缩复作用三个特点。宫缩的节律性是临产的标志。每次宫缩都是由弱到强(进行期),维持一定时间(极期),随后从强逐渐减弱(退行期),直至消失,进入间歇期。正常宫缩起自两侧子宫角部,迅速向宫底中线集中,左右对称,再以 2cm/s 的速度向子宫下段扩散,持续时间约 15 秒,均匀协调地遍及整个子宫,此为宫缩的对称性。宫缩以宫底部最强、最持久,向下逐渐减弱,宫底部收缩力的强度几乎是子宫下段的两倍,此为宫缩的极性。每当宫缩时,子宫体部肌纤维缩短变宽,间歇期肌纤维虽然松弛变长变窄,但不能恢复到原来长度,此为缩复作用。经反复收缩,子宫体部的肌纤维逐渐变粗变短,致使子宫体部越来越厚,越来越短,而子宫下段被动扩展延长,宫腔容积逐渐缩小,迫使胎先露下降至子宫下段,直至通过宫颈将胎儿娩出。

无论何种原因致使子宫收缩丧失了节律性、对称性和极性,收缩强度或频率过强或过弱,称为子宫收缩力异常,简称产力异常,其临床表现较为复杂,尚缺乏一种简单、准确的测量方法和标准。

一、子宫收缩乏力

(一)病因

子宫收缩功能取决于子宫肌源性、精神源性及激素调节体系中的同步化程度,三者之中任何一方功能异常均可直接导致产力异常。

1.产道及胎儿因素

骨盆大小和形态异常、胎儿过大或胎位异常均可形成胎盆不称,阻碍胎先露部下降,临产后若不能克服阻力或胎儿先露部不能紧贴子宫下段和子宫颈部而反射性刺激子宫收缩,致使原属正常的子宫收缩逐渐减弱,可出现继发性子宫收缩乏力,是引起难产的常见原因。

2.精神心理因素

不良的心理状态可以导致产力异常,特别是初产妇分娩时害怕疼痛、出血、发生难产等。临产前产妇这种紧张、焦虑、过早兴奋等情绪可通过中枢神经系统引发一系列不良反应,如交感神经兴奋,肾上腺素作用于子宫,可减少子宫收缩次数或发生不规则宫缩,致使产程延长或引发难产。

3.子宫因素

子宫发育不良,子宫畸形都可影响子宫收缩功能,子宫壁过度膨胀(如巨大儿、羊水过多、多胎妊娠等)可使子宫失去正常的收缩能力;子宫肌纤维变性,结缔组织增生或合并子宫肌瘤,尤其是肌壁间肌瘤时,可影响子宫收缩的对称性和极性,导致子宫收缩乏力。

4.内分泌和代谢失调

临产后产妇体内雌激素、缩宫素、前列腺素、乙酰胆碱等分泌不足,孕激素水平下降缓慢,子宫对前四者的敏感性降低,以及电解质浓度异常(如低钾、钠、钙、镁等)等均可直接影响子宫肌纤维的收缩力。胎儿肾上腺系统发育未成熟时,使胎儿胎盘单位合成与分泌硫酸脱氢表雄酮量少,致使宫颈成熟欠佳,亦可引起原发性宫缩乏力。

5.药物因素

妊娠晚期尤其是临产后使用大剂量解痉、镇静、镇痛药物,例如哌替啶、硫酸镁、地西泮、前列腺素拮抗剂等,可使子宫收缩受到抑制。行硬膜外麻醉无痛分娩或产妇衰竭时,亦可影响子宫收缩力使产程延长。

6.其他因素

产妇患有急、慢性疾病。临产后产妇休息不好、进食减少甚至呕吐,体力消耗大、过度疲劳均可致宫缩乏力。产妇尿潴留或于第一产程后期过早使用腹压向下屏气等均可影响子宫收缩。有研究发现,组织中低氧自由基水平同时伴有 Ca^{2+}-ATP 酶、细胞色素 C 氧化酶、琥珀酸脱氢酶活性降低,与子宫肌层收缩活性紊乱有关。

(二)临床表现和诊断

1.协调性子宫收缩乏力(低张性)

特点是子宫收缩虽有节律性、极性和对称性,但收缩弱而无力,强度不够,持续时间短而间歇时间长。在宫缩的高峰期子宫体不隆起,以手指按压子宫底部肌壁仍可出现凹陷。根据羊膜腔内压力的测定,如宫缩时的子宫张力小于 15mmHg,则不足以使宫颈以正常的速度扩张、胎先露部不能如期下降,使产程延长,甚至停滞,故又称为低张性子宫收缩乏力。产妇可有轻度不适,一般对胎儿影响不大,但若未及时发现,导致产程拖延时间太久,则对母儿产生不良影响。协调性宫缩乏力主要见于宫颈扩张活跃期。

2.不协调性子宫收缩乏力(高张性)

是指子宫收缩缺乏节律性、对称性和极性。子宫收缩的兴奋点发自子宫的某处、多处或子宫两角的起搏点不同步,宫缩的极性倒置,此起彼伏的收缩,导致宫缩间歇期子宫壁也不能完全放松,宫缩后腹痛也不能完全缓解。产妇往往自觉宫缩强,腹痛剧烈,拒按,精神紧张,体力衰竭。由于宫缩的极性异常,影响子宫平滑肌有效的收缩和缩复,不能使宫口扩张和胎先露下降,属于无效宫缩,故又称为高张性子宫收缩乏力。多发生于潜伏期。

协调性与不协调性子宫收缩乏力,根据其发生时期分为:

(1)原发性子宫收缩乏力:系产程开始时即表现为子宫收缩乏力,往往为不协调性子宫收缩乏力,子宫颈口不能正常扩张,因多发生在潜伏期,应与假临产相鉴别。鉴别方法是给予强的镇静剂,若可以使宫缩停止则为假临产,不能停止者为原发性宫缩乏力。产妇往往有头盆不称和(或)胎位异常,胎头无法衔接,不能很好地紧贴子宫下段,以产生反射性的正常子宫收缩。临床上多表现为潜伏期延长,或宫颈扩张活跃早期延缓或停滞。

(2)继发性子宫收缩乏力:系临产初期子宫收缩正常,但至宫颈扩张活跃晚期或第二产程时,子宫收缩减弱,临床上往往表现为协调性宫缩乏力。此种情况常见于持续性枕横位与枕后位,或中骨盆平面狭窄。

诊断宫缩乏力不仅应从临床上进行观察,包括子宫收缩微弱、产程延长情况、对母婴的影响,还需对宫缩开始的形式、内压、强度、频率、持续时间、内压波形等诸多因素全面了解。①宫缩周期(开始收缩至下次开始收缩为一周期):随分娩进展不断变化,如周期延长(>5分钟)可诊断宫缩乏力;②宫缩程度:分娩开始为30mmHg,第二产程为50mmHg,如宫缩在25mmHg以下,并且反复、持续较长时间,可诊断为宫缩乏力。

(三)对母儿的影响

1.对母体的影响

由于子宫收缩乏力,产程延长,产妇往往休息较差,进食少,体力消耗大,出现疲惫、烦躁、口干唇裂、皮肤弹性差等脱水、电解质紊乱现象,并可能合并酸中毒、肠胀气、尿潴留等。第二产程延长,产道受压过久甚至发生尿瘘、粪瘘。产程延长若伴有胎膜破裂时间较长,且有多次肛查及阴道检查,加之产妇一般情况较差,体质虚弱,则容易发生细菌逆行感染,导致子宫收缩乏力、产后出血、产褥感染的发生。若医务人员不恰当的使用,甚至违规使用缩宫素可导致子宫破裂,危及母儿生命。

2.对胎儿的影响

产程延长伴有胎膜破裂过久、羊水流尽,致使胎儿与子宫壁间的脐带受压;不协调性宫缩乏力时宫缩间歇期子宫不能完全放松等因素可妨碍子宫胎盘循环;或伴有阴道逆行性感染时容易发生胎儿窘迫;出生后易发生新生儿肺炎、新生儿败血症、缺氧缺血性脑病等严重并发症。胎儿宫内缺氧还可造成颅内出血。子宫收缩乏力导致产程延长者除需剖宫产以外,阴道手术助产率也相应增加。胎儿宫内缺氧时行阴道手术助产可引起新生儿产伤,尤其加重新生儿颅内出血的发生。

(四)预防及处理

1.预防

应对孕妇进行产前教育,使孕妇了解妊娠及分娩的生理过程。分娩时,对产妇多作解释和具体指导,解除产妇思想顾虑和恐惧心理,做好耐心的解释工作,以增强信心,可以预防精神心理因素所导致的宫缩乏力。目前推行的"导乐分娩"和"家庭化产房"对减少产妇焦虑,稳定情绪,保持正常的产力很有益处。产程中应注意改善全身情况,加强护理,鼓励多进高能量饮食,及时补充水分和营养,必要时可静脉给予5%~10%葡萄糖液500~1000mL及维生素C 1~2g。伴有酸中毒时应补充5%碳酸氢钠,低钾血症时应给予氯化钾静脉缓慢滴注。补充钙剂可提高子宫肌球蛋白及腺苷酶活性,增加间隙连接蛋白数量,增强子宫收缩。要正确使用镇静剂,产妇疲劳时可予以地西泮10mg静脉推注,或哌替啶100mg肌内注射,也可肌内注射苯巴比妥钠0.1~0.2g。产妇在得到充分休息后,子宫收缩可以转强,有利于产程进展。产程中还应督促产妇及时排尿,对膀胱过度充盈而有排尿困难者应予以导尿,以免影响子宫收缩。

2.处理

当出现宫缩乏力时应积极寻找原因,首先考虑有无头盆不称以及严重的胎位异常,如能除外明显的头盆不称及严重胎位不正后才考虑加强宫缩;其次检查宫缩是否协调,若系不协调宫缩乏力应先予以强镇静剂如哌替啶 100mg 或吗啡 10mg 肌内注射,地西泮 10mg 静脉推注使产妇充分休息,宫缩转协调后才能使用其他方法加强宫缩。

(1)协调性子宫收缩乏力

①温肥皂水灌肠:临产后宫口扩张 3cm 以下而胎膜未破裂者,可予以温肥皂水灌肠以促进肠蠕动,排除粪便和积气,反射性刺激子宫收缩。

②人工破膜:宫口扩张 3cm 以上,产程进展延缓或停滞而无明显头盆不称或严重的胎位异常者,可行人工破膜以利胎头下降而直接压迫子宫下段及宫颈,反射性加强子宫收缩而促进产程进展。但破膜前必须先做阴道检查,特别对胎头未衔接者应除外脐带先露,以免破膜后发生脐带脱垂。破膜时间应在两次宫缩之间,推荐在下次宫缩即将开始前这一段时间进行,此时宫腔压力不大,破膜后手指应停留在阴道内,依靠随即而来的宫缩使胎头下降,占据骨盆入口,经过 1～2 次宫缩待胎头入盆后,再将手指取出,以防羊水流出过速而将脐带冲出引起脐带脱垂。

Bishop 用宫颈成熟度评分法,估计人工破膜加强宫缩措施的效果,该评分法满分为 13 分,若产妇得分≤3 分,人工破膜均失败,应该用其他方法;4～6 分的成功率约为 50％,7～9 分的成功率约为 80％,＞9 分均成功。

③缩宫素的应用:在处理协调性子宫收缩乏力时,正确的使用缩宫素十分重要。使用前应除外明显的头盆不称、胎位不正(额位、颏后位、高直后位、前不均倾位等)以及胎儿窘迫。缩宫素可以刺激子宫平滑肌收缩,还可使乳腺导管的肌上皮细胞收缩,外源性缩宫素在母体血中半衰期为 1～6 分钟,可以迅速灭活。当产程中出现协调性子宫收缩乏力而需使用缩宫素加强宫缩时,需掌握低浓度、慢速度及专人守护的原则,具体方法如下:因缩宫素与其受体结合后才能发挥加强宫缩的作用,若用量过大,大部分不能与受体结合,且因足月妊娠子宫对缩宫素的敏感性增加,故主张从小剂量开始给药,即将缩宫素 2.5U 加入 5％葡萄糖液 500mL 中静脉滴注,每毫升溶液中含缩宫素 5mU,开始以每分钟 8 滴(相当于 2mU/min)缓慢滴注,然后根据子宫收缩的反应程度调整,直至达到有效剂量,出现有效宫缩,通常不超过 10mU/min(30 滴/min),最大滴注速度不能超过 20mU/min,当宫缩达到间隔 2～3 分钟,持续 40～60 秒,宫腔内压为 50～60mmHg 时即为有效宫缩,即以最低有效浓度维持有效宫缩。按照分娩生理规律,潜伏期应调整宫缩间隔为 3～4 分钟,活跃期 2～3 分钟,第二产程不少于 2 分钟。用缩宫素静脉滴注时,必须有经过训练、熟悉该药物性质并能处理并发症的医务人员在旁专门观察,定时听诊胎心

音,守候宫缩,有条件者行电子胎心监护,若发现宫缩过强,应立即调整滴速;若出现痉挛性宫缩或胎心异常,须立即停止滴注;若持续用药2～4小时产程仍无进展,则往往并非由产力异,常引起,应重新估计有无头盆不称及胎位不正。

有以下情况者应慎用或禁用缩宫素:头盆不称;子宫过度膨胀(如巨大儿、羊水过多、多胎妊娠);胎位异常(如肩先露、额位、颏后位、高直后位、前不均倾位等);前置胎盘;胎盘早剥;早产(可使新生儿高胆红素血症增加);胎儿宫内窘迫;高龄初产妇;有子宫或子宫颈手术病史(如剖宫产瘢痕子宫、子宫肌瘤剔除术后、子宫颈修补术后等)。

缩宫素使用的并发症。a.缩宫素过敏:产妇对缩宫素极度敏感而引起子宫强直收缩,短期内可导致胎儿窘迫或死亡,母体发生子宫破裂,是应用缩宫素最严重的并发症。为准确了解缩宫素进入产妇血循环的时间,在将缩宫素加入输液瓶内摇匀后,先放掉橡皮管中不含缩宫素的液体,然后输入含有缩宫素的溶液,当缩宫素溶液进入产妇静脉时,应注意观察宫缩是否立即开始,若呈强制性收缩(宫缩持续1分钟以上不消失),提示产妇对缩宫素过于敏感,应立即停止滴注,并给予乙醚麻醉或宫缩抑制剂使子宫放松。如1‰肾上腺素1mL加入5%～10%葡萄糖溶液250mL内静脉滴注,滴流速度不超过5μg/min,或25%硫酸镁20mL加入等量5%～10%葡萄糖溶液缓慢静脉推注。b.胎膜已破的产妇,特别是羊水中混有胎粪的经产妇,缩宫素致宫缩过强时可能发生羊水栓塞。c.第三产程时静脉中快速大量推注缩宫素,可能导致心律失常及低血压。d.持续大量静脉滴注缩宫素,特别是大量静脉补液时,由于缩宫素的抗利尿作用,使水的重吸收增加,可有水中毒的表现,即先有尿量减少,数小时后出现昏迷和抽搐。

低浓度的缩宫素静脉滴注是比较安全的使用方法,过去常用缩宫素滴鼻,但由于浓度和吸收量的不可控性目前已被放弃。除非胎头拨露,已经着冠,仅差2～3次阵缩胎儿即可娩出,产妇又无力向下屏气时,可用缩宫素1～2滴滴鼻,即使有较强的宫缩,也因胎儿即将娩出或以出口产钳牵引娩出而不致受到损害。但无经验者仍以不采用此法为宜。

④地西泮的应用:地西泮能松弛宫颈平滑肌,软化宫颈,促进宫口扩张,同时可以降低母体交感神经系统的兴奋性,使子宫血管张力下降,有助于改善子宫的血液循环。同时,其镇静、抗焦虑及催眠作用可以缓解产妇的紧张情绪及疲惫状态,进而减少产妇体内儿茶酚胺的分泌,有助于加强子宫收缩,适用于宫口扩张缓慢及宫颈水肿时。常用方法为10mg静脉推注,间隔4～6小时可重复使用,与缩宫素联合应用效果更加,此法安全有效,国内比较常用。近年来,间苯三酚(商品名斯帕丰)也广泛使用于产程中,其作用于产程的药物机制与地西泮相似,甚至有学者认为其作用较地西泮更为明显,常用方法为80mg静脉推注。

⑤前列腺素：常用的前列腺素类药物有米索前列醇、卡孕栓及 PGE₂ 凝胶等，临床上多用于促宫颈成熟，在宫颈条件差的足月妊娠引产中，使用前列腺素引产成功率显著高于缩宫素引产。由于前列腺素可能引起过强的宫缩及恶心、呕吐、头痛、心动过速，视力模糊及浅静脉炎等副反应，因此，宫缩乏力时使用前列腺素应严密观察产妇反应及出现过强宫缩。常用的方法包括口服、静脉滴注或局部应用，静脉滴注的剂量为 PCE $20.5\mu g/min$ 或 PGF_2 $0.5\mu g/min$。

此外，针刺合谷、三阴交、太冲、支沟等穴位也可以增强宫缩轻度。

在第一产程中，若经上述处理产程仍无进展或出现胎儿窘迫征象时，应及时行剖宫产术。第二产程若头盆相称出现宫缩乏力，可静脉滴注缩宫素加强产力，同时指导产妇配合宫缩屏气用力，争取经阴道自然分娩；若出现胎儿窘迫征象应尽早结束分娩，胎头双顶径已通过坐骨棘平面且无明显颅骨重叠者可行低位产钳术或胎头吸引术助产分娩；否则，应行剖宫产术。第三产程为预防产后出血，当胎儿前肩娩出后，立即宫体注射缩宫素 20U，胎儿娩出后再以 20U 加入 5% 葡萄糖液 500mL 中静脉滴注，以增强宫缩，促使胎盘剥离、娩出及子宫血窦关闭。产程长、破膜时间长及手术产者，应予以抗生素预防感染。

(2)不协调性子宫收缩乏力：处理原则是调节子宫收缩，使其恢复正常节律性及极性。应给予适量镇静药物，如哌替啶 100mg 或吗啡 10mg 肌内注射（限于估计胎儿在 4 小时内不会娩出者），或安定 10mg 缓慢静推，使产妇能熟睡一段时间，醒后多能恢复协调性子宫收缩，使产程得以顺利进展。需要注意的是，在未恢复协调性子宫收缩前，禁用缩宫素，以免加重病情。对伴有胎儿窘迫征象、明显头盆不称者则禁用强镇静剂，宜早行剖宫产。不协调性子宫收缩乏力难以纠正者也应尽早剖宫产终止妊娠。

二、子宫收缩过强

(一)临床表现及诊断

1.协调性子宫收缩过强

子宫收缩的节律性、对称性及极性均正常，仅子宫收缩力过强、过频。若产道无阻力，产程常短暂，初产妇总产程<3 小时分娩者，称为急产。若存在产道梗阻或瘢痕子宫，宫缩过强可发生病理缩复环甚至子宫破裂。

2.不协调性子宫收缩过强

(1)强直性子宫收缩：子宫收缩失去节律性、无间歇，呈持续性强直性收缩，常见于缩宫剂使用不当。产妇因持续性腹痛常有烦躁不安，腹部拒按，胎心听不清，不易查清胎位。若合并产道梗阻，亦可出现病理缩复环、血尿等先兆子宫破裂征象。

（2）子宫痉挛性狭窄环：子宫局部平滑肌持续不放松，痉挛性不协调性收缩形成的环形狭窄。多因精神紧张、过度疲劳和不适当使用缩宫剂或粗暴实施阴道内操作所致。狭窄环位于胎体狭窄部及子宫上下段交界处如胎儿颈部、腰部，不随宫缩上升，与病理性缩复环不同。产妇可出现持续性腹痛，烦躁不安，胎心时快时慢，扩张缓慢，胎先露部下降停滞，手取胎盘时可在内口上方直接触到此环。第三产程常造成胎盘嵌顿。

（二）对产程及母儿影响

1.对产妇的影响

协调性子宫收缩过强可致急产，易造成软产道裂伤，甚至子宫破裂。不协调性子宫收缩过强形成子宫痉挛性狭窄环或强直性子宫收缩时，可导致产程异常、胎盘嵌顿、产后出血、产褥感染及手术产的概率增加。

2.对胎儿的影响

子宫收缩过强使子宫胎盘血流减少，子宫痉挛性狭窄环使产程延长，均易发生胎儿窘迫、新生儿窒息甚至死亡。胎儿娩出过快，胎儿在产道内压力解除过快，致使新生儿颅内出血。接产准备不充分，新生儿易发生感染、骨折及外伤。

（三）治疗

（1）预防为主，寻找原因，仔细观察及时纠正异常。有急产史（包括家族有急产史）者应提前住院待产，临产后慎用缩宫剂及各种加强宫缩的措施，包括灌肠、人工破膜等。提前做好接产及抢救新生儿窒息的准备。

（2）发生强直性子宫收缩或子宫痉挛性狭窄环时，应当停止阴道内操作及缩宫剂使用。给予吸氧的同时应用宫缩抑制剂，如特布他林或硫酸镁等，必要时使用哌替啶。若宫缩恢复正常则等待自然分娩或阴道助产；若宫缩不缓解，已出现病理缩复环而宫口未开全，胎头位置较高或出现胎儿窘迫征象者，应立即行剖宫产术；若胎死宫内，宫口已开全，使用药物缓解宫缩，随后以不损害母体为原则，阴道助产处理死胎。

第三节　胎位异常

胎位异常是造成难产的主要因素，包括头先露、臀先露及肩先露等胎位异常。以胎头为先露的难产，又称头位难产，是最常见的胎位异常。

一、持续性枕后位、枕横位

当胎头以枕后位或枕横位衔接，胎头双顶径抵达中骨盆平面时完成内旋转动作，大多数能向前转成枕前位，胎头得以最小径线通过骨盆最窄平面顺利经阴道自然分娩。若经充分试产,胎头枕部不能转向前方,仍位于母体骨盆后方或侧方,致使分娩发生困难者,称为持续性枕后位或持续性枕横位。发生率约占分娩总数的 5%。

(一)原因

1.骨盆异常与胎头俯屈不良

多见于男型骨盆与类人猿型骨盆入口平面前半部较狭窄,后半部较宽,可以枕后位或枕横位衔接入盆。这两种类型的骨盆多伴有中骨盆狭窄,阻碍胎头内旋转,容易发生持续性枕后位或枕横位。扁平骨盆及均小骨盆容易使胎头以枕横位衔接,伴胎头俯屈不良、内旋转困难,使胎头枕横位,胎头嵌顿在中骨盆形成持续性枕横位。

2.其他异常

宫颈肌瘤、头盆不称、前置胎盘、子宫收缩乏力、胎儿过大或过小以及胎儿发育异常等均可影响胎头俯屈及内旋转,形成持续性枕后位或枕横位。

(二)诊断

1.临床表现

分娩发动后胎头枕后位衔接导致胎头俯屈不良及下降缓慢,不能有效扩张及反射性刺激内源性缩宫素释放,易致协调性宫缩乏力,第二产程延长。当出现持续性枕后位时,初产妇的分娩时间平均增加 2 小时;而经产妇平均增加 1 小时。此外,由于胎儿枕部压迫直肠,产妇自觉肛门坠胀及排便感,宫口尚未开全时过早运使用腹压,产妇体力消耗过大,前唇水肿,使胎头下降延缓或停滞,产程延长。若在阴道口见到胎发,经过多次宫缩屏气不见胎头继续下降时,应考虑持续性枕后位可能。

2.腹部检查

前腹壁容易触及胎儿肢体,胎背偏向母体后方或侧方,且胎心多易在胎儿肢体侧闻及。

3.阴道检查及肛门检查

枕后位时盆腔后部空虚。查明胎头矢状缝与骨盆横径一致,后囟位于骨盆左侧,为枕左横位;若后囟在右侧方为枕右横位。胎头矢状缝位于骨盆左斜径,前囟在骨盆右前方,后囟在骨盆左后方为枕左后位,反之为枕右后位。因胎头俯屈差,前囟常低于后囟。若宫口开全,因胎头产瘤、胎头水肿、颅骨重叠时,触不清颅缝及囟门,借助胎儿耳郭及耳屏位置及方向判定胎方位。可借助肛门检查了解骨盆后部情况,协助确定胎方位。肛门检查前用消毒纸覆盖阴道口避免粪便污染,检查者戴手套用右手示指蘸润滑剂伸入直肠内检查。

4.超声检查

通过超声探测胎头枕部及眼眶方位即可明确胎头的位置。

（三）分娩机制

无头盆不称的情况,大多数枕后位及枕横位在强有力的宫缩作用下,可使胎头枕部向前旋转 $90°\sim135°$ 成为枕前位。若分娩过程中不能自然转为枕前位者,其分娩机制有：

1.枕后位

左或右枕后位内旋转时向后旋转 $45°$ 成正枕后位,其分娩方式有：

（1）俯屈较好:枕后位经阴道助产最常见的方式为,胎头继续下降至前囟抵达耻骨联合下时,以前囟为支点,继续俯屈,自会阴前缘先娩出顶部及枕部,随后胎头仰伸,经过耻骨联合下后相继娩出额、鼻、口、颏。

（2）俯屈不良:胎头以较大的枕额周径旋转,这种分娩方式较前者更加困难,除少数产力好、胎儿小能以正枕后位自然娩出外,一般均需手术助娩。往往胎头额部先拨露,当鼻根出现在耻骨联合下缘时,以鼻根为支点,胎头先俯屈,使前囟、顶部及枕部相继从会阴前缘娩出,胎头再发生仰伸,自耻骨联合下相继娩出额、鼻、口及颏。

2.枕横位

一般能经阴道分娩,但多需用手或胎头吸引器（或产钳）协助将胎头转成枕前位后娩出。部分枕横位在下降过程中由于内旋转受阻或枕后位仅向前旋转 $45°$ 成为持续性枕横位时,应当警惕。

（四）对产程及母儿影响

1.对产程的影响

持续性枕后（横）位易导致第二产程胎头下降延缓甚至停滞。若未及时处理会导致第二产程延长。

2.对母体的影响

容易导致继发性宫缩乏力,引起产程延长。若胎头长时间压迫软产道,可发生缺血坏死脱落;邻近脏器受压,如膀胱麻痹可致尿潴留,甚至发生生殖道损伤或瘘。阴道手术助产机会增多,软产道裂伤、产后出血及产褥感染发生率高。

3.对胎儿的影响

第二产程延长及手术助产概率增加,易致胎儿窘迫和新生儿窒息等,使围产儿死亡率增高。

（五）治疗

持续性枕后位、枕横位无骨盆异常、胎儿不大时,可试产,应严密观察产程,注意宫缩强度、宫口扩张程度、胎头下降及胎心有无改变。

1.第一产程

(1)潜伏期:保证产妇充分休息与营养,可注射哌替啶。让产妇向胎儿肢体方向侧卧,以利胎头枕部转向前方。若宫缩乏力,可使用缩宫素。

(2)活跃期:宫口开全之前不宜过早用力屏气。除外头盆不称后,在宫口开大3cm后可行人工破膜同时阴道检查,了解骨盆大小,静脉滴注缩宫素加强宫缩,可能经阴道分娩。如果在试产过程中出现胎儿窘迫征象或经人工破膜、静脉滴注缩宫素等处理效果不佳,每小时宫口开大<0.5cm 或无进展时,应行剖宫产术结束分娩。

2.第二产程

若第二产程进展缓慢,初产妇已近 2 小时,经产妇已近 1 小时,应行阴道检查确定胎方位。若 S≥+3(双顶径已达坐骨棘及以下)时,可先徒手将胎头枕部转向前方或用胎头吸引器(或产钳)辅助将胎头转至枕前位后阴道助产。若转成枕前位困难,亦可向后转至正枕后位产钳助产。若以枕后位娩出时,由于胎头俯屈差,往往以枕额径娩出,宜行较大的会阴后-侧切开术娩出胎儿,以防会阴部裂伤。若第二产程延长而胎头双顶径仍在坐骨棘以上或 S≤+2,或伴胎儿窘迫时,应考虑行剖宫产术。

3.第三产程

做好抢救新生儿复苏准备,同时由于产程延长容易继发产后宫缩乏力,胎盘娩出后应立即给予子宫收缩剂,以防发生产后出血。有软产道裂伤者,应及时修补,并给予抗生素预防感染。

二、胎头高直位

(一)定义

当胎头矢状缝位于骨盆入口面前后径上时,称为胎头高直位,是一种特殊的胎头位置异常。

胎头高直位又分为两种,一种是胎头的枕骨在母体骨盆耻骨联合后方,称高直前位,又称枕耻位;另一种是胎头枕骨位于母体骨盆骶岬前,称高直后位,又称枕骶位。胎头高直位是一种很不利的胎位,若不及时诊断和处理,对母儿危害均较大。尤其高直后位,几乎均需剖宫产结束分娩,故属于严重的异常胎位,应予以特别重视。高直前位 50%~70%可经阴道分娩。

(二)发病率

某医院自 1975 年 1 月至 1978 年 6 月底,分娩总数为 4158 例,胎头高直位共45 例,占分娩总数的1.08%,国外文献报道的发病率为 0.06%~1.60%。发病率差异所以如此之大,关键在于诊断是否准确。高直后位往往需要以剖宫产结束分娩,而高直前位则有 50%～70% 已由阴道分娩,故易漏诊。国外报道高直前位与高直后位的比例为 5∶3,而本组 45 例中仅 8 例为高直前位,可能也有漏诊。同期三年半中共施行剖宫产 532 例,其中因高直位行剖宫产者占总数的 7.9%,占因头位难产而施行剖宫产术 378 例中的 11.1%。

(三)病因

胎头高直位的病因尚不明确,可能与以下因素有关:

1.头盆不称

某医院 45 例高直位中头盆不称者 11 例,头盆临界不称者 27 例,两者相加占总数的84.4%,头盆关系正常者仅占 7 例,占总数的 15.6%。

2.骨盆形态及大小异常

如骨盆入口面狭窄或变形,漏斗型骨盆狭窄,尤其男型及猿型骨盆入口面的形态易使胎头以高直位衔接。

3.胎头异常

胎头太大、太小或胎头形态呈长形。

4.胎膜早破

系胎头高直位的原因还是结果,尚有争议。有学者认为,在妊娠末期或临产初期,胎头未固定之前,胎位可能发生变动,当胎头由母体一侧转向另一侧时,胎膜突然破裂,羊水迅速外流,胎头迅速落于骨盆入口上,形成胎头高直位。根据临床观察胎头高直位尤其是高直后位,常常伴随发生胎膜早破。某医院发现 487 例胎膜早破中伴有胎头高直后位 12 例,而 500 例无胎膜早破者仅发生 1 例高直位。

5.悬垂腹

腹部松弛,两侧腹直肌分离,使胎背处于前位,有可能发生高直位。

(四)分娩机制

高直前位临产后,胎头极度俯屈,以枕骨下部支撑在耻骨联合处,额、顶、颏转向骶岬。由于胎头极度俯屈,首先是大囟滑过骶岬,然后是额部沿骶岬向下滑动,一旦胎头极度俯屈的姿势得以纠正,胎头不需内旋转.可按一般枕前位机转通过产道分娩,但因胎头的入盆与下降遇到困难,整个产程较长。若俯屈得不到纠正,胎头无法入盆,就需以剖宫产结束分娩。

高直后位最突出表现是胎头高浮,迟迟不能入盆。这主要是由于胎头枕部与胎背所形成的弧形正对着母体向前突出的脊椎腰骶部,前凸的腰骶部妨碍胎头下降,较长的胎头矢状径又位于较短的骨盆入口前后位上,致使胎头高浮而无法衔接入盆。若胎背能向一侧旋转 45° 称为枕左后或枕右后位,胎头即有可能下降,在临床实际工作中,高直后位能够入盆并经阴道分娩是极少见的。

（五）诊断

1.症状

表现为产程异常。高直前位：胎头入盆困难，产程图表现为活跃早，宫口扩张延缓或停滞；高直后位：胎头不入盆，不下降。

2.体征

（1）腹部检查：高直前位时，母体腹前壁完全被胎背所占据，触及不到任何肢体，触的胎头径线较一般枕前位相同大小的胎儿较小；高直后位时，母体腹部完全被胎儿肢体所占据，耻骨联合上方如可触及胎儿的颏部，即可诊断。

（2）阴道检查：无论高直前位或高直后位，胎头的矢状缝均应落在母体骨盆前后径上，其偏斜角度左右均不超15°，由于胎头紧嵌于骨盆入口处，影响胎头及宫颈血液循环，因此，阴检时常发现胎头水肿。

3.辅助检查

超声检查仍然是观察枕横位动态变化的重要方法，能及早诊断持续性枕横位。

（六）治疗

高直位时，如果胎头能向一侧转45°，即可成枕前或枕后位，即可按照正常分娩或枕后位分娩继续试产，促进胎头转位的方法有加强宫缩或徒手转位。高直前位无头盆不称时，一般可加强宫缩使胎头转位。如骨盆正常，胎儿不大，产力强，应给以充分试产机会，但注意时间不宜过长。高直后位是很难经阴道分娩的，一旦确诊，即应行剖宫产术。

三、臀先露

臀先露是异常胎位中最常见的一种，在妊娠20周时，其发生率较高；随妊娠周的增长，臀先露发生率逐渐减低，至足月分娩时其发生率为3%～4%。

因胎臀比胎头小，分娩时胎头未经变形或因过度仰伸往往后出头娩出困难，脐带脱垂亦多见，故围产儿死亡率较头位分娩明显增高，因此，近年臀先露剖宫产率显著上升至70%～90%，但是剖宫产并不是臀先露处理的最好办法，关键是孕期及时发现臀先露，尽可能促使转为头位，减少臀先露的发生率。

（一）病因

1.早产

妊娠未足月，特别在30周或30周以前时，羊水量相对偏多，胎儿常取臀先露，一旦发生早产，即以臀先露方式分娩。

2.羊水过多或经产妇

此时子宫腔空间较大或子宫壁较松弛，胎儿易在宫腔内自由活动以致形成臀先露。

3.胎儿在宫腔内活动受限

致使胎头不易随妊娠月的增加而转为头位,如子宫畸形(单角子宫、双角子宫、子宫不完全纵隔等)、双胎、羊水过少等。

4.胎儿下降受阻或衔接受阻

如有骨盆狭窄、胎儿过大或相对性头盆不称、前置胎盘、肿瘤阻塞盆腔等情况。

5.胎儿畸形

如无脑儿、胎儿脑积水等。

6.胎盘种植于子宫角或底部

这种情况下臀先露的发生率升高。Fiann 等用超声波观测到臀先露中胎盘种植于子宫角基底部者为 73％,头位仅为 50％。

7.长型胎头

此种胎头的枕部凸出、脸部变长,胎头两侧面平行,即所谓"臀先露胎头"。此种特殊胎头形态的枕额径增长,可能是形成臀先露的原因之一。统计表明足月臀先露胎儿至少 1/3 具有此种形态的胎头。

(二)临床分类

根据胎儿下肢的姿势,臀先露可分为三类:

1.单纯臀先露

又称腿直臀先露,双腿髋关节屈曲,膝关节伸直,以臀部为先露,临床上最多见。单纯臀先露时首先通过宫颈口的是臀部加双大腿,臀部加双大腿的周径与胎头周径略同,当其通过宫颈口时,宫颈口必已开全,此时胎头没有被宫颈口卡住以致不能娩出的危险;又胎儿双腿架在盘曲于胸前的双上肢之前,使胎儿的双腿与腹壁之间留有空隙,避免脐带严重受压;亦不容易发生脐带脱垂。但因单臀先露时伸直的胎儿下肢支撑着胎体,使胎体和胎头之间缺乏弧度,使之不容易回转成头位,分娩时亦不利于臀部侧屈,但总的说来对分娩影响不大。

2.完全臀先露

又称混合臀先露,双腿髋关节及膝关节均屈曲,以臀先露与双足为先露,较单臀先露少见。完全臀先露在分娩过程中因下肢受到的阻力比臀部受到的阻力小,所以往往是下肢先下降,其位置低于臀部。完全臀先露处理得当,一般不至于形成不完全臀先露,但在胎膜突然破裂时应警惕发生不完全臀先露的可能。

3.不完全臀先露

较少见,胎儿呈直立或跪式,以足或膝为先露。不完全臀先露的确切定义应该是单侧或双侧髋关节伸直而不是下肢低于臀部,不完全臀先露有以下几种情况:①足先露,双侧髋关节与膝关节均伸直;②膝先露,双侧髋关节伸直而膝关节屈曲;③双侧先露不同,一侧为足先露,另一侧为膝先露。不完全臀先露往往是在临产过程中演变而成,最容易发生脐带脱垂,尤其是两侧先露不同的不完全臀先露脐带脱垂机会更大。

三种臀先露中单臀先露胎儿预后最佳,完全臀先露次之,不完全臀先露最差,单臀先露最适合阴道试产。

(三)分娩机制

胎儿身体各部中,头的变形性最小而径线最大,肩次之,臀最小。头位分娩时,胎头一经娩出,胎体其他各部的娩出一般多无困难,但在臀先露则不同,较小的臀部先娩出,较大的头部却最后娩出,因而分娩易发生后出头困难。接生时,如能按照臀先露分娩机制适时地恰当处理,可减少臀先露的围生儿死亡率。臀先露以骶骨为指示点,有骶左前、骶右前、骶左横、骶右横、骶左后、骶右后等六种胎方位,现以单臀先露骶右前为例介绍分娩机制。

1.臀部娩出

临产后,胎儿臀部以粗隆间径衔接于骨盆入口右斜径上,并不断下降,其前髋部下降稍快,先抵盆底,在遇盆底阻力后,臀部向母体右侧做45°的内旋转,使前髋位于耻骨联合后方,而粗隆间径即与母体骨盆的前后径一致,此时,胎体为适应产道弯曲度而侧屈,胎臀在母体会阴部出现并娩出。继之,双腿双足亦娩出,胎臀及下肢娩出后,胎体发生外旋转,胎背转向前方或右前方。

2.胎肩娩出

在胎体发生旋转的同时,胎儿双肩径于骨盆入口面的横径或斜径上入盆,逐渐下降达盆底,此时,前肩向右做内旋转45°~90°而位于耻骨弓下,接着,胎体又侧屈于会阴后联合前,先娩出后肩及其上肢,然后又娩出前肩及另一侧上肢。

3.胎头娩出

当胎肩娩出时,胎头以矢状缝衔接于骨盆入口的左斜径或横径上,逐渐下降、俯屈,当胎头达盆底时,其枕部紧贴于耻骨联合之后并以位于耻骨弓下的枕骨下凹为支点,胎头继续俯屈,于是颏、面、额部相继露于会阴部而最终胎头全部娩出。

(四)诊断

1.症状

孕妇常感觉肋下有圆而硬的胎头。

2.体征

(1)腹部检查:胎体纵轴与母体纵轴一致,在宫底部可触及胎头,在耻骨联合上方可触及胎臀,胎心在孕妇脐部左(或右)上方最为清楚。

(2)阴道检查:触及胎臀或胎足、胎膝,同时了解宫口扩张程度及有无脐带脱垂。

3.辅助检查

超声检查了解臀先露类型及胎儿大小、姿势、有无畸形等宫内情况,对臀位确诊及指导手术方案有临床意义。

(五)治疗

1.妊娠期

(1)妊娠 30 周前,无需处理多能自行转为头先露。

(2)妊娠 30 周后,无合并症、无不良孕产史者可采取胸膝卧位、艾灸至阴穴,多数可转为头先露。但需了解羊水多少、有无脐带绕颈、胎盘位置高低、子宫形态、子宫敏感等情况后,详细告知孕妇可能存在的风险后才可执行上述操作。

(3)外转胎位术:妊娠 32～34 周,使用以上方法无效者,给予子宫松弛药后在 B 超监测下进行。应慎重使用,有可能发生严重并发症。

2.分娩期

(1)根据产妇年龄、胎产次、骨盆类型、胎儿大小、胎儿是否存活、臀先露类型及有无合并症,于临产初期做出判断决定分娩方式。目前多予以剖宫产为宜。

可参考简易臀位评分法(表 7-1)。

表 7-1 简易臀位评分法

项目	0分	1分	2分
估计胎儿体重	＞3500g	3000～3500g	＜3000g
孕周	＞39 周	37～39	＜37
先露类型	足	全臀	腿直
胎膜早破	合并足先露或全臀	合并腿直臀先露	无

臀位评分在 4 分以下的剖宫产率为 100%;7 分以上的剖宫产率逐渐降低,但骨盆异常、足先露、巨大胎均应行剖宫产结束分娩。5～7 分者如产程进展缓慢、胎心变化、羊水污染严重、宫缩乏力也应果断采取剖宫产。

(2)择期剖宫产指征:骨盆狭窄、软产道异常、胎儿体重＞3500g、胎儿窘迫、妊娠合并症、高龄初产、有难产史、胎头极度仰伸、不完全臀先露等均应行剖宫产结束分娩。对小于胎龄儿、早产、初产等宜适当放宽剖宫产指征。

(3)决定阴道分娩的处理

①第一产程:持续胎心监测、做好术前准备。a.产妇尽量侧卧位、不宜走动、常规建立静脉通道以备抢救,尽量保持胎膜完整;b.只有在先露部分与宫颈紧贴时才能进行人工破膜术;c.胎膜自破或人工破膜后立即听胎心,如胎心异常立即阴检了解有无脐带脱垂,如脐带脱垂宫口未开全应立即行剖宫产;d.无脐带脱垂者密切观察产程进展,建议持续胎心监护;e.如宫口未开全,胎足或胎臀脱出至阴道,则常规

消毒外阴后使用"堵"外阴的方法让宫颈和阴道充分扩张;f.宫缩好但产程进展不顺利提示骨盆条件不理想;g.使用催产药应慎重。

②第二产程:a.由高年资助产士及产科医师进行接生;b.麻醉师及儿科医师应在场,并做好抢救新生儿窒息的准备;c.导尿排空膀胱;d.尽量避免使用牵引手法,尽量使胎臀自发下降;e.除非会阴非常松弛,否则常规行会阴侧切术;f.分娩方式:自然分娩(仅适用于经产妇、胎儿小、宫缩强、骨盆腔宽大者),臀助产术(注意脐部娩出后应在 2~3 分钟娩出胎头,最长不能超过 8 分钟),臀牵引术(对胎儿损伤较大,非特殊情况禁止使用);g.臀位后出头困难时尽早钳产助产。

③第三产程:a.注意预防产后宫缩乏力引起的出血;b.仔细检查有无软产道损伤。

第八章　分娩期并发症

第一节　羊水栓塞

羊水栓塞(AFE)是由于羊水进入母体血液循环,而引起的肺动脉高压、低氧血症、循环衰竭、弥散性血管内凝血(DIC)以及多器官功能衰竭等一系列病理生理变化的过程。以起病急骤、病情凶险、难以预测、病死率高为临床特点,是极其严重的分娩并发症。发病率(1.9~7.7)/10万,死亡率19%~86%。

一、病因

高龄初产、经产妇、宫颈裂伤、子宫破裂、羊水过多、多胎妊娠、子宫收缩过强、急产、胎膜早破、前置胎盘、子宫破裂,剖宫产和刮宫术等可能是羊水栓塞的诱发因素。具体原因不明,可能与下列因素有关:

1.羊膜腔内压力过高

临产后,特别是第二产程子宫收缩时羊膜腔内压力可高达100~175mmHg,当羊膜腔内压力明显超过静脉压时,羊水有可能被挤入破损的微血管而进入母体血液循环。

2.血窦开放

分娩过程中各种原因引起的宫颈或宫体损伤、血窦破裂,羊水可通过破损血管或胎盘后血窦进入母体血液循环。

3.胎膜破裂

大部分羊水栓塞发生在胎膜破裂以后,羊水可从子宫蜕膜或宫颈管破损的小血管进入母体血液循环中。

二、病理生理

1.过敏样反应

羊水中的抗原成分可引起Ⅰ型变态反应。在此反应中肥大细胞脱颗粒、异常的花生四烯酸代谢产物包括白三烯、前列腺素、血栓素等进入母体血液循环,出现过敏样反应。

2.肺动脉高压

羊水中的有形物质形成小栓子及其刺激肺组织产生和释放血管活性物质,使肺血管反射性痉挛,致使肺动脉高压,直接使右心负荷加重,导致急性右心扩张及充血性右心衰竭;又使左心房回心血量减少,左心排出量明显减少,引起周围血液循环衰竭,使血压下降产生一系列休克症状,产妇可因重要脏器缺血而突然死亡。

3.炎症损伤

羊水栓塞所致的炎性介质系统的突然激活,引起类似于全身炎症反应综合征(SIRS)。

4.弥散性血管内凝血(DIC)

是羊水栓塞的临床特点之一,甚至是唯一的临床表现,也常是最终死亡的主要原因。羊水中含大量促凝物质类似于组织凝血活酶,进入母血后易在血管内产生大量的微血栓,消耗大量凝血因子及纤维蛋白原;同时炎性介质和内源性儿茶酚胺大量释放,触发凝血级联反应,导致 DIC。

三、诊断要点

1.临床表现

起病急骤、来势凶险是羊水栓塞的特点。多发生于分娩过程中,尤其是胎儿娩出前后的短时间内,也可发生于胎膜破裂后、催产药静脉滴注引产或在中孕钳刮等情况下。典型临床经过分为 3 个阶段。

(1)呼吸循环衰竭和休克:在分娩过程中,尤其刚破膜不久,产妇突感寒战,出现呛咳、气急、烦躁不安、恶心、呕吐,继而出现呼吸困难、发绀、抽搐、昏迷;脉搏细数、血压急剧下降;听诊心率加快、肺底部湿啰音。病情严重者,产妇仅在惊叫一声或打一个哈欠后,血压迅速下降,于数分钟内死亡。

(2)DIC引起的出血:患者度过呼吸循环衰竭和休克进入凝血功能障碍阶段,表现为难以控制的大量阴道出血、切口渗血、全身皮肤黏膜出血、血尿及消化道大出血。产妇可死于出血性休克。

(3)急性肾衰竭:后期存活的患者出现少尿(或无尿)和尿毒症表现。

羊水栓塞临床表现的 3 个阶段通常按顺序出现,有时也可不完全出现或出现的症状不典型,如钳刮术中发生羊水栓塞仅表现为一过性呼吸急促、胸闷后出现大量阴道出血。

2.辅助检查

(1)非特异性检查。①DIC 实验室检查的依据:a.血小板$<100\times10^9$/L 或进行性下降;b.纤维蛋白原<1.5g/L;c.凝血酶原时间>15 秒或超过对照组 3 秒;d.鱼精蛋白副凝(3P)试验阳性;e.试管法凝血时间>30 分钟(正常 8~12 分钟);f.血涂片可见破碎的红细胞。②血氧饱和度：突然下降往往可以提示有肺栓塞的问题。③床旁胸部 X 线片：可能无异常表现,70％的患者可有轻度的肺水肿症状,表现为双侧弥散性点状浸润阴影,沿肺门周围分布,肺部轻度扩大。心影可能会增大。④床旁心电图或心脏彩色多普勒超声检查：提示右心室、右心房扩大,ST 段下降。

(2)特异性检查：①血涂片查找羊水有形物质。采集下腔静脉血,镜检见到羊水成分可确诊。②若患者死亡应行尸检,可见肺水肿、肺泡出血；心内血液查到羊水有形物质；肺小动脉或毛细血管有羊水有形成分栓塞；子宫或阔韧带血管内查到羊水有形物质。

四、鉴别诊断

1.子痫抽搐

通常有高血压、水肿及蛋白尿史,在产前、产时、产后均可发生,无胎膜破裂因素,胸部检查一般无啰音。DIC 的检查一般无异常。

2.充血性心力衰竭

有心脏病史,有心脏负担加重的诱因,患者突发心慌气短,咳泡沫状痰,一般无抽搐、出血和肾衰竭等表现。在心力衰竭控制后症状能好转。

3.脑血管意外

患者有高血压病史,有头痛、头晕、突然昏迷,可发生偏瘫。

4.癫痫

患者往往有抽风病史,有精神因素的诱因。患者一般无 DIC 和肾衰竭。

5.其他非 DIC 原因引起的产后出血

一般可找到明确的病因,无凝血机制的改变。

6.血栓栓塞性疾病

患者往往有高凝状态、下肢深静脉血栓的表现,一般无出血。

五、治疗

一旦出现羊水栓塞的临床表现,应立即抢救。羊水栓塞抢救成功的关键在于早诊断、早处理、早用肝素、及早处理妊娠子宫及抗过敏、纠正呼吸循环功能衰竭和改善低氧血症、抗休克、防止 DIC 和肾衰竭的发生。

1.对症治疗

(1)抗过敏,解除肺动脉高压,改善低氧血症。①供氧：保持呼吸道通畅,立即行面罩给氧或气管插管正压给氧,必要时行气管切开术。②抗过敏：出现过敏性休克应该应用大剂量皮质激素,常选用氢化可的松,即时 500mg,一般每日 1000～

2000mg,静脉滴注。③缓解肺动脉高压:解痉药物能改善肺血流灌注,预防右心衰竭所致的呼吸循环衰竭。a.氨茶碱:具有解除肺血管痉挛、扩张冠状动脉及利尿作用,还有解除支气管平滑肌痉挛作用。剂量为 0.25～0.5g 加入 10%～25%葡萄糖注射液 20mL,静脉注射。b.罂粟碱:对冠状血管和肺、脑血管均有扩张作用,是解除肺动脉高压的理想药物。剂量为 30～60mg 加入 25%葡萄糖注射液 20mL,静脉注射。c.阿托品:解除肺血管痉挛,还能抑制支气管的分泌功能,改善微循环。剂量为 0.5～1mg,静脉注射,每 10～15 分钟 1 次,至症状好转。d.酚妥拉明:解除肺血管痉挛,剂量为 20mg 加入 10%葡萄糖注射液 250mL 静脉滴注。

(2)抗休克。①补充血容量:可根据中心静脉压指导输液。无论用哪种监护方法,都应在插管的同时抽血 5mL,做血液沉淀试验,涂片染色寻找羊水成分,并做有关 DIC 实验室检查。扩容液的选择,开始多用右旋糖酐-40,500～1000mL,静脉滴注,伴失血者应补充新鲜血及平衡液。②升压药物:休克症状急骤而严重或血容量虽已补足但血压仍不稳定者,可选用血管活性药物,常用多巴胺 20～40mg 加入葡萄糖注射液 500mL 内,静脉滴注,可保证重要脏器血供。③纠正酸中毒:首次可给 5%碳酸氢钠 100～200mL,最好做动脉血血气及酸碱测定,按失衡情况给药。④纠正心力衰竭:可用快速洋地黄制剂,毛花苷 C(西地兰)0.2～0.4mg 稀释于 25%葡萄糖注射液 20mL,静脉注射,必要时 4～6 小时重复 1 次,总量每日<1.2mg。另辅以呋塞米 40～80mg,静脉注射,防治心力衰竭,对提高抢救成功率具有重要意义。

(3)防治 DIC。羊水栓塞诊断一旦确立,就应开始抗凝血治疗,尽早使用肝素,以抑制血管内凝血,保护肾功能。首次应用肝素量 1mg/kg(约 50mg),加入生理盐水 100mL 内,静脉滴注,1 小时滴完。可用试管凝血时间测定法监护,确定是否需要重复给药。维持凝血时间在 20 分钟左右为好。应警惕严重的产后出血发生,最安全的措施是在给肝素的基础上输新鲜血,并补充纤维蛋白原、血小板悬液及鲜冻干血浆等,以补充凝血因子,制止产后出血不凝。

(4)预防肾衰竭。羊水栓塞发展至第三阶段为肾衰竭阶段,应注意尿量。血容量补足后若仍少尿,应选用呋塞米 20～40mg 静脉注射或 20%甘露醇 250mL 快速静脉滴注(10mL/min),扩张肾小球动脉(有心力衰竭时慎用)预防肾衰竭,并应检测血电解质。

(5)预防感染。应选用肾毒性小的广谱抗生素预防感染。

(6)产科处理。若在第一产程发病,应行剖宫产终止妊娠去除病因。若在第二产程发病,行阴道助产结束分娩。若发生产后大出血,经积极处理后仍不能止血者,应行子宫切除,以减少胎盘剥离面开放的血窦出血,争取抢救时间。

2.预防

(1)人工破膜时不强行剥膜,以减少子宫颈管的小血管破损。

(2)不在宫缩时行人工破膜。

(3)掌握剖宫产指征,术中刺破羊膜前保护好子宫切口上的开放性血管。

(4)掌握催产药应用指征。

(5)对死胎、胎盘早期剥离等情况,应严密观察。

(6)避免产伤、子宫破裂、子宫颈裂伤等

第二节　产后出血

产后出血(PPH)指胎儿娩出后 24 小时内,阴道分娩者出血量≥500mL,剖宫产者≥1000mL。是分娩严重并发症,是我国孕产妇死亡的首要原因。严重产后出血指胎儿娩出后 24 小时内出血量≥1000mL;难治性产后出血指经过宫缩剂、持续性子宫按摩或按压等保守措施无法止血,需要外科手术、介入治疗甚至切除子宫的严重产后出血。国内外文献报道产后出血的发病率为 5%～10%,但由于临床上估计的产后出血量往往比实际出血量低,因此产后出血的实际发病率更高。

一、病因

子宫收缩乏力、胎盘因素、软产道裂伤及凝血功能障碍是产后出血的主要原因。这些原因可共存、相互影响或互为因果。

1.子宫收缩乏力

是产后出血最常见的原因。胎儿娩出后,子宫肌纤维收缩和缩复使胎盘剥离面迅速缩小,血窦关闭,出血控制。任何影响子宫肌收缩和缩复功能的因素,均可引起子宫收缩乏力性出血。常见因素有:

(1)全身因素:产妇精神过度紧张,对分娩恐惧,体质虚弱,高龄,肥胖或合并慢性全身性疾病等。

(2)产科因素:产程延长使体力消耗过多;前置胎盘、胎盘早剥、妊娠期高血压疾病、宫腔感染等。

(3)子宫因素:①子宫过度膨胀(如多胎妊娠、羊水过多、巨大胎儿);②子宫肌壁损伤(剖宫产史、肌瘤剔除术后、产次过多等);③子宫病变(子宫肌瘤、子宫畸形、子宫肌纤维变性等)。

(4)药物因素:临产后过多使用镇静剂、麻醉剂或子宫收缩抑制剂等。

2.胎盘因素

(1)胎盘滞留:胎盘多在胎儿娩出后 15 分钟内娩出,若 30 分钟后仍不排出,将导致出血。常见原因有:①膀胱充盈:使已剥离胎盘滞留宫腔;②胎盘嵌顿:宫颈内口肌纤维出现环形收缩,使已剥离的胎盘嵌顿于宫腔;③胎盘剥离不全。

(2)胎盘植入:根据侵入深度分为粘连性、植入性和穿透性胎盘植入。根据胎盘粘连或植入的面积分为部分性或完全性,部分性胎盘粘连或植入表现为胎盘部分剥离,部分未剥离,已剥离面血窦开放发生严重出血。完全性胎盘粘连与植入因胎盘未剥离而出血不多。胎盘植入可导致严重产后出血、甚至子宫破裂等,穿透性胎盘植入还可导致膀胱或直肠损伤。

(3)胎盘部分残留:指部分胎盘小叶、副胎盘或部分胎膜残留于宫腔,影响子宫收缩而出血。

3.软产道裂伤

分娩过程中可能出现软产道裂伤而导致产后出血,软产道裂伤包括会阴、阴道和宫颈,严重裂伤者可达阴道穹窿、子宫下段甚至盆壁,导致腹膜后或阔韧带内血肿,甚至子宫破裂。导致软产道裂伤的原因有阴道手术助产、巨大胎儿分娩、急产、软产道静脉曲张、外阴水肿、软产道组织弹性差等。

4.凝血功能障碍

任何原发或继发的凝血功能异常均能造成产后出血。原发性血小板减少、再生障碍性贫血、肝脏疾病等,因凝血功能障碍可引起手术创伤处及子宫剥离面出血。胎盘早剥、死胎、羊水栓塞、重度子痫前期等产科并发症,可引起弥散性血管内凝血(DIC),从而导致子宫大量出血。

二、诊断

1.临床表现

(1)症状。①出血:胎儿娩出后阴道大量出血。②并发症症状:头晕、胸闷、烦躁、神志淡漠或昏迷、少尿或无尿。

(2)体征。①病因相关体征:子宫软,轮廓不清;产道损伤;胎盘未娩出或检查胎盘胎膜不完整;皮肤黏膜瘀点、瘀斑,伤口或产道持续性流出不凝血。②并发症相关体征:皮肤苍白湿冷、脉搏细数、脉压缩小、血压下降、心搏无力、神志淡漠或昏迷、发绀、皮肤瘀斑。

2.辅助检查

(1)血常规:血液浓缩,血红蛋白下降,血小板下降。

(2)凝血功能检查:筛查试验 3 项异常或筛查试验 2 项异常加 1 项纤溶项目异常,诊断为凝血功能障碍(见表 8-1)。

表 8-1　凝血功能检查项目

测定项目	异常值	
筛查试验	血小板计数	$<100\times10^9/L$

测定项目	异常值	
纤溶项目	凝血酶原时间	>15 秒
	纤维蛋白原测定	<1.6g/L
	3P 试验	阳性
	凝血酶时间>25 秒	
	优球蛋白溶解时间	<120 秒

(3)B 超检查:可见宫腔积血、阴道积血或胎盘残留、胎盘滞留等声像。

3.评估失血量

(1)阴道分娩计血量:容积法＋称重法＋未收集到的血量(估计)。

(2)剖宫产术计血量:容积法＋称重法＋术后阴道及宫腔积血＋未收集到的血量(估计)。

(3)常用的估计失血量的方法

①称重法:失血量(mL)＝[胎儿娩出后接血敷料湿重(g)－接血前敷料干重(g)]/1.05(血液比重 g/mL)。

②容积法:用产后接血容器收集血液后,放入量杯测量失血量。

③面积法:可按接血纱布血湿面积粗略估计失血量(10cm×10cm 为 10mL)。

④监测生命体征、尿量和精神状态。

⑤休克指数法,休克指数＝心率/收缩压(mmHg)。

⑥血红蛋白测定,血红蛋白每下降 10g/L,失血为 400～500mL。但是在产后出血早期,由于血液浓缩,血红蛋白值不能准确反映实际出血量。

值得注意的是,失血速度也是反映病情轻重的重要指标,重症的情况包括:失血速度>150mL/min;3 小时内出血超过血容量的 50%,24 小时内出血超过全身血容量。

三、鉴别诊断

产后出血的鉴别诊断见表 8-2。

表 8-2　产后出血的鉴别诊断

出血原因	宫缩乏力	产道损伤	胎盘因素	凝血功能障碍
阴道流血时间 子宫收缩	胎盘娩出后不良,子宫轮廓不清	胎头娩出后良好	胎盘娩出前良好	全产程良好
流血性质	阵发性,暗红,可凝	持续性,鲜红,可凝	阵发性,鲜红,可凝	持续性,鲜/暗红,不凝

出血原因	宫缩乏力	产道损伤	胎盘因素	凝血功能障碍
胎盘情况	完整	完整	不完整或未娩出	完整
软产道情况	无裂伤	裂伤或血肿形成	无裂伤	无裂伤
凝血功能检查	正常	正常	正常	不正常

四、治疗

产后出血的处理可分为预警期、处理期和危重期,分别启动一级、二级和三级抢救方案。产后2小时出血量＞400mL为预警线,应迅速启动一级急救处理,包括迅速建立两条畅通的静脉通道、吸氧、监测生命体征和尿量、向上级医护人员呼救、交叉配血,同时积极寻找原因并进行处理;如果继续出血,应启动相应的二、三级急救措施。病因治疗是产后出血的最重要治疗,同时兼顾抗休克治疗,并可呼救麻醉科、ICU、血液科医师等协助抢救。在抢救产后大出血时,团体协作十分重要。

1.一般处理

应在寻找原因的同时进行一般处理。

(1)向有经验的助产士、产科上级医师、麻醉医师和血液科医师求助,进行病情分级,并根据指引处理。

(2)通知血库和检验科做好准备;交叉配血;进行基础的实验室检查(血常规、凝血功能检查、肝肾功能等)并行动态监测。

(3)建立静脉双通道维持循环,积极补充血容量。

(4)进行呼吸管理,保持气道通畅,必要时给氧。

(5)监测出血量和生命体征,留置尿管,记录尿量。

2.针对产后出血原因的特殊处理

病因治疗是最根本的治疗,检查宫缩情况、胎盘、产道及凝血机制,针对原因进行积极处理。

(1)宫缩乏力的处理

①子宫按摩或压迫法:可采用经腹部按摩或经腹经阴道联合按压,时间以子宫恢复正常收缩并能保持收缩状态为止,要配合应用催产药。

②应用催产药。a.缩宫素,为预防和治疗产后出血的一线药物。用法:缩宫素10U肌内注射、子宫肌层或宫颈注射,以后10～20U加入500mL晶体液静脉滴注,给药速度应根据患者的反应调整,常规速度为250mL/h,约80mU/min。24小时总量应控制在60U以内。b.卡前列素氨丁三醇[Hemabate(欣母沛)],用法:250μg深部肌内注射或子宫肌层注射,必要时间隔15～90分钟重复使用,总量不

超过 2000μg。c.米索前列醇,用法:200～600μg 顿服或舌下给药。

③手术治疗。在上述处理效果不佳时,可根据患者情况、医师的熟练程度选用下列手术方法。a.宫腔填塞:有宫腔水囊压迫和宫腔纱条填塞两种方法,阴道分娩后宜选用水囊压迫,剖宫产术中选用纱条填塞。b.B-Lynch 缝合:适用于宫缩乏力、胎盘因素和凝血功能异常性产后出血,手法按摩和催产药无效并有可能切除子宫的患者。先试用两手加压观察出血量是否减少以估计 B-Lynch 缝合成功止血的可能性,应用可吸收线缝合。c.盆腔血管结扎:包括子宫动脉结扎和髂内动脉结扎。子宫血管结扎适用于难治性产后出血,尤其是剖宫产术中宫缩乏力或胎盘因素的出血,应用催产药和按摩子宫无效,或子宫切口撕裂而局部止血困难者。髂内动脉结扎术手术操作困难,需要对盆底手术熟练的妇产科医师操作。适用于宫颈或盆底渗血、宫颈或阔韧带出血、腹膜后血肿、非手术治疗无效的产后出血。d.经导管动脉栓塞术(TAE):适应证,经非手术治疗无效的各种难治性产后出血(包括宫缩乏力、产道裂伤和胎盘因素等),生命体征稳定。禁忌证,生命体征不稳定、不宜搬动的患者;合并有其他脏器出血的 DIC;严重的心、肝、肾和凝血功能障碍;对造影剂过敏者。e.子宫切除术:适用于各种非手术治疗方法无效者。一般为次全子宫切除,如前置胎盘或部分胎盘植入宫颈时行全子宫切除为宜。

(2)产道损伤的处理

①应在良好的照明下,查明损伤部位,注意有无多处损伤,尽量找出出血点,缝合时尽量恢复原解剖关系,并应超过撕裂顶端 0.5cm 缝合。血肿应切开,清除积血,缝扎止血或碘仿纱条填塞血肿压迫止血,24～48 小时后取出。小血肿可密切观察,采用冷敷、压迫等非手术治疗。

②子宫内翻:如子宫内翻及时发现,产妇无严重性休克或出血,子宫颈环尚未缩紧,可立即将内翻子宫体还纳(必要时紧急麻醉后还纳),还纳后静脉滴注缩宫素,直至宫缩良好后将手撤出。如经阴道还纳失败,可改为经腹部子宫还纳术(此过程需请妇科医师协助),如果患者血压不稳定,在抗休克同时行还纳术。

③子宫破裂:立即开腹行手术修补术或行子宫切除术。

(3)胎盘因素的处理

①胎盘未娩出活动出血可立即行人工剥离胎盘术。术前可用镇静药,手法要正确轻柔,勿强行撕拉,防胎盘残留、子宫损伤或子宫内翻。

②胎盘胎膜残留者应用手或器械清理,动作要轻柔,避免子宫穿孔。

③植入性胎盘:胎盘植入伴活动性出血者采用子宫局部楔形切除或子宫切除术。

(4)凝血功能障碍的处理。一旦确诊应迅速补充相应的凝血因子。

①血小板:血小板低于(20～50)×10^9/L 或血小板降低出现不可控制渗血时

使用。

②新鲜冷冻血浆:是新鲜抗凝全血于 6~8 小时分离出的血浆并快速冷冻,几乎保存了血液中所有凝血因子、血浆蛋白、纤维蛋白原。使用剂量 10~15mL/kg。

③冷沉淀:输注冷沉淀主要为纠正纤维蛋白原的缺乏,如纤维蛋白原浓度高于 3.9mmol/L,不必输注冷沉淀。冷沉淀常用剂量为 0.1~0.15U/kg 体重。输入纤维蛋白原 1g 可提升血液中纤维蛋白原 25g/L,1 次可输入纤维蛋白原 2~4g。

3.失血性休克处理

(1)抗休克补液原则:①输液量通常为出血量的 2~3 倍。②液体顺序:先晶体后胶体及(或)成分血;输液的速度:20 分钟先输入晶体液 1000mL,第一个小时内输入 2000mL 左右。然后根据生命体征、血化验结果调整输血量及其他液体量,最好用中心静脉压指导输液速度和输液量。③急性失血时的输血:<15%~20%血容量失血,输液以晶体为主辅以胶体;20%~40%血容量失血,输液以晶体为主辅以胶体液+红细胞,胶体液 24 小时内总量不超过 1000mL;>40%血容量失血,输液(晶体及胶体液)+红细胞+血浆及凝血物质,如纤维蛋白原、凝血酶原复合物等。失血量在 2000mL 以上时,一般输血量为失血量的 70%左右。

(2)给氧,纠正酸中毒,应用升压药物及肾上腺皮质激素改善心、肾功能。

(3)休克纠正的指标:①收缩压>100mmHg;②心率<100/min;③脉压>30mmHg;④尿量>30mL/h;⑤神志清楚,皮肤颜色红润。

(4)应用广谱抗生素防治感染。

第三节　子宫破裂

子宫破裂指在妊娠晚期或分娩期子宫体部或子宫下段发生破裂,是直接危及产妇及胎儿生命的严重并发症。

一、病因

1.子宫手术史(瘢痕子宫)

子宫手术史是近年来导致子宫破裂的常见原因,如剖宫产术、子宫肌瘤剔除术、宫角切除术、子宫成形术后形成瘢痕,在妊娠晚期或分娩期由于宫腔内压力增高可使瘢痕破裂。前次手术后伴感染、切口愈合不良、剖宫产后间隔时间过短而再次妊娠者,临产后发生子宫破裂的风险更高。

2.先露部下降受阻

骨盆狭窄、头盆不称、软产道梗阻、胎位异常、巨大胎儿或胎儿畸形(如联体婴儿等)等均可导致胎先露下降受阻,子宫下段过分伸展变薄发生子宫破裂。

3.子宫收缩药物使用不当

胎儿娩出前缩宫素或其他宫缩剂的剂量、使用方法或应用指征不当,或孕妇对药物敏感性个体差异,导致子宫收缩过强所致。

4.产科手术损伤

宫颈口未开全时行产钳助产、中、高位产钳牵引或臀牵引术等可造成宫颈裂伤延及子宫下段;毁胎术、穿颅术可因器械、胎儿骨片损伤子宫导致破裂;肩先露行内转胎位术或强行剥离植入性胎盘或严重粘连胎盘,也可引起子宫破裂。

5.其他

子宫发育异常或多次宫腔操作等,局部肌层菲薄导致子宫自发破裂。

二、诊断

(一)临床表现

1.先兆子宫破裂

典型临床表现是病理性缩复环、子宫下段压痛、血尿及胎心率异常。①产妇烦躁不安,心率、呼吸加快,下腹胀痛难忍,少量阴道出血。②病理性缩复环,阴道检查可发现胎先露较紧地固定在骨盆入口处,有较大产瘤或明显骨缝重叠。③膀胱受压充血,并有排尿困难、血尿。④胎动频繁,胎心加快或减慢或听不清。

2.子宫破裂

(1)不完全性破裂:多见于子宫下段剖宫产切口瘢痕破裂,常缺乏先兆破裂症状,表现为"安静状态破裂",缺乏明显的症状及体征。不全破裂处有定点压痛。破裂口累及两侧子宫血管可导致急性大出血或形成阔韧带,查体可扣及逐渐增大且有压痛的包块,伴胎心异常。

(2)完全性子宫破裂:产妇突感下腹撕裂样剧痛,强烈子宫收缩突然停止,疼痛暂时缓解。很快转为全腹疼痛。产妇出现面色苍白,呼吸急促,脉搏加快,血压下降等休克表现。胎心、胎动消失。查体发现全腹压痛及反跳痛,腹肌紧张等腹膜刺激征。腹壁下可清楚扣及胎体。子宫缩小,位于侧方。阴道检查可发现宫颈口缩小,先露上升,部分可扣及子宫壁破裂口。阴道出血量不定。

(二)辅助检查

1.血常规

血红蛋白、血细胞比容下降。

2.胎心监测

强调胎心的异常是子宫破裂的最早期可靠征象之一。产前胎心监测发现胎心加速、变异减速,特别是晚期减速,持续较长时间不能恢复,应高度警惕子宫破裂。

3.超声

诊断子宫破裂以先兆子宫破裂最为有效的手段。超声若发现子宫下段瘢痕出现缺陷或下段厚薄不均,下段局部失去肌纤维结构或羊膜囊自菲薄的子宫下段向母体腹部前壁膀胱方向膨出,应考虑先兆子宫破裂或者不完全性破裂。

4.磁共振成像(MRI)

由于能较为清楚地显示胎儿、胎盘及子宫的关系,是子宫破裂超声确诊的重要补充手段,较少用。

子宫破裂的诊断,应该根据病史、临床表现及体征三方面进行分析,多不困难。但其临床表现主要是从缓和的非特异性的症状和体征发展到明显的腹腔内大出血的多种表现形式,诊断需要重视的有以下几点:①子宫下段剖宫产瘢痕破裂,破裂的位置位于相对无血管区则可能没有任何症状且产程进展正常,仅在产后呈破裂表现或常规检查发现。②子宫下段瘢痕处的压痛是先兆子宫破裂的重要体征,但临床实践中极为少见,且宫缩间歇子宫下段的压痛在无瘢痕子宫的正常分娩中也很普遍。因而,需要强调重视持续和不断增强的压痛。③腹痛的程度。在梗阻性难产时,随着子宫收缩逐渐趋向强直,患者下腹痛剧烈难忍,产妇将出现烦躁不安,并诉持续性的下腹痛。④宫缩的突然停止及腹形的突然改变。⑤阴道的流血量。如果子宫瘢痕的破裂位于无血管区,阴道出血少。另一种是如果出血局限于腹腔、阔韧带、腹膜后间隙时,主要表现为休克等内出血的体征,与阴道出血不成比例。如果子宫下段或阴道穹窿破裂时,阴道出现大量流血。

三、鉴别诊断

1.胎盘早剥

发病常有明显的外伤史,常伴发有妊娠期高血压疾病,阴道出血与全身出血不成比例,呈板状腹,B超发现胎盘后血肿,常可鉴别。

2.宫内感染

多见于胎膜早破、产程长、多次阴道检查,可出现腹痛及子宫压痛等症状体征。但宫腔感染查体胎儿在宫腔内,且多有体温升高,血白细胞及中性粒细胞、C反应蛋白升高。

四、治疗

1.一般治疗

吸氧,停滴缩宫素,开通静脉通道,补液输血,抗休克,立即手术治疗。

2.药物治疗

抑制子宫收缩:肌内注射哌替啶100mg 或 25％硫酸镁 20mL 加入 5％葡萄糖

注射液 20mL 静脉缓慢注射。

3.手术治疗

子宫破裂一旦确诊,无论胎儿是否存活,均应在抗休克治疗的同时行剖腹探查手术治疗。

(1)如果子宫破裂无法修补,则需行子宫切除术。没有明显感染征象且破裂没有累及宫颈和阴道旁组织,可行子宫次全切除术。有明显感染征象或破裂累及宫颈和阴道旁组织,有必要行全子宫切除术。

(2)如果子宫破口边缘整齐,无明显感染,破裂时间在 12 小时内,有生育要求者,可修剪瘢痕的边缘并重新缝合周围有活力的组织修补破口。

(3)子宫破裂产妇已发生休克者,尽量就地抢救,如当地条件受限,应在大量输血、输液、抗休克治疗条件下及腹部包扎后再转运。

(4)手术前后使用大剂量的抗生素预防感染。

五、预 防

如能做好孕期检查,正确处理产程,绝大多数子宫破裂可以避免。

(1)健全围生期的保健工作及教育。对有高危因素的产妇,尤其有剖宫产史的产妇,应告知避孕至少 9 个月(即下次分娩时间应距离前次剖宫产时间至少大于 18 个月),可降低该组孕妇的子宫破裂风险。孕前可行 B 超检查,了解剖宫产瘢痕愈合情况。妊娠期定期监测子宫下段瘢痕肌层厚度,充分告知子宫破裂风险,妊娠期尽早决定分娩方式。严格控制掌握瘢痕子宫经阴道试产的指征。

(2)密切观察产程,及时识别异常产程,避免梗阻性难产的发生。

(3)严格把握催产药的适应证及禁忌证。

(4)严格把握剖宫产指征,降低剖宫产率。提高手术技巧,减低子宫瘢痕愈合不良可能。对于有再次生育要求的患者行子宫肌层双层缝合,可减低瘢痕子宫阴道试产子宫破裂风险。

(5)严格把握各种阴道手术指征。

参考文献

1.瞿全新.妇产科学.7版.天津:天津科技翻译出版公司,2020.

2.王绍海,郑睿敏,宁魏青.实用妇科内分泌掌中宝.北京:化学工业出版社,2020.

3.张玉泉,王华.临床肿瘤妇科学.北京:科学出版社,2019.

4.李廷俊,郭力.妇科疾病预防与调养.北京:中国中医药出版社,2016.

5.罗照春,程艳香.妇科疾病.西安:西安交通大学出版社,2017.

6.冯晓玲,韩凤娟.妇科疾病辨治思路与方法.北京:科学出版社,2020.

7.薛晓鸥.妇科疾病安全用药手册.北京:科学出版社,2015.

8.谢幸,孔北华,段涛.妇产科学.9版.北京:人民卫生出版社,2018.

9.吴春虎.妇产科学速记.3版.北京:中国医药科技出版社,2020.

10.沈铿,马丁.妇产科学实习指导.北京:人民卫生出版社,2017.

11.张玉泉,王华.妇产科学.北京:科学出版社,2016.

12.叶芬,徐元屏.妇产科学.重庆:重庆大学出版社,2016.

13.孔祥,卢丹.妇产科学.北京:科学出版社,2019.

14.廖秦平,乔杰.妇产科学.4版.北京:北京大学医学出版社,2020.

15.郎景和.妇产科学新进展.北京:中华医学电子音像出版社,2020.

16.狄文,曹云霞.妇产科学.北京:人民卫生出版社,2019.

17.熊立新,赵萍.妇产科学.5版.北京:北京大学医学出版社,2020.

18.马丁.妇产科疾病诊疗指南.3版.北京:科学出版社,2020.

19.吴素慧.妇产科恶性肿瘤非手术治疗.武汉:华中科技大学出版社,2019.

20.卢淮武,陈勍.妇科肿瘤诊治流程.北京:人民卫生出版社,2019.

21.徐丛剑,华克勤.实用妇产科学.4版.北京:人民卫生出版社,2018.